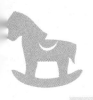

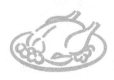

最新 怀孕分娩
一日一课

尹念 主编

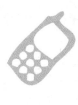

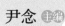

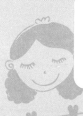

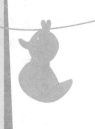

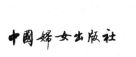

中国妇女出版社

图书在版编目（CIP）数据

最新怀孕分娩一日一课 / 尹念主编. —北京：中
国妇女出版社，2015.2
ISBN 978-7-5127-0968-3

Ⅰ.①最… Ⅱ.①尹… Ⅲ.①妊娠期—妇幼保健—基
本知识②分娩—基本知识 Ⅳ.①R715.3②R714.3

中国版本图书馆CIP数据核字（2014）第273194号

最新怀孕分娩一日一课

作　　者：尹　念 主编
责任编辑：赵延春
封面设计：柏拉图
版式设计：曾　梅
责任印制：王卫东
出版发行：中国妇女出版社
地　　址：北京东城区史家胡同甲24号　　　邮政编码：100010
电　　话：（010）65133160（发行部）　　　65133161（邮购）
网　　址：www.womenbooks.com.cn
经　　销：各地新华书店
印　　刷：北京联兴华印刷厂
开　　本：170×230　1/16
印　　张：21
字　　数：350千字
版　　次：2015年2月第1版
印　　次：2015年2月第1次
书　　号：ISBN 978-7-5127-0968-3
定　　价：35.00元

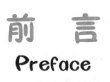

前 言
Preface

从获知身体里有个小生命在孕育的那一刻起，每一对准爸妈心头便都有了一份牵挂，生活中也有了一种希冀，内心充满的是对胎宝宝浓得化不开的爱。一个小小的受精卵，在你的子宫内扎根，由针头般大小，逐渐长成一个五官精致的小人儿。没错，孕育生命就是这样一件神圣而又幸福的事情。

在充满期盼的280天里，准爸爸准妈妈最盼望的莫过于宝宝健康聪明又漂亮了。280天，说长不长，说短也不短，在这段时间里，你会感受很多也经历很多。

你会经历很多让你欣喜不已的第一次：

第一次听到胎宝宝的胎心音。

第一次感觉到胎动。

第一次看到腹中胎宝宝的模样。

……

与此同时，你也会感受很多来自身体和心理上的变化。

在怀孕初期，准妈妈会感觉到如感冒状的不适。

怀孕后的准妈妈会发现自己忘性大了，记忆力明显下降。

在孕中、后期，大部分准妈妈还会被妊娠纹和妊娠斑袭击。

妊娠后期，大部分准妈妈会被水肿、便秘等不适困扰。

……

但不管怎样，学会照顾好自己和胎宝宝是孕期的你迫切想要做的一件事情，在这280个日日夜夜，哪些该做，哪些不该做；哪些食物和营养是准妈妈需要补充的，哪些食物又是准妈妈不能多吃甚至是不能吃的；怎样预防和处理恼人的身体不适等，本书随着孕期的推进，一天一天给准妈妈来详解这些疑问。

　　孕期的诸多变化与疑难问题，准妈妈都能在最短的时间从本书中找到最简单实用、最科学合理的解决方案。当然，一本书不可能解决你遇到的所有问题，但它是一个良好的开端。希望这本书帮助每一位准妈妈更轻松、更从容地度过你孕期的280天！

目 录
Contents

孕1月 你的到来悄无声息 / 001

孕2月　令人惊喜的两道杠 / 031

孕3月　胎心·音像小·火车在轰鸣 / 061

孕4月　小人儿变得很乖 / 091

孕5月　胎动的美妙滋味 / 121

孕6月　散发醉人的孕味 / 151

孕7月　"带球"活动乐趣多 / 181

目录

孕8月　从容不迫的幸福感 / 211

孕9月　期待抱你入怀 / 241

孕10月　第一眼就爱上你 / 271

分娩与坐月子，完美转接育儿生活 / 301

最新怀孕分娩一日一课

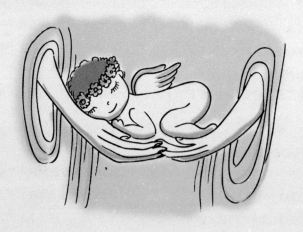

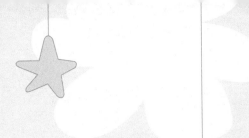

孕1月
你的到来悄无声息

　　一个"小人儿"在你的身体里从无到有，这是一种美妙
而又神奇的感觉。虽然此时准妈妈自己还感觉不到，但是，
准妈妈的身体内部已经发生了翻天覆地的变化。

你的身体发生了什么奇妙的变化：

❤ 第1～2周

这两周，准妈妈还没有怀孕，真正从受精卵形成直到分娩的时间，一般在38周左右。而40周的孕期计算方法是把受精卵形成前的两周都计入在内。

刚经历完上个月的月经周期，这两周，准妈妈体内的新卵子正在成熟，为即将到来的受孕过程做好了准备。

到了第2周周末时，准妈妈就会开始排卵。一般在卵子排出后可存活2～3天，应抓紧时机，在此阶段受精。

❤ 第3周

到了这周，准妈妈才真正算是怀孕了。卵子成功与精子相遇、结合，受精卵已经进入子宫开始发育。

这会儿大部分准妈妈还没有什么特别的感觉，有的准妈妈可能偶尔会有发寒、发热、慵懒困倦及难以成眠的症状，这都是正常的孕期反应。

❤ 第4周

这周受精卵会完成在子宫内着床的过程。在受精卵着床的过程中，有的准妈妈会出现轻微的不舒服，有类似感冒的症状，这属于正常反应。

受精卵到达子宫后，准妈妈体内的激素分泌已经发生变化，子宫壁变厚并且柔软而有弹性，为胚胎提供了绝好的发育成长环境。

小贴士

妈妈们都特别关注怀孕之后的禁忌问题，变得这也不敢吃、那也不敢做。其实怀孕是一件非常自然的事，过于紧张会增加准妈妈的心理压力，反而对孕期不利。

第1周

第1天

孕期从末次月经第一天开始

☑ 末次月经第一天

关于孕期的第一天，医学上有两个说法，一个是受孕时间，一个是怀孕的时间，怀孕时间从末次月经第一天算起，而受孕的时间是从受精卵着床开始计算。

因为一般人都很难确定受孕时间，所以医学上通常用一个方法，就是将末次月经的第一天当作孕期第一天。

在本书中，我们也是从末次月经第一天开始计算怀孕时间。

相信在之前的几个月，你一直在做着备孕工作，那么，接下来的这半个月更要好好计划一下了，调整自己的身心状态，不要错过了排卵期这个绝佳时间段，为孕期精心准备起来吧。

☑ 做好即将成为准妈妈的心理准备

很多女性虽然计划要一个小宝宝，但是在内心尚未做好当妈妈的准备，这样对整个孕期是不利的。怀孕后，身体和容貌会发生变化，难免会使准妈妈产生不安；由于荷尔蒙分泌的变化，心理活动更是复杂多变；在工作、生活中会遇到许多难以预料的困难，会让准妈妈措手不及……因此，在孕前做好心理准备，不仅能更快地完成为人母角色转变，也有利于准妈妈在孕期保持一份轻松、平和的心态。

在接下来的一段时间，不管有没有怀孕，年轻的夫妇都不要擅自用药，以免影响精子和卵子的质量。如果发生感冒、发烧的病症，应在告知医生怀孕计划后，遵医嘱治疗。

为了保证准爸爸"小蝌蚪"的质量，性生活也得节制一点，尤其是排卵期之前的那几天时间，不如暂时"休战"，等到排卵日来了，再甜蜜"造人"。

☑ 为孕期精打细算

孕产期的医疗花费、因休产假带来的收入减少、宝宝出生后的各项开销……一切都需要精打细算。建议准妈妈和准爸爸一起列一个细致的开销单。各项目的花费可以参考其他妈妈的经验，并根据自己的承受能力列出。一份详细的孕育账单，会让准妈妈真正有备无患。

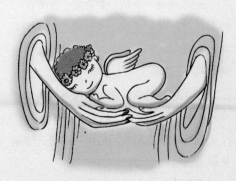

孕1月 你的到来悄无声息

003

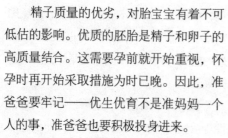

第2天
准爸爸任务：培育最优质的精子

精子质量的优劣，对胎宝宝有着不可低估的影响。优质的胚胎是精子和卵子的高质量结合。这需要孕前就开始重视，怀孕时再开始采取措施为时已晚。因此，准爸爸要牢记——优生优育不是准妈妈一个人的事，准爸爸也要积极投身进来。

在打算生育之前，准爸爸最好做一个全面的体检，排除疾病嫌疑，看看精子状况，以免发生问题再采取亡羊补牢的行动。

保持良好的生活习惯

准爸爸在准备生育前要保持良好的身体状态，经常参加锻炼。此外熬夜会降低人体免疫能力，应注意合理休息。

改变饮食习惯：多吃绿色蔬菜。绿色蔬菜中含有维生素C、维生素E、锌、硒等利于精子成长的成分。坚果、鱼类中富含欧米伽3脂肪酸，也应多吃，以利于精子细胞成长。

避免进食"杀精"的食物，如芹菜、木耳、棉籽油，它们会降低精子的活力并减少数量。大豆制品含有的雌性激素也会降低精子质量。

准爸爸吸烟和饮酒对生殖系统有毒害作用，易使精子数量、活力不正常。

化学物质对精子的危害较明显，要避免摄入。

高温有杀精作用，因此要让精囊远离"高温"环境。准爸爸不要经常光顾桑拿房、蒸汽浴室等；以免使精囊温度过高和受到辐射。最好不穿紧身裤、不长时间骑自行车、长时间开车等。不要经常将手机放在裤兜里或将笔记本放在膝盖上使用。

避免压迫睾丸：骑车会使脆弱的睾丸外囊血管处于危险之中，因此，建议给车座套上柔软的座垫，并选择减震功能良好的自行车。

减去多余脂肪：研究表明，如果男性身体过度肥胖，会导致腹股沟处的温度升高，损害精子的成长，从而导致不育。因此，体重控制在标准范围内可以提高精子的质量。

备孕期谨慎用药

很多药物对准爸爸的生殖功能会产生不良影响，常见的有抗组织胺药、抗癌药、吗啡、类固醇、利尿药物等。所以准爸爸不可滥用药物，不得不使用药物的时候，应该咨询医生。

小贴士

精子的生成周期是72天，所以最好在准备怀孕的3个月之前，准爸爸就应该坚持健康的生活习惯以保证精子的质量。

最新怀孕分娩一日一课

准妈妈任务：培养最优质的卵子

一个优质的卵子，在很大程度上决定了宝宝未来的健康状况。相信每一个准妈妈都希望自己的宝宝健康，所以，从决定怀孕时起，准妈妈就要为培养健康的宝宝做准备了，尤其是培养优质的卵细胞。

 保持良好的生活习惯

1.保持规律的饮食和作息习惯。不良的饮食和作息习惯会导致卵细胞质量和受孕能力双双下降。

2.戒烟酒：烟酒的毒性可以直接作用于卵细胞，为孕育后代埋下"地雷"。长时间吸烟，会伤害身体的整个激素系统，影响卵巢的功能。

3.健康规律的性生活：性生活要讲究卫生，避免感染妇科疾病；禁止经期性生活，因为经期性生活会刺激机体产生抗精子抗体，引发盆腔感染、子宫内膜异位等，降低卵细胞活力。

4.保持健康的体重：体重与孕力有关，体重过低会造成脑下垂体分泌促滤泡素及促黄体素不足，使卵泡减少卵细胞的生产，以致引发慢性不排卵及不孕症；体重过重则会造成体内雄性激素增加，导致多囊性卵巢症及多毛症，造成不排卵及不孕症。

5.避免人工流产：人工流产后，妊娠突然中断，体内激素水平骤然下降，从而影响卵细胞的生存内环境，影响卵细胞的质量和活力。

6.保持良好的情绪：精神过度紧张、经常性焦虑、压力过大以及过度疲劳等都会抑制排卵。

 有益卵细胞的食物

黑豆：可补充雌激素，调节内分泌。可以在经期结束后连吃6天黑豆，每天吃50颗左右。或者直接饮用黄豆浆、黑豆浆。

枸杞子、红枣：可以促进卵泡的发育。可以直接用枸杞子、红枣泡水喝或者煮汤。每天的食用量是枸杞子10粒，红枣3～5个。

身体健康也没有不良习惯的准妈妈，不妨每周吃1次鱼，1次动物肝脏，1～2次牛肉及豆类，并丰富每天进食的果蔬种类，以此保证身体的营养需求，进而优化卵细胞的质量。

小贴士

月经的正常与否是子宫环境和内分泌正常与否的信号。痛经、经期提前或推后、排卵期出血、月经血块多、经量过多或过少，可能都是女性孕育能力受到伤害的表现。因此，一旦有月经异常，应该积极治疗、调理，然后再考虑受孕。

孕1月　你的到来悄无声息

第4天
打造有利于怀孕的内外环境

准妈妈的生活环境和身体内环境，都能对胎宝宝产生影响。

远离不利于胎宝宝发育的外环境

有些准妈妈工作的环境中长期含有大量的化学物质，这些化学物质会对生殖机能产生影响，也会影响胎儿的发育。因此，处在这样有大量化学物质环境中的准妈妈应申请调离工作岗位。

被二手烟包围的准妈妈要进行积极的沟通。应严格监督准爸爸不得在室内吸烟；如果准妈妈办公室有同事抽烟，可以跟他们进行沟通，或者通过QQ和短信的方式提醒。相信大部分人对准妈妈都是友善的。

需要调离的工作岗位

1.铅、汞、镉、农药、氯乙烯等化学物质有导致流产、死胎、畸形、婴儿智力低下的可能，如果工作中经常要接触这些物质，最好申请暂时调离。

2.二硫化碳、二甲苯、苯、汽油等有机物，可使流产率增高。在加油站、橡胶工厂、干洗店工作的准妈妈需要调离。

3.高温环境、剧烈的振动、巨大的噪声都有可能导致胎儿畸形或流产。如果工作环境中有这样的因素，也要申请调离。如果工厂的生产车间存在这样的不利因素，要尽早离开。

4.严重的电磁辐射、电离辐射可使胎儿畸形，最好及时调换岗位。存在这些不利因素的工作有医院、工厂的放射室，电磁研究实验室、电子产品生产车间等。

4.风疹病毒、流感病毒、巨细胞病毒，一旦被感染，也可能导致流产或胎儿畸形，传染科室的医生、护士要调换工作岗位。

排除毒素，打造清洁的身体内环境

可以帮助排除体内毒素的食物：

黑木耳：每周应该吃1～2次黑木耳。

韭菜：一次吃太多容易引起腹泻，建议控制在每次100克～200克，不宜超过400克。

海藻类（如海带、紫菜等）：每周食用2～3次，可以做汤食用，如排骨海带汤、紫菜鸡蛋汤等。注意：吃海带后不要马上喝茶，也不要立刻吃酸涩的水果。因为海带中含有丰富的铁，以上两种食物都会阻碍体内铁的吸收。

豆芽（包括绿豆芽和黄豆芽）：建议每周吃1～2次，每次50克～100克即可。烹食绿豆芽时最好加点儿醋，可保存营养；同时应热锅快炒，使维生素C免致过多破坏。

小贴士

是药三分毒，不管是正在备孕还是已经怀孕的女性都不要用药物来排毒。

最新怀孕分娩一日一课

补充叶酸，预防神经管畸形

补充叶酸这个话题想必每一位准妈妈都不会陌生，从备孕时起，不管是过来人还是医生，都会叮嘱准妈妈要补充叶酸。那么，准妈妈为什么需要补充叶酸呢？应该从什么时候开始补，补到什么时候为止呢？叶酸要怎么样选择呢？

叶酸的作用

叶酸能够协助合成DNA、维持大脑正常功能等，也是脊髓液的重要组成部分，对处于器官系统分化高峰期的孕早期胎宝宝来说非常重要。

如果缺乏叶酸，可能会造成胎宝宝的神经管畸形，还可使眼、口唇、腭、胃肠道、心血管、肾、骨骼等器官畸形，或者引起早期的自然流产，所以准妈妈补充叶酸是很重要的。

最好从孕前3个月开始补充

据研究，准妈妈在服用叶酸后要经过4周的时间体内叶酸缺乏的状态才能得以纠正。而胎宝宝的神经管是在孕期前几周发育的，在那个阶段，准妈妈可能甚至都不知道自己怀孕了。所以，准妈妈最好提前补充叶酸，一般建议在孕前3个月就开始补充，一直坚持到孕后3个月。

如何选购叶酸

1.每日补充叶酸量。人体对叶酸的需求量并不是很高，准妈妈每天补充0.4毫克就足够了。此时补充叶酸最适合的是斯利安叶酸片，每片含叶酸0.4毫克，1天1片即可。

2.备孕用的叶酸增补剂是专门针对孕妇设计的，在药房购买的时候一定要说明是备孕用的，不要购买治疗叶酸缺乏疾病的药用叶酸片。治疗用的叶酸片每片含量可达5毫克，远远超过准妈妈所需要的量——叶酸过量也会造成神经管畸形。

3.有些复合维生素中也含有叶酸，准妈妈在服用时需要看清楚成分，最好不要两者同吃，以免引起过量。

让叶酸对身体真正有效

服用了叶酸要让它真正起到作用，就需要避开不利于叶酸吸收的因素。首先，不要在服用叶酸的时候吃水果，要隔2个小时以上。水果中的维生素C会抑制叶酸的吸收，还会加快叶酸排出。其次，保存叶酸制剂的时候，要注意避光、隔热、防潮等。叶酸遇热、遇光尤其是遇到紫外线会被严重破坏。

小贴士

如果准妈妈曾经生下过神经管缺陷的婴儿，再次怀孕时最好到医院检查，并遵医嘱增加每日的叶酸服用量，直至孕后12周。

孕一月 你的到来悄无声息

第6天
别忘了多吃富含叶酸的食物

叶酸是由蝶呤啶、对氨基苯甲酸和谷氨酸等组成的化合物，是一种水溶性B族维生素，本质上就是一种维生素，在许多食物中都存在，准妈妈应多吃这些食物。如果准妈妈每天都有摄入含叶酸丰富的食物，即使哪一天忘记了服用叶酸片，也不必担忧。

富含叶酸的食物有哪些

含有叶酸的食物比较多，主要存在于蔬菜、水果中，另外，一些肉类和谷物中叶酸含量也不少。以下列举的就是一些富含叶酸的食物，准妈妈可以适当吃一些。

1.蔬菜。莴苣、菠菜、西红柿、胡萝卜、龙须菜、花椰菜、小白菜、油菜、蘑菇、扁豆、豆荚等。

2.新鲜水果。橘子、香蕉、樱桃、草莓、柠檬、桃子、李、杏、杨梅、海棠、酸枣、山楂、石榴、葡萄、猕猴桃、梨、胡桃等。

3.动物食品。肝脏、肾脏、禽肉、禽蛋等。

4.谷物。大麦、米糠、小麦胚芽、糙米等。

5.油脂类。如核桃油。

饮食补充叶酸注意事项

由于叶酸是一种水溶性的B族维生素，遇光、遇热就不稳定，容易失去活性，所以，虽然含叶酸的食物很多，但人体真正能从食物中获得的叶酸并不多。如蔬菜储藏2～3天后叶酸损失50%～70%；煲汤等烹饪方法会使食物中的叶酸损失50%～95%；盐水浸泡过的蔬菜，叶酸的成分也会损失很大。这就使得叶酸在烹调、储存的时候特别容易流失。如果要通过饮食补充叶酸，一定要注意方式方法。

1.水果、蔬菜尽量吃新鲜的，需保存的时候要遮光、密封；吃的时候能生吃就生吃；烹调后及时食用，以免流失更多。

2.叶酸在体内存留的时间不长，需要不停补充才能维持需要的水平。饮食补充叶酸的时候要经常吃含有叶酸丰富的食物。

准爸爸也应多吃富含叶酸的食物

叶酸可以提高精子的质量，如果准爸爸体内叶酸水平过低，精液的浓度会降低，精子的活力也会减弱，不利于受孕。而且叶酸水平低，准爸爸的染色体可能出现断裂，胎儿畸形的概率提高，所以准妈妈别忘了叮嘱准爸爸一起吃。

小贴士

长期服用叶酸会干扰体内的锌代谢，锌一旦摄入不足，就会影响胎儿的发育。因此，准妈妈在补充叶酸的同时，要咨询医生看是否需要补锌。

准爸妈都需要做孕前检查

孕前检查可以避免不必要的流产和宫外孕等并发症的出现，排除疾病对准妈妈及胎宝宝产生不良影响。孕前检查对于孕育一个健康的宝宝非常重要。因此，在准备要宝宝前，夫妻双方最好到医院进行孕前检查。

准妈妈孕前检查的一般项目

1.生殖系统。筛查滴虫、真菌、支原体、衣原体感染引起的阴道炎等炎症以及淋病、梅毒等性传播疾病。

2.脱畸全套。检查是否有风疹、弓形虫、巨细胞病毒感染。

3.尿常规检查。检查肾脏有无疾患，是否能承担孕期的巨大负担。

4.口腔检查。检查牙齿，预防在孕期发生牙周炎等疾病，避免拔牙。

5.肝功能检查。检查乙肝全套，避免胎宝宝感染肝炎或发生早产。

准妈妈孕前检查的特殊项目

1.激素六项检查。月经不调、长时间不孕的妈妈需要做这个检查。

2.ABO溶血症检查。妈妈为O型血，爸爸为A型、B型或AB型血以及之前有过不明原因的流产要做这个检查，避免宝宝发生溶血。

3.染色体异常检查。如果家族中有遗传病史，要做这个检查，避免遗传给胎宝宝。

准爸爸的检查项目

1.精液检查。精液检查是准爸爸孕前检查最重要的项目。准爸爸应保证检查前3～5天不同房。通过检查可以获知精子的状况。如果精子的活力不够，就应从营养上补充；如果精子过少，则要反省一下有无不良习惯，要戒掉烟酒、不穿过紧的内裤等；如果有无精症，则要分析原因，决定是否采用现代的助孕技术。

2.染色体异常检查。如果家族中有遗传病史，准爸爸也需要做该项检查。

3.生殖系统检查。生殖系统是否健全是孕育宝宝的前提，除了排除生殖系统不健全因素外，还要考虑传染病，特别是梅毒、艾滋病等。

4.肝功能检查。

平时体检不能代替孕前检查

孕前检查跟平时的体检是不一样的，它们检查的是不同的项目，孕前检查更加偏重的是对胎宝宝发育和健康的影响，所以即使平时体检结果很正常也应该做孕前检查。

小贴士

孕前检查不一定非要到级别高或者名气大的医院，但必须到正规的医疗保健机构进行，以保证检查结果的客观与准确性。

孕一月 你的到来悄无声息

第2周

第8天
精子与卵子期待着会面

☑ **精原细胞发育成精子约需72天**

优质的精子和卵子可以为生育一个健康聪明的宝宝打下良好的基础。

精原细胞发育成成熟的精子，这一过程大约需要72天。男性每次射精会排出3毫升~6毫升的精液，含有两亿个精子。精子射入阴道后，能存活约48小时。

☑ **精卵在排卵期相会**

如果准妈妈月经规律、周期是28天

的话，那么大约在本孕周的第14天左右排卵，在这一天的前两天和后两天为排卵期，是受孕的好时机。不过，具体的排卵时间因人而异，准妈妈可以通过测量基础体温或使用排卵试纸得出更准确的时间（尤其适合月经周期不规律的准妈妈）。

月经是每月一次排卵后未能受精的表现，如果月经没有来潮，可能就是卵子已经受精，你要做好怀孕的准备。

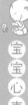

宝宝心声

你们好啊，我的妈妈和爸爸。作为你们未来的宝宝，我现在还不存在呢，不过我的前身，卵子和精子正分别静候在妈妈和爸爸体内，等待时机呢！

精子产生于爸爸的睾丸中，从精原液变成可爱的拖着长长尾巴的蝌蚪模样，需要经历64天，在这64天内，它都是脆弱的。因此，谢谢爸爸为了我的到来，努力保持健康的生活习惯，不吸烟、不酗酒、谨慎用药……

卵子在妈妈还是胎宝宝的时候就在妈妈的体内了，虽然早就存在，但是妈妈的生活习惯一样会对卵子质量产生影响。为了卵子更优质，请妈妈跟爸爸一起保持健康的生活习惯，还可以吃一些黑豆、红枣、枸杞子等补益卵子的食物。

⭐ **小贴士**

身体健康的夫妻在没做避孕的情况下，平均6个月可怀孕。如果担心身体健康出了问题，建议去正规医院做一些必要的检查，如准妈妈检查卵巢、输卵管是否健康；准爸爸检查精子的质与量。如果没问题就安心怀孕。不要有心理压力，过大的心理压力也会影响受孕。

最新怀孕分娩一日一课

流过产的准妈妈备孕要注意什么

有过流产史，特别是多次流产形成自然流产的准妈妈千万不要急着怀孕，最好待半年以后再考虑怀孕的事。在这半年里，还要注意调养，让身体和子宫都得到恢复，从而减少再次流产的发生。

在再次怀孕前最好检查确定到底是什么原因引起了流产，并接受相关的治疗。在怀孕后也要尽量远离那些可能引起流产的因素。

重视孕前检查

有过流产史的准妈妈，孕前检查最主要的是要做遗传学检查。夫妻双方都要检查染色体是否有变异。另外做溶血检查，包括ABO血型检查和Rh血型检查。还要做生殖系统检查。准妈妈有妇科炎症，准爸爸有菌精症等，都要治疗，痊愈后再怀孕。

孕前坚持调养

做人流对身体损伤很大，做人流后要注意饮食营养，休息好，避免负重，避免工作太劳累，还有注意个人卫生，一般都能把身体调理好。

怀孕后坚持保健治疗

怀孕后，要加强和医生的联系，多监测怀孕情况。如果黄体功能不全，要坚持治疗，使用药物的时间要超过上次流产的妊娠时间，上次流产如果发生在孕3月，那么这次怀孕坚持用药时间必须长于孕3月。如果是甲状腺功能低下，在孕前孕后都要坚持用药，保证甲状腺功能正常。

保证良好的生活环境

在日常生活中也要多加小心。首先要多注意休息，不要太劳累，不要做剧烈运动，并且要避免房事，尤其在容易发生流产的孕早期。在上次流产的妊娠期内更要避免。其次，情绪要稳定，生活规律，避免接触有毒物质和放射性物质的照射，用电脑的时间每周不要超过20小时。

调整不良情绪

流过产的准妈妈在备孕的时候，容易有心理阴影，要学会放轻松。平常多看一些可以让人情绪放松的图书或电影，天气好的时候，经常去室外走一走，让心情变得愉悦可以让孕期生活更轻松。

小贴士

流产对女性身体的伤害是毋庸置疑的，要尽量避免，即使是非意愿妊娠，在考虑流产的时候也一定要慎重。切忌摇摆不定、拖时间，尽快认真考虑各方意见和建议，跟准爸爸沟通一下利弊，只要不是有医学上的禁忌，建议尽量留下胎儿。

孕1月 你的到来悄无声息

第10天
把体重调整到有利于怀孕的状态

体重不仅关乎漂亮，对怀孕也是有影响的。过胖或过瘦都会影响体内内分泌的功能，不利于受孕，而且，怀孕后也易并发妊娠高血压疾病、糖尿病等，同时还会增加宝宝出生后第一年患呼吸道疾病和腹泻的概率。所以，正在备孕的你应该将体重调整到有利于怀孕的状态。

先通过下面的公式来看看自己的体重是不是标准吧。

标准体重取决于BMI值。BMI值是衡量一个人胖瘦的计算公式，它与身高和体重有关。

BMI值（孕前体重）＝体重（千克）÷身高（米）的平方

如果BMI小于20，说明你偏瘦，需补充营养；

如果BMI在20和24.9之间，说明你的体重在正常范围内，只需注意均衡饮食即可；

如果BMI大于或等于25，说明你的体重有些超重，需将体重调整到标准范围内；

如果BMI大于等于30，说明你体重过胖，要尽量减肥。

举例说明：比如你的体重为50千克，身高1.6米，可计算出50除以1.6的平方等于19.5。BMI值小于20，可判断为偏瘦。

由于体重过低或过高对胎宝宝及自身都有危险，就应该做一些必要的调理。通过饮食+运动减肥和增重是最科学有效的。如果体重超过，到怀孕时还没减下来，但身体比较健康的话，也无大碍，注意孕期不要过量进食即可。

项目	过　胖	过　瘦
饮食	控制热量的摄取，少吃油腻食物及甜食，避免吃快餐、自助餐。 三餐：早餐吃饱，不吃油炸、高热量食品；中午吃七分饱；晚餐尽量少吃	多吃鸡、鸭、鱼、肉类、蛋类和大豆制品。 三餐不可少，中间要加2～3次点心
运动	有计划地进行高耗能的运动。如每天爬楼梯20层，晚上原地跑步半小时或外出散散步，每天花15分钟的时间练瑜伽，以及周末进行户外活动，爬山、游泳、打球等，但不要过于疲劳	选用慢跑、打乒乓球、游泳、俯卧撑等运动体育项目，使体重稳步增长
其他	尽量规律饮食，午餐前喝杯水以降低食欲	多休息，保持规律饮食

小贴士

很多减肥茶广告打着保健品的旗号，标注绿色、无害，但实际上，减肥茶中一般都含有药物成分，会影响胎儿的正常发育，准妈妈千万不要依靠减肥茶来控制体重。

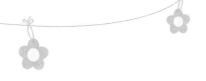

怀孕后，胎宝宝的身体发育和准妈妈的身体状况密切相关，而且随着孕期的延长，准妈妈的身体负担也会加重，所以如果有不良的生活习惯，要尽早改一改。

改掉不良饮食习惯

1.改掉不吃早餐的习惯

其实不管你是否打算怀孕，都要养成吃早餐的好习惯。早餐是一天中最重要的一餐，孕前养成吃健康早餐的习惯不仅有益于现在的健康，而且有益于将来的（你和胎宝宝）健康。营养健康的早餐应该包括富含纤维的全麦类食物，并搭配质量好的蛋白质类食物，如牛奶、蛋类，以及蔬菜和水果，如几片黄瓜或西红柿。

2.改掉偏食、挑食的习惯

长期偏食容易造成营养缺乏，平时缺乏一两种营养素可能无大碍，但怀孕后身体若缺乏某些营养素会影响胎宝宝的生长发育，所以你如果有偏食的习惯最好在孕前6个月开始纠正。建议你和准爸爸每天吃齐四类食物：五谷、蔬果、豆乳类和鱼蛋肉类，每周还要适量食用一些坚果、菌藻类等食物，做到营养全面均衡。

3.改掉只吃细粮的习惯

我们平常吃的大米、白米等称为"细粮"，而将玉米面、小米、荞麦等称为"粗粮"。大多数一日三餐基本只吃细粮，其实，真正科学的饮食方法是粗细搭配着吃，特别是对于备孕的准妈妈来说，应该在吃细粮的同时经常吃一些粗粮，否则容易导致B族维生素的缺乏和便秘。

4.改掉爱吃甜食、辛辣食物的习惯

由于糖代谢过程中会大量消耗钙，你若经常吃太甜的食物容易导致孕前和孕期缺钙，且易使体重增加，不利于怀孕。另外，辣椒、胡椒、花椒等调味品刺激性较大，多食会影响消化功效，引起便秘，因此在计划怀孕前3～6个月应少吃辛辣食物。

改变不良作息习惯

作息习惯不规律，尤其是经常熬夜加班、昼伏夜出的准妈妈，要尽快调整，坚持早睡早起，并保证充足睡眠。

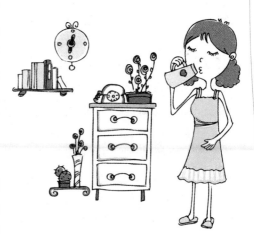

第12天
选择最容易受孕的时间和方式

许多准爸妈孕前检查一切都正常，备孕了很长时间，却一直不能怀孕，常常苦恼不已。实际上，受孕是有规律可言的，用科学的方式可以帮助准爸妈更轻松受孕。

排卵期最容易受孕

受孕的过程就是精卵结合的过程。女性一般每个月只能排出一个成熟的卵细胞，排出的卵细胞一般只能存活2～3天，而精子进入子宫后也只能生存约48小时。所以，从理论上来说，每个月能够受孕的时间也不过一两天而已。算准了排卵日，就可以让备孕的夫妻合理安排时间，既能提高受孕概率，又可避免性交过于频繁导致疲劳和准爸爸精子质量下降。

提高受孕概率的性爱方式

在阴道里2小时后，大部分精子都会死亡，而后仅仅会有一小部分精子脱险并继续向前进。经过道道关卡，最终能够到达输卵管的精子也就所剩无几了。因此，想要提高受孕概率就必须减少精子游走的距离，尽量让精子在更接近宫颈的地方排出。

具体的方法有：做爱时采取男上女下的姿势，这样阴茎可以插入更深。另外，在做爱之后，准妈妈不要马上起身，尽量保持平卧的姿势在床上躺30分钟。还可以在臀下垫一个枕头，让更多的精子能通过宫颈进入子宫，这样受孕的概率就会大大提高。

此外，不宜长期禁欲。精子是不断生成、不断成熟的，在成熟期后活力就会降低，应该排出，给新成熟的精子让位。因此，最少在排卵期前3天应该有一次性生活，以便让最有活力的精子在排卵期进入子宫。

保持良好的心态

当"造人"变成一种任务时，尤其是长时间未能受孕时，夫妻双方对性生活难免兴致低落，这种心态是不利于怀孕的。许多准妈妈都有这样的体验：全心全意准备时总也怀不上，放松了心态反而就很快怀上了。所以，不要把备孕变得很紧张，尽可能以平常心对待。

性生活频率

性生活频率过高，会导致精液量减少和精子密度降低，使精子活动率和生存率下降。性生活以每周1～2次为适中，在女方排卵期前后可以适当增多。

小贴士

短时间内怀孕失败，不代表生殖系统不健康，不能当做不孕对待。只有备孕1年，不管是否在排卵期，都能保持每周2次同房频率却没能怀孕，才需要考虑治疗。

第13天

找准排卵期事半功倍

标准的排卵期是在下次月经来潮前的14天，但是能够如此标准的很少，不同的准妈妈排卵期都不一样，还要借助自己的感觉和一定的手段来判断。

基础体温法

基础体温指的是人体在经过6～8个小时的睡眠后，在没有进行任何活动，包括情绪波动都没有出现的时候的体温，是人一天中的最低体温。

测量基础体温，需要在测量前一晚将体温计水银柱甩到35℃以下，放在床头，第二天早上醒来后，立刻将体温计放入舌下静置3～5分钟，将所得的数值标到体温表上即可。

连续测量3个月，就可以发现在月经期和其后7天左右温度较低，之后有一天的基础体温特别低，然后温度开始上升。基础体温特别低的这一天前后两天为排卵期。在这段时间内性生活，受孕概率特别高。

观察身体的变化

1.食欲下降：研究表明女性在排卵期的饭量是一个月经周期中最低的。

2.性欲高涨：总体来说，女性在排卵期的性欲会特别旺盛。

3.肛门坠胀或一侧下腹痛：成熟的卵细胞从卵巢表面排出要冲破包裹卵细胞表面的一层薄膜的滤泡，滤泡内的少量液体就会流入盆腔的最低部位，女性会感到肛门有轻度下坠感，同时一侧下腹也有轻微疼痛。

4.阴道分泌物增多：随着排卵期的临近，阴道分泌物逐渐增多，呈稀薄乳白色；至排卵期分泌物量明显增多，并呈水样透明、清亮。女性会感到阴部潮湿滑溜，用手纸擦时会有鸡蛋清样的条状黏液。

测排卵法

1.医院专业检测。如果自己始终找不到准确的排卵期，还可以到医院做排卵监测，做3个月就可以准确判断排卵期了。

2.排卵试纸法。用排卵试纸也能比较准确地测出排卵期。准妈妈可以多备几种品牌的试纸，因为排卵试纸上面有一层化学剂，每一种品牌的试纸上面所涂抹的化学剂的量是一定的，当准妈妈在排卵日尿液中的LH小于试纸上所涂抹的量的话，则测不到强阳。通常这种情况不是准妈妈身体有问题，而是该试纸不适合准妈妈。如果发现试纸一直是弱阳，可以换用其他品牌的试纸测排卵。只要正常排卵，都能测到排卵日。

小贴士

试纸与早孕试纸不同，尽量不用晨尿。因为多数人排卵时间在中午至晚上，而LH峰值会出现在排卵前2个小时左右。

孕一月　你的到来悄无声息

第14天
别让心理压力影响受孕

优生优育专家认为，一对健康的夫妇不做任何避孕的措施，每个排卵周期内怀孕的概率也只有20%左右。所以，一两次没有成功受孕是正常不过的事，准爸妈不必为此太过忧虑。

☑ 压力太大会降低受孕概率

忙碌的现代人，几乎所有的事情都是有计划的，许多人甚至把规划都做到了若干年以后，期望一切都按部就班照原计划进行。就连怀孕生子也是他们繁杂的计划的一部分，希望能在自己预定的时间完成。有些夫妻甚至把同房当成任务，制定了严格的日程表，完全按照日程表安排同房，一旦不成功，压力就会增加，甚至对同房充满了恐惧情绪。

事实上，压力大恰恰是迟迟不怀孕的主要原因之一，过度的精神紧张会导致准妈妈排卵紊乱，出现排卵障碍或不排卵的情形，还会导致准爸爸阳痿，一到排卵期就紧张，根本无法过性生活，反而更不利于怀孕。现实生活中就有很多准爸妈长期备孕不成功，反而在打算放弃的时候突然怀孕了，主要是因为压力减轻了。因此，建议存在这种压力的准父母放松心情，这样怀孕才能更容易。

☑ 备孕要顺其自然

备孕是一件不能急迫的事，据统计一个排卵周期的怀孕率只有20%～25%，不管方法有多科学，都不能保证一次成功。因此准爸妈最少给自己一年的时间，一次两次没有成功是很正常的。在医学上，备孕一年以上都没有怀孕才能算作不孕，需要治疗。

☑ 保持规律生活

在备孕的时候尽量保持规律的生活，即使任务没有完成，要自觉地消除紧张状态，找到自我放松的方法，可以做运动、看电影、听音乐、旅游等，将备孕当做宝宝来之前最后的二人时光来享受，宝宝说不定就会不期而至。

保持正常的性爱频率。一般来说，精子在准妈妈的体内可以存活约2天时间，卵细胞能存活2～3天，如果每周都能有1～2次性生活的话，一年内实现自然受孕应该不成问题，完全不用太紧张。

小贴士

如果计划受孕，最好不要使用润滑油。因为人造润滑油、植物油、甘油等天然润滑油都能杀死精子。如果你的确需润滑油帮助，那么就尝试使用加热到室温的蛋清吧，它与利于精子通过子宫的黏液几乎一样，不但对精子无害，还有助于精子通过阴道。

最新怀孕分娩一日一课

第15天

本周变化：开始生命的旅程

受精卵前往子宫

受精过程的完成也就是受孕过程的开始，受精卵承载着准妈妈和准爸爸的遗传密码，一边迅速分裂繁殖，一边向子宫腔移动。在准妈妈的腹部，一个实实在在的生命已经开始它神奇的旅程了。

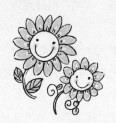

受精卵形成，胎宝宝性别确定

人体细胞的染色体有23对，其中22对为常染色体，一对为性染色体。性染色体又分X染色体和Y染色体两种。女性的性染色体是XX，只能形成含一条X染色体的卵子；男性性染色体是XY，可分别形成含X染色体或含Y染色体的两种精子。如果与卵子结合的是含X染色体的精子，这一受精卵就会发育成女孩；反之则为男孩。

宝宝心声

爸爸、妈妈，生命的缔造有时候只是个美丽的意外，有时候确是苦苦守候之后的幸福收获。无论如何，这一周，我真真切切地存在于这个世间，存在于妈妈的体内了。

我的诞生，是无数的精子先生努力拼搏后的结果，它们在一条陌生却温暖的赛道上，奋力地往前游，但最终，只有进入卵子体内的精子才是这场大赛的冠军。这是一场多么惊心动魄的旅程！

卵子小姐的一半基因和来自精子先生的一半基因融合成了受精卵，我此刻就是这个用肉眼无法看到的小球球，并像爸爸的精子一样勇敢地开始了我的人生旅行。

虽然体内的变化可能翻天覆地，但是妈妈对我的到来可能全无知觉。接下来，我要前往子宫安家落户，开始建造一个可爱宝宝的伟大工程了。爸爸妈妈，耐心等待吧，很快，你们就能知道我的到来了。

孕1月　你的到来悄无声息

小贴士

在受精卵形成的那一刹那，宝宝的性别就已经确定了。不过，这个美妙的秘密可能直到宝宝出生才会被揭晓。虽然有不少民间方法说生男孩怎么做，生女孩怎么做，不过建议准妈妈将这当趣谈就可以了，顺其自然，男孩女孩都是爸妈的"心头肉"。

第16天

以孕妇的标准要求自己

即使受精卵已经形成，不经过医学手段，准妈妈现在还没法测试出自己是否成功受孕，而身体在这时也没有特别明显的征兆，但是，为了避免留下遗憾，准妈妈要从此刻起，就按孕妇的标准来要求自己，把自己当成一个孕妇，小心谨慎，严格遵守孕妇的行为规范。

日常生活注意事项

1.衣着：怀孕后身体会变得更"娇气"，穿衣服也不能像以前那样随意了。选购衣服的原则就是宽松、柔软、舒适。绝对不能穿紧身衣，内衣最好也选纯棉的。妆最好也不要化了，做一个美丽的素颜准妈妈吧。

2.饮食：一日三餐要按时定量吃，尤其是必须吃早餐。太甜的、太辣的、太凉的等一切对身体有刺激的食物，都要暂时远离。

3.睡眠：改掉一切不规律的作息，调整体内的生物钟，不要熬夜，每天定时上床睡觉。如果准妈妈是一个"网虫"，那就更应该注意了，"黑白颠倒"的生活对胎宝宝有百害而无一利。

4.行动：让自己的行为缓慢和稳当一点，不要想跑就跑，想跳就跳。脱下高跟鞋，换上舒适的平底鞋。

5.情绪：过度兴奋、悲伤、愤怒、压抑都是孕期的大忌，所以要尽量让自己少思少虑，心态平静。

谨慎用药

怀孕初期的征兆有些像感冒症状，如体温升高、头痛、精神疲乏、脸色发黄等，有时候，还会感觉特别怕冷，这很容易让没有怀孕经验的准妈妈当成感冒治疗。如果吃药、打针，对脆弱的胎宝宝伤害会比较大。因此，在开始备孕之后，准妈妈应该时刻提醒自己有可能怀孕，需要用药的时候，都要想到这个问题，以免后悔莫及。

如果在不知道怀孕的情况下服用了某种药物，准妈妈不用过分担心，可以记下药物名称、用量后咨询医生。若只是偶尔服用一两次，剂量也不是很大的话，一般不会对胎宝宝产生明显的影响。但是，如果用药时间较长，用药量也比较大，则应该找医生询问是否需要终止妊娠。

小贴士

孕期头一个月药物的危害是全或无的影响，要不危害很大，流产了，要不没有影响到，胎儿留下来了。

最新怀孕分娩一日一课

宠物带来的最大问题是弓形虫感染，成人感染弓形虫危害不大，但是弓形虫对胎儿危害较大。动物实验显示，弓形虫可引起流产、死胎以及眼、脑、肝脏等的病变和畸形，孕后一定要注意预防。

弓形虫是怎样通过宠物传染的

弓形虫寄生在猫、狗的肠黏膜上，猫、狗是弓形虫最危险的传染源。虫卵随猫、狗粪便排出，排出的虫卵可在泥土中存活1年之久，那么猫窝、狗窝里的物品，沾染过猫、狗大便的土壤、土壤里生长的水果、蔬菜等都可能被感染。另外家禽、家畜等体内也可能被弓形虫感染，因而没有加工熟透的肉食、未经消毒的鲜奶、奶制品也可能存在弓形虫。

看看是否能把家中宠物送到妥当的地方

因为怀孕，家庭必须对宠物做妥善的安排，如果可以的话，将它们送给亲友暂养，或者以后也不打算继续养的话，可以为宠物寻找合适的下一任主人。如果舍不得送出，自己养的话就需要做好一系列防范措施，尽力消除弓形虫的危害。

如果继续养宠物应该怎么做

首先，要确认宠物是否安全，将宠物送到可以做弓形虫检测的地方做一下检测，一旦阳性及时治疗。治疗弓形虫感染并不是件难事，很容易就可以痊愈。

在与宠物相处时，准妈妈要注意的事情还有：

1.猫、狗不要放养，如果要外出必须有专人陪伴监管，不要让猫、狗在外捕食，避免吃到感染的老鼠、鸟类或者其他已经被猫、狗大便感染的食物。

2.喂猫、狗要用专门的猫粮或者狗粮，不要喂生肉，食盆要单独放置在离猫窝、狗窝稍远的地方。

3.弓形虫的虫卵在24小时内不会传染，勤打扫卫生，猫、狗大便和食盆每天最少清理1次，可以大大减少感染的概率。

4.清除了猫狗的食盆和大便后或者抚摸小猫、小狗后要及时、认真地洗手，最少用肥皂搓洗15秒，然后用清水冲净。

如果准妈妈觉得自己没办法做好这些清洁工作，可以将它们交给准爸爸去做。

小贴士

如果准妈妈经过检查确认已经有过弓形虫感染，就不需要太担心了，再次感染后对胎宝宝基本没有威胁。如果是初次感染则要积极治疗，并检测胎宝宝是否被感染，必要时需要终止妊娠。

第18天
不要随便吃促排卵药物

有一些准爸妈结婚多年不能怀孕，情急之下很容易转向利用药物助孕。促排卵药物就是其中的一种。其实，促排卵药物并不能随便服用，否则不但起不到应有的作用，反而会给准妈妈的身体带来许多伤害。

促排卵药其实是激素类药物

医学上所称的"促排卵药"（如氯米芬、促性腺激素等），它们几乎全部是激素类药物。促排卵药在医学上一般用于试管婴儿技术中，通过强劲的药效，一次可使多个卵泡（通常为2～4个，多的一次可催熟十几个卵泡）发育成卵细胞，以提高操作成功率。如果准妈妈因为存在排卵障碍而不孕，选择促排卵药是一种不得已而为之的治疗行为；如果不属于这种情况，最好不要服用，以免造成严重后果。

促排卵药的负面作用

由于促排卵药物是通过外力将不成熟的卵子提前催熟，必然导致卵子质量受到影响，服用促排卵药的准妈妈怀不健康胎儿的概率要比自然怀孕大得多。即使胎儿正常，出生后出现易感染、基因缺陷等的风险也比自然怀孕高很多。服用促排卵药怀孕的准妈妈，孕期贫血、患妊娠高血压、羊水过多、大出血的发生率都比正常怀孕高出许多。

此外，如果在缺乏医生监护的情况下随意服用促排卵药，很容易引发卵巢囊肿、卵巢破裂、栓塞、电解质紊乱、卵巢过度刺激综合征等病症，导致严重后果。

受孕失败别着急

如果受孕失败，准妈妈先不要着急，先看看是什么原因引起的。

1.同房频率不对：每周2～3次的同房频率比较合适，保持这样的频率，在身体健康的情况下，一年内怀孕的概率很高。

2.同房时机不对：卵子排出后只有2～3天的存活时间，如果排卵的信息捕捉不准确，同房时机不对，在这段时间没有精子到来，怀孕就只能等下次了。

3.精神压力大不易受孕：有的丈夫到排卵期就不举，有的女性也害怕排卵期的到来，这都可能是由于把怀孕当作任务造成的，更严重的是精神压力大会导致内分泌紊乱，激素水平失常，受精卵不易着床，这会严重影响怀孕。

小贴士

如果怀疑不孕不育，最好到正规医院向医生求助。如果想采用助孕技术，也应该在医生的严密观察下使用。

坚持合适、适量的运动

准妈妈怀孕后，身体会变得慵懒而容易疲惫，所以许多准妈妈都变得不爱运动，这对怀孕是很不利的。建议准妈妈怀孕前后要努力创造机会多运动，尽量保持身体健康。

孕期运动的好处

1.可以维持肌肉张力。在孕期，准妈妈要注意适度训练重点部位的肌群，可以维持肌肉的张力，有助于产程进展。

2.控制体重。孕期体重的增加是正常而且必要的，但如果超过合理的增加范围，除了可能会为胎宝宝及准妈妈带来危险之外，也会造成体内脂肪增加过多，使胎宝宝不易分娩出来。因此，孕期适度运动可帮助准妈妈将体重控制在合理的范围内。

3.放松心情。运动有助于放松情绪，帮助准妈妈缓解孕期的紧张情绪。保持愉快心情，也是一种不错的胎教。

正确做运动

生命在于运动，但运动也要讲究方法，运动的正确性比运动量要重要。准妈妈做运动的时候注意以下3点。

1.选择温和的运动。准妈妈不宜进行剧烈的运动，最适合准妈妈的运动有散步、瑜伽、孕妇体操等。

2.做运动的时候，要使身体各个部位获得充分的拉伸和锻炼，这样做完运动身体就会感觉很舒服。

创造运动机会

许多准妈妈都是上班族，平时没有机会运动，所以，要充分利用平时的时间。

1.上下班路上。如果单位离家距离较近，可以步行上下班。如果需要搭乘交通工具上下班，建议在离家或离单位一两站的地方下车，步行完成最后的路程。

2.做家务时。把运动融入家务中，比如拖地的时候，将拖把用手夹在腰间，利用腰的力量拖动拖把来锻炼腰部；擦窗户的时候，一只脚绷直侧伸出去，另一只脚单脚站立等锻炼腿部肌肉。

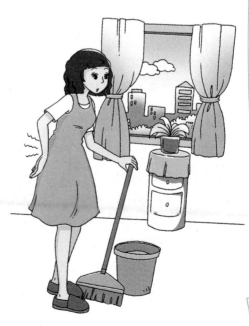

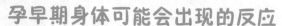

第20天
孕早期身体可能会出现的反应

怀孕后，准妈妈会出现一些身体不适的感觉，这是早孕反应，这些不适症状一般不需特殊处理，妊娠12周后随着体内HCG水平的下降，症状多自然消失，食欲恢复正常。早孕反应有些像感冒，但最好不要当感冒处理。

早孕反应的表现

早孕反应因人而异，有的人反应强烈，有的人基本上没有反应。总体来说，早孕反应一般表现为：

1.出现类似感冒的症状。如体温升高、头痛、精神疲乏、情绪低落、脸色发黄、食欲不佳等。

2.有恶心想吐的感觉。清晨或空腹时甚至会呕吐。在怀孕期间，准妈妈体内会分泌大量的黄体素来稳定子宫，减少子宫平滑肌的收缩，但同时却也会影响肠胃道平滑肌的蠕动，造成消化不良，出现反胃、吐酸水等现象。

2.口味发生了变化。本来喜欢吃的东西，现在看到就恶心，而一些本来不喜欢吃的反而很想吃。有些准妈妈会嗜好吃酸的，也有些准妈妈会嗜好吃辣的。

3.乳房触痛。乳房也会发生变化，感觉肿胀，触碰有痛感等。

4.嗜睡。胎宝宝在发育的过程中需要从母体吸收大量的营养，会消耗准妈妈的营养和体能，因此准妈妈会感觉到很疲惫，经常犯困。

5.鼻子灵敏。准妈妈可能会对某些气味特别敏感，还会闻到一些平常根本不在意的气味或者别人闻不到的气味，大多数准妈妈对烟味和酒味很排斥。

6.阴道微量出血。胚胎如果着床在血流丰富的地方，会有出血现象。出血时间与平时月经时间相差不多，容易误以为是月经来了。所不同的是，这样的出血量很少。

不要把早孕反应当感冒

出现早孕反应的时候，敏感的准妈妈一般能够意识到好孕到了，身体感觉难受的同时，也有惊喜；不过那些有些迷糊的准妈妈此刻更多关注的是类似于感冒的症状，单纯地认为自己感冒了，就会去打针吃药治疗了，这是最不应该出现的情形。

最保险的方法是，准妈妈在开始备孕之后，就时刻提醒自己，不管怀孕与否都暂时把自己当做孕妇看，需要用药的时候首先想到药物对胎宝宝的影响，以免后悔莫及。

小贴士

早孕反应的出现时间有早有晚，也有一些幸运的准妈妈孕早期并没有恶心、呕吐等反应，这些都是很正常的。

最新怀孕分娩一日一课

跟踪研究发现，受过良好胎教的孩子日后更聪明、更健康、更灵敏，在婴儿期情绪稳定，较容易安抚；性格活泼，容易与人相处；身体的各种机能也发育较早；语言能力、运动与感觉能力、对事物的敏感性等都高人一筹。

所以，在整个孕期中，准爸爸和准妈妈都应当坚持做胎教。从广义上来讲，胎教应该从怀孕的一刻即开始，但实际生活中无需刻意，随时都可以进行。

被人津津乐道的斯瑟蒂克胎教

美国的一对普通夫妇用"子宫对话"的方法，把爱传递给肚子里的胎儿，先后培养了4个天才宝贝：大女儿5岁时，便从幼儿园一下子升到高中一年级，10岁便成为当时全美最年轻的大学生；二女儿12岁进入曼达雷茵大学；三女儿11岁时已是高中三年级的学生；最小的女儿4岁时便已在家中学习小学高年级的课程……4个孩子的智商都在160以上。他们所采用的"子宫对话"的方法即为如今的胎教。根据这对夫妇的名字，此胎教法被称为"斯瑟蒂克胎教法"。

斯瑟蒂克夫妇一直坚信"每一个胎宝宝都是天才"，正是在这种观念下他们从怀孕开始就坚持把自己听到的、看到的、想到的事情，通过自己的声音和意念传递给胎宝宝，而接受这一切的胎宝宝在出生时就会具有某种素质，为后天的培养创造了非常有利的条件，从而更容易造就"天才儿童"。

当然，他们并不是为了要生一个"天才儿童"才进行胎教的，而是想让宝宝从有心跳开始就能接触这个美妙的世界，使得宝宝今后的人生过得更加幸福和有意义。所以，胎教时应该带着爱和对孩子的祝福进行，而不是以生一个"天才"为目的。

孕早期的胎教重点

孕早期的胎教，更主要的还是针对准妈妈的，属于间接胎教，如准妈妈保持良好的心境、吃营养丰富的食物、欣赏美好的事物以获得好的感受等；等怀孕四五个月的时候，胎宝宝听觉、视觉逐渐发育，胎教慢慢变为针对胎宝宝的直接胎教，如抚摸、听音乐、讲故事等。

小贴士

准妈妈摄入均衡、丰富的营养，保持快乐、开朗的心情，创造优美、安静的环境，欣赏美好的文艺作品等，可以说，准妈妈为了胎宝宝的身心健康所做的一切工作都可以称之为胎教。

孕一月 你的到来悄无声息

第4周

第22天

本周变化：宝宝有绿豆大小了

受精卵着床，胚胎形成

到了这周，受精卵将会完成着床的过程，成功植入子宫内膜层。从外观上看，这时候的小胚胎只有一粒绿豆般大小。

在内部，一场复杂的生命构造运动正在紧锣密鼓地进行着。胚胎的细胞组织将分化成两层细胞（看起来就像个双层汉堡）。这些细胞承载着来自父母的基因信息，构造着胎宝宝发育的雏形——就好像建房前打的地基。

胎宝宝最容易损伤的时期

此期的小胚胎最容易受到损伤，多数的先天畸形都发生在这一时期，因此准妈妈在此时要格外注意，不要接触X光和其他射线。此外还要注意别做剧烈运动，并避免感冒、受凉，避免吃药，多吃营养健康食物。

宝宝心声

经过长途跋涉，我终于穿过输卵管，进入妈妈温暖的子宫内安家了。此后的200多天里，还请妈妈多多关照。妈妈，是你用血肉滋养着我，我会永生铭记！爸爸，请你一定要体量妈妈的辛劳，因为她的肚子里现在住着一个小小的我！出生后我一定会努力做个让爸爸妈妈高兴的乖宝宝。

在我来到妈妈的子宫安家时，妈妈可能会发生少量阴道出血。这种出血也叫植入出血，出血量极少，持续时间也很短，并且不会发生腹痛，妈妈不要担心。如果阴道出血的同时伴有下腹部隐痛或小腹部不适，妈妈要考虑有先兆流产、宫外孕的可能，及时去医院就诊，以免我或者妈妈自己发生意外。

小贴士

很多准妈妈在怀孕后懊恼没有提前补充叶酸，其实孕前和孕早期补充叶酸最重要的目的是预防胎宝宝神经管畸形，如果准妈妈并没有不明原因的自然流产、早产、死产，也没有分娩过神经管畸形儿，家族中也没有神经管畸形儿出生史，从现在开始补充叶酸也是完全可以的。有些准妈妈本身体内叶酸水平并不低，根本就不需要补充，不要为此忧心，定期做产检即可。

最新怀孕分娩一日一课

提前选好产检医院

从怀孕时起，准妈妈在长达10个月的时间内需要经常跟医院打交道，因此提前了解并选择合适的产检医院，是很必要的。

选择技术强、环境好的医院

准妈妈的身体情况各不相同，因此一定要选择一家技术过硬、水平先进的医院，这样当准妈妈患有高危险疾病或者出现妊娠疾病时，医生才能及时给予妥善的处理。

另外，备选医院的环境是否优越，做检查和就诊的区域之间的距离是否很近，就诊区域的环境是否拥挤，是否有舒适和足够的空间用以待诊等都是选择产检医院要考虑的问题。

很多准妈妈迷信大医院，其实怀孕育儿本属很自然的事情，衡量医院是否合适不应该只看综合排名，主要看医院是否具备产检和生产的先进设施，医生是不是态度良好、技术过硬。小医院与大医院相比，看普通疾病基本没有差异，正规医院均可解决，如果疑难杂症可能就得找专门的医院找专门的医生。例如产检、阴道炎、子宫肌瘤、卵巢囊肿等病一般的妇产医院就很好，但若是有宫颈癌、卵巢癌或者有严重并发症，可能综合性医院的优势更强一些。

选择交通便利的医院

交通的便利性很重要，路上是否堵车，医院的停车位是否便利等问题都应考虑。有些检查医院会有时间上的限制，太晚到医院会耽误做产检项目的检查，这些都是选择医院必须考虑的。

此外，虽然大多数情况下，准妈妈的孕程都比较稳定，但每个人的状况不同，有些紧急或突发的状况也许会意外发生，为了避免发生时耽误病情，就需要考虑医院与家的距离、路况等多种因素。

选择好医生

好医生的标准是医德高尚、对工作负责、对患者负责、技术精良、技术全面、态度和蔼。当准妈妈遇到困难时医生会及时解决问题，保证母婴平安。

准妈妈尽量固定一名医生自始至终地检查，这样医生了解自己孕期的全部过程，才会给出有针对性的指导，以保证安全，让准妈妈更安心。

孕一月　你的到来悄无声息

小贴士

第一次去医院建档与产检的时间，各个地区都不相同。大城市因为资源紧张，建议准妈妈尽早前往医院建档，一般在孕7周，验出怀孕时即可。其他地区在孕12周前建档并做第一次产检即可。

第24天
安全食品可以给胎宝宝优质内环境

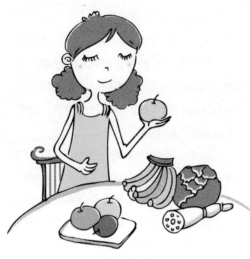

食品安全问题是一个不容小视的问题，尤其对于准妈妈而言，更是不能有半点马虎，准妈妈要尽力给胎宝宝提供一个优质内环境，保证摄入足够安全的食物。

减少外出就餐

从准备怀孕起，就要减少外出就餐的次数，尤其是街头的各种小吃以及烧烤、麻辣烫，更是要绝对禁止。准妈妈要学一些烹饪的技巧，也可以让准爸爸代劳。

如何购买安全食品

要想买到安全食品，就要学会看食品标签。所有正规出售食品的外包装上都会附着一些吊牌、文字、图形、符号说明，这些就是食品标签。标签的基本内容包括食品名称、配料、含量及厂名、批号、日期标志等。

1.食品类别。这里会标注出该食品属于何种产品。

2.配料表。按法规要求，含量最大的原料应排在第一位，最少的原料排在最后一位。各类原料都必须标注具体的名称。若食品配料标注不清晰或者没有标注，说明该食品的安全性有隐患，不宜购买。

3.营养素含量。包括蛋白质、脂肪、碳水化合物、维生素和矿物质。有些还会标注热量。准妈妈可以根据自身的需求来挑选食物。

4.产品重量、净含量。净含量是指除外包装以外的可食用部分的含量。有些食物虽然外包装看起来很大，但实际可食用部分却很少，不仅性价比低，还不环保。

5.生产日期和保质期。生产日期一般在食品包装的下沿或上沿。保质期则是指食品在标签标明的条件下保存可以食用的最终日期，在此日期之后则不宜再食用。

6.认证标志。如有机食品标志、绿色食品标志、无公害食品标志、QS标志、市场准入标志等。这些标志代表着产品的安全品质和管理质量。

留意并尽量避开生活中的辐射

现代人家里各种电器都比较多，只要有电器，就会有辐射，所以辐射源还是很多的，比如办公室里的电脑、打印机、复印机、扫描仪、传真机等；家里的电视、微波炉、电磁炉，日常用的手机等也都是辐射源。另外，有些时候还要面对一些特殊的环境，比如医院，医院里的X射线、CT、核磁共振等都有较强的辐射。准妈妈都要认识到，并有意识地远离这些辐射源。

减少辐射伤害的方法

1.对准妈妈伤害比较大的是电离辐射，像X光、CT之类的，是最应该避免的。准妈妈在怀孕期间，应该避免做X光和CT检查。

2.平时尽量远离辐射源，一般离开2米～3米就没有问题了，并且最好不要到电器的后部去，一般来说电器后部的辐射是最强的。

3.吹风机的辐射很大，准妈妈尽量不要使用吹风机吹头发，可以使用干发帽吸干头发。

4.摆放电器的房间要尽量保持通风的状态，这样逗留在房间内的辐射量就较少，也是不错的减少辐射的方法。

5.手机的辐射也很强，当使用手机时，尽量将手机远离身体。尽可能地使用免提模式、耳机或者蓝牙耳机。尽量避免一直随身携带手机。晚上不要将手机放在身边，包括枕头下或者床头柜上。

职场妈妈怎么避免电脑辐射

大部分职场妈妈工作离不开电脑，电脑辐射对怀孕到底有没有影响，有多大的影响，并没有统一的认知，不过还是宁可信其有，还是应尽力做好防护减少辐射。

1.准妈妈要注意有意识地避免长期坐在电脑前。比如做某些不需要使用电脑的工作时可将电脑关闭，或者到没有电脑的房间进行；在午间休息时尽量出去走动，而不是坐在电脑前。

2.使用电脑时注意一些小技巧也可以减少辐射。这些小技巧诸如：调暗电脑屏幕的亮度，并与电脑保持50厘米～70厘米的距离，机箱最好不要敞开，这样辐射会小很多。

3.尽量使用液晶显示器。如果是CRT显示器，可以在屏幕前加一块防辐射的屏。

小贴士

穿防辐射服一方面是获得心理安慰，另一方面是让人家通过着装看出你是个孕妇，至于防辐射服究竟有没有防辐射作用，一直都有争议。有专家指出，因为自然界处处有辐射，穿上防辐射服后，里面的辐射出不去，反而对身体的影响更大。有条件的准妈妈在孕期如果非要穿防辐射服不可，应选择知名企业知名品牌的。

孕1月 你的到来悄无声息

第26天
观察白带变化，预防阴道炎

怀孕后，准妈妈体内激素发生变化，使得阴道分泌物增多，潮湿的环境非常容易滋生细菌，引起阴道炎，该类疾病最先的反应就是白带的变化。故准妈妈要学会观察白带的变化，对疾病做到提早预防。同时要注意个人卫生，避免感染。

学会观察白带

孕期是阴道疾病的高发时期，阴道的疾病一般都能从白带反映出来，因此，准妈妈要注意观察白带。如果白带性状发生了较大改变，比如颜色变成了黄色或绿色，质地变得黏稠如奶酪或脓状或豆腐渣状，并且有难闻的气味，同时阴部有烧灼、疼痛、瘙痒等不适感觉，可能是患了阴道疾病，需要及时去医院检查治疗。

阴道炎的危害

准妈妈如果不小心患了阴道炎，也不必过度担心，要及时去医院治疗。阴道炎不仅会危害到准妈妈的健康，甚至还会危害到胎宝宝。一旦上行感染其他生殖器官，甚至会导致流产。

阴道炎的预防

1.保持阴部清洁、干燥。准备一个专用清洗阴部的小盆，每天睡前在小盆里倒满开水，凉温后，用专用的毛巾擦洗外阴。擦洗完后，将小盆擦干，毛巾洗净后放在阳光下晾晒，然后收在干燥、通风的地方。切忌把毛巾、小盆长时间放在卫生间里。卫生间环境潮湿，容易滋生细菌。

另外，每天都要更换内裤。如果有条件，一天更换几条都没关系。如果白带实在太多，每天更换都无法保证干燥，建议准妈妈用高档的卫生纸做成纸垫，垫在内裤上帮助吸湿。最好不要用护垫，因为护垫透气性差，更容易滋生细菌。

内裤要每天更换，换下的内裤及时用开水烫洗。洗时用中性肥皂，洗后放在阳光下晾干。最忌讳换下的内裤长时间不洗，容易滋生细菌；也忌讳内裤总是在卫生间阴干，卫生间本来就潮湿，很容易感染真菌。

2.增强体质。身体虚弱，细菌就会乘虚而入。提高免疫力是预防阴道炎的有效方法。因此，准妈妈要注意均衡饮食，加强锻炼，保持良好的心情，增强体质，免受细菌和病毒的侵入。

小贴士

对于患有阴道炎，去医院检查治疗的准妈妈，在检查治疗前一定要告诉医生自己在备孕，而且有可能怀孕了。医生考虑到这一点，就会更有针对性地进行用药治疗了。

最新怀孕分娩一日一课

对怀孕没有影响的疫苗

有一些疫苗在接种后，对怀孕是没有影响的，但由于个人体质有所不同，所以在接种这些疫苗之前，应先征得医生的同意。一般来说，下面几种疫苗是相对安全的。

1.破伤风类疫苗。我国新生儿破伤风发病率、死亡率都较高，孕期接种这种疫苗，就可以很好预防胎宝宝将来染上破伤风。不过，如果准妈妈已经感染上破伤风了，就不能再接种疫苗，以免引起过敏反应，可用人血破伤风免疫球蛋白。

2.狂犬疫苗。狂犬病的死亡率很高，准妈妈一旦染上，母子都难以幸免，因此在狂犬病流行的地区，准妈妈应注射狂犬疫苗，如果被狗、猫等动物咬伤，要立刻注射狂犬免疫球蛋白或抗狂犬病血清，之后再注射疫苗。

3.人血或人胎盘球蛋白。被甲型肝炎感染或疑似感染的准妈妈可以注射这种疫苗。

不过任何疫苗在接种之前，都应该征得医生的同意，并非所有疫苗在孕后都能接种。

☑ 需要提前接种的疫苗

准妈妈在孕前如果能够接种一些疫苗，能够让孕期过得更为顺利。专家建议有两种疫苗准妈妈最好能打：一个是乙肝疫苗，另一个是风疹疫苗。另外还有流感疫苗，建议准妈妈也酌情选择注射为好。

疫苗名称	接种时间	具体情况
乙肝疫苗	孕前11个月注射	乙肝疫苗最好从孕前11个月开始注射，即从第1针算起，在此后1个月时注射第2针，在6个月时注射第3针
风疹疫苗	孕前8个月注射	医生建议风疹疫苗至少应该在孕前3个月注射，以保证准妈妈怀孕的时候体内风疹病毒已经完全消失，不会对胎宝宝造成影响
流感疫苗	孕前3个月注射	如果准备怀孕的前3个月，刚好是在流感疫苗注射期，则可以考虑注射。注意，如果准妈妈对鸡蛋过敏，则不宜注射流感疫苗

☑ 孕期不宜接种的疫苗

有的疫苗是减毒活疫苗，可能会对胎宝宝造成危害，这些疫苗有水痘、风疹、麻疹、腮腺炎、口服脊髓灰质炎、百日咳疫苗等。

另外，有过流产史的准妈妈，在孕期不应该接种任何疫苗。

小贴士

孕期接种疫苗可能使接种部位发生红、肿、痛等反应或发生高热、头痛、寒战、腹泻等反应，所以，非特别需要，准妈妈最好不要在孕期随便接种疫苗。

孕一月 你的到来悄无声息

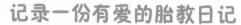

第28天
记录一份有爱的胎教日记

从今天开始记胎教日记吧，无论是电子版本还是纸质版本，胎教日记都将成为你整个胎教过程的好帮手。写日记不但可以记录胎宝宝的成长变化、母子之间的互动内容，还可以令准妈妈心情安静祥和。有闲暇的准妈妈可以准备一个漂亮的日记本子，忙碌的准妈妈可以准备一本台历，想到什么都可以随时记上。

妊娠日记都记什么

妊娠日记可以记的内容很多，可以是一些重要日子、重要数据、胎宝宝的重要变化，也可以是一些日常小事，甚至连准妈妈某种心情都可以记录。为便于查找分析，建议准妈妈在妊娠日记里把下面的内容记录下来。

1.末次月经日期。末次月经的日期是计算孕周、预产期的重要参考，应该准确记录在妊娠日记里。

2.早孕反应。早孕反应要记下反应开始日期、反应的程度以及反应消失的时间。另外采取了什么措施缓解，最好也记录下来。

3.胎动情况。胎动是宝宝是否健康成长的标志，首次出现胎动的时间、每次胎动持续的时间、一天胎动的次数等都是记录内容。

4.患病及用药情况。孕期生病和用药是必须重视的问题，什么时间生什么病、生病做了什么检查、检查用了什么仪器、治疗用了什么药、多大剂量、服药起止时间等都要记录。如果接触X线，要记录下接触的次数、部位等。

5.体重变化。准妈妈体重变化是胎宝宝发育情况的重要参考，最好每周都称量并记录。可以做一个表，能更直观地反映体重变化。

6.各次孕检时间及检查内容和结果要记录，每次检查单据可以贴在这一页上。

妊娠日记怎么记

准妈妈可以用表格形式、图文日记形式、流水账形式等任何你喜欢的一种方式记日记。将每天中的胎教部分用明显的字体，或者表格形式表达出来，这样不但一目了然，还会避免漏掉一些项目和内容。

准妈妈可以将写日记当作经过一天的忙碌之后最好的放松方式。就算哪天或者哪段时间比较忙，忘记写了，也不要就此放弃。坚持下来，这满载爱的胎教日记将是给未来宝宝最好的见面礼。

小贴士

蔡康永的《宝宝日记》是一种很好的形式，以"亲爱的宝宝"开头，将一天的见闻、感受等，向胎宝宝娓娓道来，让人感觉无比温馨。

孕2月
令人惊喜的两道杠

　　当试纸上出现两条清晰的红线，伴随惊喜与激动而来的，很可能是头晕、乏力、嗜睡、无食欲、呕吐……不管你反应如何，从现在开始，调整好心态，做一个温和、从容的准妈妈吧。

你的身体发生了什么奇妙的变化：

🌱 第5周

准妈妈看上去没有什么明显的变化，只是有可能还会感到食欲旺盛、饭量增加；或者会觉得有轻微的恶心、呕吐，还会感到乳房发胀，这是正常的孕早期妊娠反应，不必担心。

🌱 第6周

准妈妈会出现一些怀孕的症状：如胸部开始感到胀痛、乳房增大变软、乳晕有小结节等症状。激素水平的改变及其他因素如肾脏的额外工作也会令准妈妈上卫生间的频率大增。

同时准妈妈可能变得嗜睡及容易疲惫，会时常犯困，这时候要适当调整自己的生活，增加休息的时间。

🌱 第7周

准妈妈的妊娠反应可能会变得明显，加上孕期激素的影响，准妈妈的情绪也可能会变得有些不稳定。

🌱 第8周

恶心、呕吐等妊娠反应还在继续，准妈妈可能没什么胃口吃东西，但是现在不是控制饮食的时候，应该尽量吃些有营养的食物，以此来保证有足够的养分为胎宝宝的成长做后盾。

准妈妈的乳房更加胀大，腰围也可能开始增大，子宫也增大了且变得很软。由于子宫的扩张压迫到膀胱，准妈妈去卫生间小便的次数会大大超过平时。

小贴士

进入孕2月，准妈妈的身体开始出现一系列比较明显的变化。种种异常在有力地提醒着准妈妈：你可能怀孕了，快到医院检查一下吧！

第5周

第29天

本周变化：变成了"三层汉堡"

心脏跳动开始出现

这周，小胚胎将从"双层汉堡"发育成"三层汉堡"，胚胎的细胞将分化成外胚层、内胚层和中胚层3个胚层，外胚层会发育成神经系统、皮肤和毛发等；内胚层会发育成内脏；中胚层会发育成肌肉骨骼系统、循环系统和内分泌系统。胎宝宝进入了组织和器官形成的重要时期。在本孕周结束之前，小胚胎刚发育的小心脏就已经开始跳动，血液也开始循环。

胎宝宝的神经管开始形成（准妈妈补充叶酸就是为了预防神经管畸形），建议准妈妈继续坚持补充叶酸。

脐带：连接母婴的营养通道

在这一阶段，胎宝宝的营养主要来源于卵黄囊和储存在子宫壁的营养物质。

脐带被称为连接胎宝宝和胎盘的生命之桥，胎盘从母体吸收营养、氧气后会经由脐带传输给小胎宝宝，而小胎宝宝排出的代谢物和二氧化碳也会经由脐带输送到胎盘，再交给母体处理。胎盘和脐带会一直扮演营养输送者的角色，直到小宝宝"瓜熟蒂落"，才会完成最终的职责，娩出体外。

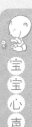

宝宝心声

"电脑辐射真的比动感光波还厉害？""怀孕前没有补充叶酸，宝宝就真的会不健康？""昨天不小心吃了炸鸡腿和咸菜怎么办？"……亲爱的妈妈，您是不是听到很多人在忙着用这些危言耸听的话来吓唬您呢？以为我像一颗搁在怀里的鸡蛋那么脆弱？

妈妈，其实我很坚强。所以，您不用总是为了我能否健康发育的问题而焦虑万分。要知道，妈妈您不开心、很焦虑的时候，我也会被这种情绪感染呢。像以前一样，妈妈只需要注意尽量避免接触X光和其他射线，谨慎用药，不要做剧烈运动，吃营养健康食物即可。

小贴士

北京、上海等大城市医疗资源紧张，尤其是一些热门的医院的产科和妇产医院，往往床位十分紧缺，建议准妈妈在本月提早去医院咨询建档事宜，以免错过建档时机。其实建档医院不宜片面追求大医院、好医院，身体健康的准妈妈完全可以在离家近的医院建档，减少孕期去医院产检的奔波。

孕2月 令人惊喜的两道杠

033

第30天
现在可以验孕啦

开始备孕后，许多准妈妈每个月都急切地想知道自己是否有"好孕"了，在孕5周将要结束的时候，也就是月经超期1周还不来的时候，是否怀孕就可以验出来了。

验孕的方法很多，最准确、最快速的是到医院抽血化验或者做B超，最方便操作的是自己买验孕试纸进行测试。

抽血验孕法

血HCG相比于传统的尿液HCG更加准确，误差更小，而且可以把检测的时间提前，一般性生活后8～10天就可以检测出是否怀孕。通过血液检查HCG值比用早早孕试纸检测尿液能够更灵敏、更准确地对是否妊娠作出反应，其准确率在99%以上。此外对于多胎妊娠、宫外孕、胚胎不正常发育、葡萄胎、某些内分泌疾病或肿瘤等，将血液HCG值结合临床情况及其他检查结果，通过综合分析往往可以得出正确判断。

验孕试纸验孕法

准妈妈可以多买几种验孕试纸，用验孕试纸测试一般在性生活后15天可以测试出结果，其测试原理也是检测尿液中是否有HCG。验孕试纸在普通药房就可以买到。用干净的容器收集早上的第一次尿液，然后将验孕试纸标有箭头的一段浸入尿液中，静置3～5秒钟后取出平放，5分钟后观察结果。

如果验孕试纸显示一条红线，说明没有怀孕；如果有两条明显红线说明已经怀孕；如果两条红线一深一浅，则表示目前还无法确定，需要过几天再测一次。

验孕棒和早孕试纸的测试原理是一样的，较贵的产品和平价的产品效果也一样，只是区别在包装上。贵的更人性化一些，你可以根据自己的喜好选一种。

基础体温辅助法

一直在测量基础体温的准妈妈，此时可以借助基础体温表判断怀孕与否。如果经过了排卵期的最低温度，体温上升后，维持高温的时间超过18天，就可能是怀孕了。

B超验孕法

一般月经超期7～10天，就可以通过B超来验孕了。验孕做阴道B超和腹部B超都可以。做的时候能在超声波屏幕上看到圆形的妊娠环。但是，由于孕早期胚胎比较脆弱，而B超会有一定的辐射，所以如非特殊情况，不建议用这种方法验孕。

小贴士

由于每位女性的排卵周期不尽相同，有人可能是28天，有人则要拖到35天。若周期较长，则验孕的周数就要往后延了。

最新怀孕分娩一日一课

第31天
怎样推算预产期

孕周是以末次月经来潮的第一天为基础计算得来的，预产期也同样是从末次月经的第一天算起的。这是由于每一位准妈妈都难以准确地判断受孕的时间，所以，医学上规定，以末次月经的第一天起计算预产期，其整个孕期共为280天，10个妊娠月（每个妊娠月为28天）。因此，末次月经来潮第一天的日期加上280天，就是预产期了。

预产期快速计算法

预产期的简单算法是这样的：末次月经来潮的月份加上9，如果得数没超过12，该得数即为出生月份；如果得数超过12，则减去12才是出生月份。此外，这种情况要在年份上加1，这就确定了宝宝的出生年月。出生的日期是末次月经来潮第一天加上7，如果得数超过30，就减去30，在月份上加上1即可。

举例说明：假如末次月经日期是2月3日，预产期月份为2加9为11月份，日期为3加7为10日，预产期就是11月10日；假如末次月经是8月27日来潮，预产期月份为8加9减12，即次年的5月份，日期为27加7减30为下一月即4日，月份上加1，预产期就是次年的6月4日。

预产期只能作为参考

准父母需要明白的是，通常"预产期"是以40周为原则，但女性生产时，大多是在38周至42周间，所以，仍有±2周的差异。就是说预产期不是确切的生产日，能够正好在预产期这一天生产的概率不超过5%，实际生产日期大多数会落在预产期的前后2周内。这是因为40周预产期的推算方法是以28天的月经周期为计算基础的，然而很多准妈妈的月经周期可能略多于或少于28天，或者月经周期不规律。比如对于月经周期为28天的女性来说，从最后一次月经算起，直到预产期，整个孕期约为280天。但女性平时若是35天的排卵周期，那么以最后一次月经来潮日算起，预产期要再多加7天（亦即287天）。

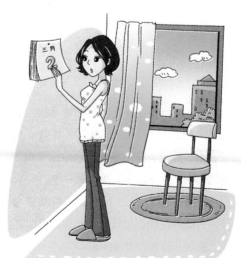

孕2月 令人惊喜的两道杠

第32天
观察一下自己是不是缺乏营养

均衡全面的营养是好孕的良好基础，准妈妈可以注意观察一下自己的状态，并随时对症改善。

缺乏营养时会有什么症状

准妈妈如果缺乏营养会表现出一些症状，对一些偏食或者肠胃吸收功能不好的准妈妈来说，尤其要注意。

1.嘴角开裂、发干。可能缺乏核黄素（维生素B_1）和烟酸。可以多吃绿色蔬菜和豆类、小米、肉、牛奶等食物，多喝水。不吃辛辣、刺激食物。

2.舌炎、舌裂、舌水肿。可能缺乏B族维生素。准妈妈在饮食上要做到有粗有细、有荤有素。素食准妈妈则应进食一些豆类制品和蛋类制品，并在医生的指导下补充一定量的复合维生素B族药物制剂。

3.头发干燥、变细、易断、脱发。可能缺乏蛋白质、脂肪酸、锌。可以多吃黑芝麻和核桃。另外，还要多吃水果和鱼类。

4.过度恶心、呕吐。可能缺乏维生素B_6。动物肝脏与肾脏、大豆、甘蓝、糙米、蛋、燕麦、花生等都是含维生素B_6丰富的食物，准妈妈可以适当吃一些。

5.身体虚弱，蹲下去以后两眼冒金星。可能缺乏铁。可以通过吃黑木耳、花生、猪肝、瘦肉、蛋黄等来补充。

中国居民膳食平衡金字塔

层级	种类	每天每人摄入量
第五层	油脂类	不超过25克
第四层	奶类和豆类食物	奶制品100克，豆类及豆制品50克
第三层	鱼禽肉蛋等动物性食物	鱼虾类50克，畜禽肉50克～100克，蛋类25克～50克
第二层	蔬菜和水果	蔬菜400克～500克，水果每天100克～200克
第一层	谷类食物	300克～500克

膳食指南中的摄入量指的都是食物的重量，其中谷类食物指的是面粉、大米、玉米面、小麦、高粱等；肉类包括畜肉、禽肉及内脏；奶类及奶制品主要包含鲜牛奶和奶粉，鲜奶200克大约提供100克蛋白质和钙。

孕期准妈妈需要多吃一点，但是并不需要增加很多，否则很容易造成营养过剩。根据《中国居民膳食指南及平衡膳食金字塔》的指导，孕妇每天的摄入量在普通人的消耗上稍微加一点就足够了。

小贴士

嘴角开裂、发干时，有些准妈妈喜欢用舌头去舔嘴唇，以为这样可以滋润嘴唇。其实这样做会引起唇黏膜发皱，干裂加剧。可以涂些蜂蜜在嘴唇上，贴上保鲜膜，过3～5分钟后取下，嘴唇会变得很滋润。

最新怀孕分娩一日一课

怀孕早期是一个非常特殊的时期。因为，刚刚形成的胚胎对于外界的很多因素和刺激异常敏感，此时的胚胎非常脆弱，容易受到伤害。

主要器官致畸敏感期

致畸敏感期主要集中在胚胎期，具体各器官的致畸敏感期可参看下表：

器官名称	致畸敏感期
中枢神经系统	孕3周前期～孕6周前期
心脏	孕3周中期～孕6周后期
耳部	孕4周中期～孕9周中期
眼部	孕4周中期～孕8周中期
上肢	孕4周中期～孕7周末期
下肢	孕4周末期～孕8周前期
唇部	孕5周前期～孕6周后期
牙齿	孕6周后期～孕8周后期
腭部	孕6周后期～孕9周前期
外生殖器	孕7周前期～孕9周后期

怎样避免致畸影响

孕后1～2周前以及10周以后，胎儿都是很顽强的，只要孕3～9周这段时间没有太极端的行为、饮食或者环境影响，胎儿一般都是健康的。但并不是说过了这段时间，准妈妈就可以为所欲为了。怀孕后一定要在生活中倍加呵护自己。

1.不宜做X射线检查。在胚胎发育早期，胚胎的器官正处于高度分化和形成中，若此时不慎接受X射线检查，很容易造成胚胎畸变。

2.少用含氯的洗涤剂。含氯的洗涤剂有很强的刺鼻气味，会让准妈妈更恶心，必须使用时，首先要保持房间的换气通风，然后戴上口罩和手套，做好防护措施。

3.避免感冒。怀孕后准妈妈不能随便用药，因此一定要增强体质，保证营养摄入，坚持体育锻炼，冬季注意保温，夏季注意防暑，注意不生病很重要。

4.避免长途出行。孕早期特别需要静养，不适宜长途跋涉，而且乘坐交通工具会加剧孕吐反应，所以应尽量避免长途出行。

5.行动宜放慢速度。孕早期，那些需要瞬间爆发力的运动如羽毛球、网球、乒乓球、高尔夫球以及会对腹部产生压力的如滑雪、滑板等是完全禁止的，最好的运动方式应是散步。

6.防止腰酸背痛。可以多准备几个靠垫，无论坐在沙发上还是床上或是在办公室里，都可以背后靠一个，手上抱一个，还可以用来垫脚垫腿等，防止腰酸、腿酸和背痛，既温暖又舒适。

小贴士

孕早期3～8周尽量不坐飞机，因为大气稀薄，坐飞机会有来自宇宙的射线引起的辐射。

第34天
怎样面对葡萄胎等异常情况

孕早期异常情况较多，对于怀孕的准妈妈来说，无论是哪种异常情况，只要感觉自己身体不适，适当休息未见减轻，就应该及时去医院检查治疗，以免耽误病情的发展。孕期异常情况最常见的就是宫外孕和葡萄胎。了解孕期异常情况相关知识，是很必要的。

宫外孕

宫外孕一般在怀孕6～7周时出现症状。正常情况下，受精卵会由输卵管迁移到子宫腔，然后安家落户，慢慢发育成胎宝宝。若受精卵没有到达子宫，而是在别的地方停留下来，就成了宫外孕，医学上又称为异位妊娠。

早孕试纸验孕是检查不出宫外孕的。宫外孕在流产或破裂前往往无明显症状，也可有停经、腹痛、少量阴道出血。破裂后表现为急性剧烈腹痛、反复发作、阴道出血，以致休克。如果有阴道点滴出血或流血、腹部或盆腔的疼痛或压痛时，不可掉以轻心，应及时去医院就诊。

如果曾经有过一次宫外孕，那么再次出现宫外孕的可能性足以摧毁女人做母亲的信心。这类准妈妈可以选择体外受孕。精子和卵子在体外顺利变成受精卵后，受精卵可以被送回到母体的子宫内安全孕育。

葡萄胎

葡萄胎是一种妊娠期的良性肿瘤，是胚胎的滋养细胞绒毛水肿增大，形成大小不等的水泡，相连成串，像葡萄一样，故称葡萄胎。葡萄胎发生在停经后的6～8周，表现为不规则阴道流血，最初出血量少，为暗红色，后逐渐增多或继续出血。在阴道流血前，伴有阵发性下腹胀痛或钝痛，并出现如高血压、下肢水肿和尿中有白色絮状沉淀等并发症。一般情况下，年龄大于40岁和小于20岁的准妈妈，发生葡萄胎的概率比较大。如果出现以上症状，应迅速去医院就诊。

因此，怀孕后最好及时到医院做B超检查确认是正常怀孕，另外还要认真观察身体的变化，如果有不规则的阴道出血一定要到医院检查。

小贴士

通过超声波检查，大致能看到胚囊在子宫内的位置，若仍未看到，则要怀疑是否有宫外孕的可能。怀孕女性若无阴道出血的情况，仅需看看胚囊着床的位置。若有阴道出血时，通常是"先兆性流产"。这段时间若有一些组织从阴道中掉出来，就要考虑是否真的是流产。

最新怀孕分娩一日一课

优境胎教：打理好家居环境

对于准妈妈来说，营造一个健康家居非常重要。室内环境污染及不卫生会影响胎宝宝的健康生长发育，严重的甚至导致流产或胎宝宝畸形。室内存在安全隐患，也容易造成意外。

注意居室卫生

灰尘是细菌最好的寄居地，房间卫生差，很容易引起感冒等疾病，威胁准妈妈和胎宝宝的健康，因此要定期做清洁。

注意排查安全隐患

怀孕后准妈妈身体会变得笨重而不灵活，容易碰撞和滑倒。所以要检查一下家具、日常用品的摆放是否适合，家具尽量靠墙摆放，棱角不要突出太多；一些绊脚的物品要移开，尽量让空间相对增大；晒衣架、晒衣绳要适当调低；在卫生间和厨房容易打滑的地方，要加放防滑垫，避免在孕晚期活动不便或者绊倒、滑倒等。

注意居室通风和光照

房间最好选择向阳的，并保持良好的通风状态。最少每天早晚都要通一次风，每次在20分钟以上。如果房间通风达不到要求，要想办法改善，比如加装换气扇。室温方面最好夏天在27℃~28℃，冬天在18℃~22℃，湿度为50%左右。

小心甲醛的危害

孕期不要住在新装修的房子里；怀孕后就不要再装修，油漆、涂料、胶黏剂等装修材料中含有很多对胎宝宝发育不利的化学物质比如甲醛、苯等，很容易导致畸形。如果是新房，最少要放置3个月以上，让污染物充分发散后才入住。如果方便还应该在入住前请专业公司测量装修污染情况，安全合格后再入住更放心。

布置舒适宜人的环境

安全、有序。杂乱无章的环境容易让准妈妈心烦意乱，而且很不安全。准爸爸要做的是将所有杂乱的东西归拢到它们应该在的位置，让家里的空间更整洁有序。

安静、清新。环境安静可以让准妈妈烦乱的心放松下来，可以采用一些有安静感觉的色彩或画作装扮空间，换上粉蓝色、浅绿色的窗帘，挂上绿意盎然或者童趣十足的图片，养些绿色植物如芦荟、吊兰、虎皮兰等。

小贴士

美化家居环境的时候，不要随便使用诸如香薰、空气清新剂、有毒的花草等物品，使用的时候一定要确保是孕妇可以用的，避免导致胎儿流产、畸形等严重后果。

孕2月 令人惊喜的两道杠

039

第6周

第36天

本周变化：像个蜷缩的"C"字

这一周，小胚胎大约会长到一粒苹果籽大小，最大的变化是小胚胎的脊椎雏形形成了，四肢的雏形也在顺利萌芽，头部也开始出现几个浅窝——它们以后将会形成眼睛和耳朵。从外观上看，小胚胎就像一个大写的英文字母C，可爱极了。

胎宝宝的神经系统和循环系统在这个时期最先开始分化，主要器官的雏形开始出现并生长，如气管、食道、胃、嘴巴、肝、肾、膀胱、甲状腺、泌尿器官。最令人惊讶的是，此时胎宝宝的大部分器官已经依照它们自己的方式开始发挥作用了。

此期仍然是致畸敏感期，准妈妈应注意避开接触任何导致胎宝宝发育畸形的因素。

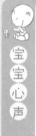

宝宝心声

在接下来的200多天里，我一刻不停地忙着为自己创造新生活，浑身是劲儿。可是妈妈总会感觉到疲惫和没有力气。妊娠早期的那些症状为妈妈带来了很多身体上和精神上的压力，它们使妈妈的身体透支，并且逼着爸爸去做一些他之前从来没有做过的事，比如去购物、下厨、耐心倾听等。

不管怎么样，妈妈都应该逮着机会就让自己轻松、早早起床、睡个懒觉，除了最爱的电影、肥皂剧，妈妈可以抛弃一切哦，盘子可以不洗、地可以不扫……我相信爸爸会理解并来承担这一切的。

小贴士

民间将早孕反应带来的孕吐称为害喜。害喜可以看成是胎宝宝发出的本能自我保护的信息。人们日常所吃的各种食物中含有轻微的毒素，这些毒素一旦进入胚胎，就会影响胎宝宝的正常发育。在这种情况下，胎宝宝就会分泌大量激素，增强你嗅觉和呕吐中枢的敏感性，以便最大限度地将毒素拒之门外，确保自身安全。有统计数字表明，害喜程度越重，就越可能生下一个健康的宝宝。不过，这并不意味着没有害喜，胎宝宝就不健康。

最新怀孕分娩一日一课

早孕反应有个体差别

胚胎着床后，HCG开始分泌，这种激素主要是为保护胎宝宝而分泌的，不过却带来了早孕反应。早孕反应对生活和工作的影响不大，不需特殊治疗，一般在妊娠12周前后会自然消失。

早孕反应的个体差异

早孕反应包括嗜睡、困倦、挑食、头晕、恶心、呕吐等，不同的准妈妈早孕反应出现的时间、持续的时间、反应的程度都不同，有的早在5周的时候就会出现孕吐现象；约有50%的准妈妈在孕6周出现。一般要持续到12周左右才消失，多数持续1个半月左右。

但也有很多准妈妈完全不遵循这样的规律，部分准妈妈早孕反应出现早，但持续时间很短，仅仅有两三天不适，而且不适程度也很轻微。有部分准妈妈早孕反应出现得很晚，就在准妈妈高兴地以为没有早孕反应了，反应却出现了，而且程度特别剧烈。还有一种是出现时间早，持续时间长而且反应程度也很剧烈，甚至有的整个孕期都有恶心的感觉，这种准妈妈是最辛苦的。

早孕反应不能作为健康与否的标准

早孕反应的程度跟准妈妈的体质等许多因素有关，存在个体差别是必然的。但并不能以早孕反应的程度来作为评定准妈妈或胎宝宝健康与否的标准。所以，早孕反应严重的准妈妈注意创造条件让自己更舒适，减轻不适，早孕反应不严重或是没有早孕反应的准妈妈也不必因为自己与别人不同而疑心自己或胎宝宝有什么毛病。

早孕反应过于强烈怎么办

早孕反应在某种角度来说是一种好消息，而且越是严重，说明激素分泌量充足，宝宝健康、顺利出生的可能性就越大。当然，这不是说你不害喜或害喜不严重，宝宝就不健康。事实证明，只要不流产，很多宝宝都是很健康的。

对于早孕反应非常强烈的准妈妈，家人都应注意准妈妈的精神状态，丈夫的体贴、亲属、医务人员的关心能在很大程度上解除准妈妈的思想顾虑，增强战胜早孕反应的信心。重症患者需住院治疗。

小贴士

出现早孕反应的准妈妈，因为激素在体内产生变化，通常味觉特别敏感，尤其是对油烟味唯以忍受。此时胃口也开始改变，有些人会特别偏好某一种食物或味道，也有一些人对之前一直喜欢吃的食物感到厌恶，这些都是正常的。

孕2月　令人惊喜的两道杠

第38天
孕吐期间怎么保证营养

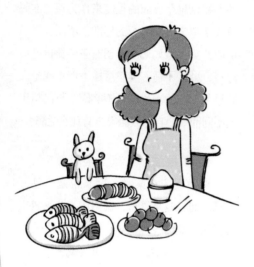

孕吐是许多准妈妈怀孕期间度过的一段艰难历程。这段时间，会对食物产生厌恶甚至恐惧感，但是，不吃又会影响自己的身体和胎宝宝的生长发育。那么，孕吐期间，怎样保证营养呢？

1.坚持吃。孕吐在5～8周出现，8～10周最严重，11～12周渐渐停止。准妈妈在这段时间缺乏食欲、吃下去又吐出来的现象可能无时无刻不存在，尽管如此还是要想小法吃东西。因为引起孕吐很重要的一个原因就是饥饿，饿的时候胃酸较多，而且血糖较低，就容易头晕目眩、恶心、呕吐，这就要求准妈妈必须吃些东西来抑制。

2.常备小食品，少食多餐。孕吐期间，准妈妈可以采用少食多餐、多吃零食的方式进食，一天可以吃5～6餐，睡前在床边放些零食，如饼干、馒头片、面包等，睡前、夜里醒来或早上醒来都吃点，冲淡胃酸、增加血糖，有效抑制早上的孕吐。在每两餐的中间，还要吃些零食，水果、饼干、牛奶、坚果、麦片等都可以。

3.干稀搭配。恶心的时候吃流质、半流质饮食会加重恶心，所以适合吃干的，但流质食物容易消化，也有助于补充水分，不能不吃，可以放在胃口较好、没有恶心感觉的时候，抓住机会吃一些，做到干稀搭配，营养均衡。

孕吐是胎宝宝在进行自我保护

不少准妈妈对孕吐感到害怕、担忧，其实这并没有必要，孕吐是胎宝宝发出的信号，是胎宝宝的一种本能自卫反应。

通过孕吐，可以提醒准妈妈调整自己的饮食起居。一般来说，孕吐越厉害，流产的概率就会越小。

五谷杂粮都含有对人体有轻微损害的毒素，但不威胁健康，可是胎宝宝弱小的生命承受不了这些轻微的毒素，为保护胎宝宝，准妈妈会分泌大量激素以增强孕期嗅觉和呕吐中枢的敏感性，以最大限度地将毒素拒之门外，保护胎宝宝不受伤害。

最新怀孕分娩一日一课

孕早期进补要科学合理

孕早期胎宝宝对营养的需求并不大，因此，进补需有度，不宜大肆进补，更不要暴饮暴食。如果在这个时候人补特补，胎宝宝用不到的营养就会全部长在准妈妈身上，特别容易让准妈妈发胖，给孕晚期的生活增加烦恼，还容易引起妊娠疾病。

孕早期进补应重"质"

在孕早期，胚胎快速增殖，需要营养。不过胎宝宝还比较小，所需的营养量也不多，再加上准妈妈本身有营养储存，所以并不需要额外增加进食量，只需要注重"质"，要保证食物搭配够均衡、营养全面。

不要被老观念左右

许多传统的孕期保养观念虽然有着一定的道理，但也有些却是不科学的，准妈妈应学会甄别，有选择性接受。

1.很多老人仍然认可"一人吃、两人补"的说法，准妈妈进补太过，很多时候是家人的压力导致的。准妈妈要提高警惕，不能就势大吃大喝，要认真跟家人讲明道理，避免在早期就体重增加超量。

2.有些妈妈担心，以后孕吐会影响营养摄入，所以现在能吃就吃，提前储存些，不知不觉就吃多了。其实孕吐期间，只要少吃多餐，营养摄入是没有问题的。

不要盲目补充营养制剂

身体健康的准妈妈，营养状况通常都没有太大的问题，否则就会表现出不健康的症状了，所以一般并不需要刻意补充营养制剂。如果盲目补充，反而容易出问题。毕竟人体是一个复杂的系统，只有各个方面实现平衡，才能保证和谐运作。

如果身体不好，打算补充营养制剂，可以去医院进行一个营养状况的检测。如果检测结果显示并不缺乏营养，或是仅是少量缺乏最好采用食补的方法补充，找出最适合的食物，用能最大量保留营养的方式烹调即可。

如果需要用制剂补充，补多少、怎么补、有没有禁忌或副作用要向医生咨询。一般情况下，大多数妇产科专家会建议准妈妈服用针对孕妇设计的多元维生素制剂，这类营养素虽然价格相对较高，但更符合孕期准妈妈的身体需求。如果条件允许，建议准妈妈还是遵照医生嘱咐服用孕妇专用维生素。

小贴士

最好不要几种营养制剂一起食用，因为几种营养制剂可能会同时含有某一种营养素，同时服用会导致营养超标。

孕2月 令人惊喜的两道杠

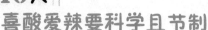

第40天
喜酸爱辣要科学且节制

怀孕后的准妈妈口味一般会有所变化，大致可以分为两种，一种是嗜酸，一种是嗜辣，吃酸吃辣并无大碍，但应以健康和适量为原则。

嗜酸应科学

酸味食品刺激胃液分泌，提高消化酶的活性，促进胃蠕动，可以有效缓解孕吐。选择酸性食物要科学，大体原则是以纯天然、少加工的食品为主。

1.带酸味的新鲜水果。青苹果、橘子、草莓、酸枣、葡萄、樱桃、杨梅、石榴等都是不错的选择。

2.自制鲜榨果汁。青苹果汁、柠檬汁、草莓汁等自制酸味果汁，可有效补充准妈妈所需的维生素和水分。

3.酸奶。酸奶可以刺激食欲，还富含钙、优质蛋白质、多种维生素和碳水化合物，还能帮助人体吸收营养、排泄有毒物质。

4.烹饪时放点醋。烹饪时加点醋不但可以满足准妈妈的口味，还可以使蛋白质尽快凝固，促进营养的吸收。

嗜辣应有节制

怀孕后适当地吃一些辣椒，对准妈妈是有好处的。

辣椒营养丰富，含有大量的维生素，对人摄取全面的营养成分有益；吃辣时，辣味刺激舌头、嘴的神经末梢，刺激唾液或汗液分泌，肠胃加倍工作，从而增进食欲；同时，大脑还会释放出具有兴奋作用的内啡肽，使人感到轻松和愉悦。

孕期吃辣贵在适度，可以在菜里稍微放一点调节口味，但一定不要多到令自己感到"烧心"或引发便秘的程度。吃辣椒后，可以喝点绿豆汤之类的清凉饮料降降火气。

另外，吃辣最好选择新鲜辣椒，不要买市售的辣椒酱，因为其中含有亚硝酸盐和防腐剂。

可能会忽然特别想吃某种食物

除了嗜酸或者喜辣，准妈妈也可能会忽然特别想吃某种食物，甚至孕前从来不吃或者反感的食物。这种对某种食物的欲望最好尽快满足，这能让你的胃比较舒服，从而减轻恶心感觉。另外，这也可能是身体发出的信号，准妈妈的身体需要这种食物所提供的营养，所以吃就可以了。如果是明确会危害到胎儿的食物，则需要控制一下了。

小贴士

嗜酸的准妈妈在选择酸味食物时，要少吃人工腌制的酸菜和醋制品。嗜辣的准妈妈如果有流产病史或是有早产病史，则整个孕期都不建议食用过辣食物。

最新怀孕分娩一日一课

第41天
当医生要求卧床时

怀孕过程中，有20%的准妈妈可能会被医生要求卧床，短则几天，长则几个月。一部分发生在孕早期，一部分发生在孕晚期。当医生要求卧床，而准妈妈也的确不想让胎儿有什么意外，最好还是遵医嘱，不管有多重要的事都应当安排一下，然后全心全意卧床休息。

必须卧床的原因

1.先兆流产。一般比较容易发生在孕早期，有些会出现在孕中期(怀孕28周之前)，会发生出血、出现褐色分泌物、腹部疼痛等症状。

2.妊娠高血压。一般可能发生在孕中晚期，如果血压不是很高，也可以在家休息而不限于卧床。

3.早产征兆。在怀孕的晚期，医生要求卧床一般是因为有早产征兆或其他状况的准妈妈。

卧床休息有很多好处，比如子宫压力减小、心脏压力减小、胎盘供血量增加等，可以较有效地化解孕期危机。

怎样让卧床时间不无聊

如果准妈妈本身好静，难得有这个机会休息下，可能是求之不得，但是这样的心情持续不了多久，因为什么都做不了，行动受限是非常难受的，尤其是需要卧床休息很久时，更是如此，需要借助一些手段让自己不那么无聊。

首先，在医生要求卧床时间明白是绝对卧床，凡事都要在床上解决，还是相对卧床，可以小范围地活动一下。如果是后者，日子可能会过得好一些，可以随时起来在客厅、厨房等处溜达一下。

其次，平时没时间却很想做的一些事比如看小说、学外语、学习新知识等现在都可以做了。另外卧床休息不影响上网、看电视等，可以在这段时间尽情地看。还可以约个朋友来聊聊天。

再次，在床上做个"总司令"也不错，有人在的时候可以直接吩咐他们去帮忙做事；没人在的时候，可将想到的事都写下来，等到人回来了再交代。这样唯你马首是瞻的感觉也很棒，在一生中这样的机会可不多。

最后，可以跟有过卧床经验或者正在卧床的妈妈们联系一下，她们或许有一些如何打发寂寞的更好办法。

小贴士

有的准妈妈可能要一直要卧床到分娩时，但有的准妈妈过段时间就可以恢复自由了。不过要建议你即使恢复自由了，也别太劳累，不要想着把卧床期间落下的事都补上，休息还是最主要的。

第42天
美育胎教：名画欣赏《摇篮》

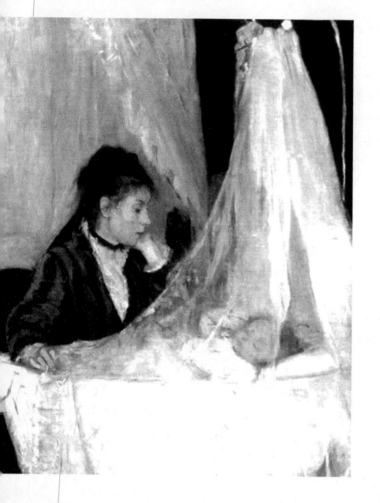

名称：摇篮

作者：摩里索

年代：1872年

目前收藏地：法国巴黎奥赛罗博物馆

纱帐中，宝宝在熟睡，母亲一边轻摇着摇篮，一边深情地凝视着恬静入睡的孩子。温馨的母子之情顿时从画面中弥漫开来，这种情景用任何语言都难以描绘。这幅作品名叫《摇篮》，是法国女画家摩里索（1841～1895年）1872年所作。画家从母亲的守护与孩子的酣睡中，极具诗意地表现了温馨而博大的母爱。

看着这一画面时，相信每一位准妈妈都会在心底升起一种柔软的母爱。

⭐ 小贴士

欣赏画作和阅读一样，每看一次都可能产生新的感受。这种体验会带给准妈妈无比喜悦或者温暖的感觉，而这种美好的感受又会通过准妈妈感染腹中的胎宝宝。

你知道吗，腹中的小胎宝宝正在以每分钟复制100万个以上细胞的惊人速度不断成长着。到了这周，小胚胎的身长大约有1厘米了（大小有如一粒黄豆）。在本周，小胚胎的神经管将发育出大脑，大脑神经细胞发育飞速，平均每分钟有10000个神经细胞产生，准妈妈坚持补充叶酸的成效将完美呈现。

心脏已经建构完成了。胃和食管的建设也在紧张进行。眼睑和舌头正在形成。此前已经成形的各个器官，也随着胎宝宝的长大不断拉长增大，小胳膊和小腿也渐渐长成了小芽状。

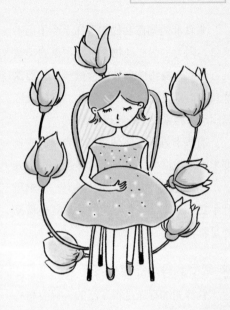

宝宝心声

最近妈妈发现了一件有意思的事情，那就是爸爸也呕吐了。不过不是所有宝宝的爸爸都会发生害喜呕吐的哦，难道是我的爸爸太娘了？

其实不是这样，爸爸呕吐是因为他处于一种被称为"感同身受，同情怀孕者"的状态，这种呕吐现象还有个国际知名的称呼——假孕。有一种催化剂，几乎可以让妈妈经受的一切在爸爸身上以假乱真地重演——不仅仅是晨吐，还有体重增加、便秘、腿肿，更极端的还有经血。

爸爸要放宽心，假孕是很正常的，要我说实话吗？老爸，振作起来，是的，这感觉让你欢喜让你忧，让你害怕让你愁。但是无论你有没有这个承受能力，你都应该帮妈妈分担。

小贴士

大部分准妈妈的孕吐都不会影响到身体健康，也不会影响胎宝宝的生长发育。胎宝宝其实是很聪明的，他不管母亲的身体营养是否充足，总是先行汲取自己需要的那一份，除非准妈妈体内已经严重缺乏可吸收的营养，那么胎宝宝就真的会缺乏营养。当然，如果准妈妈体内营养缺乏已到了如此程度，大多都会有自觉症状了，所以只要没有不适感，胎宝宝的生长发育就不会受影响。

第44天
素食准妈妈如何保证合理营养

素食准妈妈在食物的选择上少了很多机会，因为一些在动物性食品中蕴含丰富的营养素在植物性食品中含量较少，而这些营养，都是胎宝宝所需要的。这样就容易出现营养素缺乏的状况。

有些准妈妈在怀孕后仍然素食，这就要求比其他准妈妈更注意营养的合理摄入了，尤其是那些纯素食的准妈妈，连鸡蛋和牛奶都不吃，一定要想办法用其他食品补足营养。

素食准妈妈的饮食安排

营养素的存在是很广泛的，只要精心安排，广泛摄入，准妈妈吃素也可以摄入所有必需的维生素、矿物质、蛋白质以及其他营养素。

素食准妈妈补足营养也并不复杂，只要每天能保证摄入250克～500克谷类和薯类食物，250克左右豆类食物，250克～400克黄绿色蔬菜，30克～90克坚果，配合适量的水果就基本可以保证营养供给了。另外，每周吃3次海洋食品、豆奶或人造动物蛋白以及矿物质和维生素的强化食品就可以了。

豆类食品是肉食的良好代替品，可以最大可能地提供蛋白质，每天都要食用，如豆腐、豆皮、豆芽等。

素食准妈妈如何补充铁和钙

怀孕后，准妈妈对铁的需求量大大增加了，素食准妈妈的饮食最好多安排些含铁多的食物。富含铁的食物包括：豆类、绿色蔬菜、强化铁的早餐谷类食品等。此外，还需要尽量摄入含维生素C的食物或饮料，比如吃富含铁的饭菜时，喝一杯果汁有助于身体对铁的吸收。此外，要避免同时喝茶，因为这样会降低对铁的吸收。

钙的最佳来源是奶制品，如牛奶、奶酪、酸奶等，每天尽量吃3份。此外，膳食钙还能从一些非奶制品来源中获得，比如虾皮、海产品、芝麻、深绿色蔬菜、一些强化豆制品等。如果是纯素食不吃奶制品的准妈妈，应跟医生沟通是否需要额外服用钙补充剂。在补钙的同时一定注意补充维生素D，或多晒太阳，这样可以促进对钙的吸收。

小贴士

也有些素食的准妈妈在怀孕后，自觉改变了口味偏好，变得喜欢肉食，这就再好不过了。建议面对这种情况时，准妈妈不要抗拒或内疚，这是胎宝宝要求准妈妈这么做的，顺其自然就好了。这种情况下也不需要特别担心营养不足的问题了。

最新怀孕分娩一日一课

准爸爸做开胃菜好处多

怀孕不是准妈妈一个人的事情，准爸爸在孕期有着不可或缺的作用。在孕早期，准妈妈常常会遭遇早孕反应，严重的一整天都没有什么胃口，好不容易有胃口了，可是吃完不久就吐了。这时候，准爸爸的重要性就体现出来了。准妈妈不妨鼓动老公自己动手，为自己和胎宝宝做两道爱心开胃菜吧，相信他一定会很乐意的。

准爸爸做菜充满了爱的味道

很多准爸爸在妻子怀孕前很少做家务，更不用说下厨房了。可是现在准妈妈有了更重要的任务——怀有一个未来的家庭成员，而且妊娠反应多较严重，闻不了油腻味，甚至胃口不适，吃不下东西。因此，这个时候正是老公好好表现的机会，下厨为妻子做两道简单的开胃菜，这并不会太难，但是却是老公责任心和爱心的体现，不仅是对准妈妈的支持与鼓励，也是一份对胎宝宝的爱意。

推荐给准爸爸的简易菜

1.腌黄瓜。将黄瓜洗净后，切成细条，用盐腌制15分钟，去除多余水分。然后加入少许醋、白糖搅拌均匀，用保鲜膜封住碗口放入冰箱内，30分钟后即可吃。口感酸甜，非常适合准妈妈的口味。如果觉得凉，可以先拿出来放一会儿。

2.糖醋卷心菜。先将卷心菜择洗干净，切成小块备用，然后在炒锅放油烧热，下花椒炸出香味，倒入卷心菜，煸炒至半熟，加酱油、白糖、醋、盐，急炒几下，盛入盘内即可。

准爸爸下厨注意事项

刚怀孕的准妈妈吃生黄瓜容易反胃，所以，将黄瓜进行一些简单的制作不仅能保全营养，而且能让准妈妈吃得更"放心"。

腌制食品如酸豆角可能生津又开胃，不过准爸爸一定要监督准妈妈少吃这样的腌制食品。如果准妈妈实在想吃，可以把豆角焯熟后放入白醋中浸泡半小时左右，也能达到酸豆角的口味，还能吃得更健康。

小贴士

怀孕带来的生理变化往往影响到准妈妈的心理状态。不少准妈妈怀孕后突然变得脆弱、敏感，不是担心胎宝宝长不好，就是担心自己出问题，这种糟糕的心境往往会加重妊娠反应。因此，进入早孕反应期后，准妈妈要通过各种手段减少、减轻孕吐的生理症状，在心理方面也应该进行积极调整，努力保持乐观心态。

第46天
如何缓解早孕反应

孕吐其实有很多诱发因素，多方注意可以更好地缓解孕吐，让自己顺利度过孕早期。

1.尽量避开刺激物。找出自己不喜欢的气味并远离之。如果讨厌厨房的油烟味，就尽量少下厨房。如果必须下厨房，可以用蒸煮的方式烹调，减少油烟味，也可以充分利用微波炉。如果讨厌牙膏的味道，就换一种。

2.休息多些，动作慢些，情绪好些，都有助于缓解孕吐。怀孕后一定要多休息，同时不要有太大的情绪起伏和波动，也不要总想着孕吐的事，一想总要吐的。

有些传统的缓解孕吐的食疗方，有不错的效果，准妈妈不妨试试。

蛋醋止呕汤 2个鸡蛋打散，加1小匙白糖、半杯米醋搅匀；锅中放适量清水煮沸停火，待水面平静后，将蛋液倒入锅中，用筷子顺着一个方向画圈；蛋花成形后，放入少量葱花即可食用。这道汤酸酸甜甜，每天喝1次，连喝3天，孕吐的状况可以得到较好的缓解。

香菜萝卜 将200克白萝卜洗净，削皮切片，放入热油锅中煸炒片刻，放盐和水；小火炖至萝卜熟烂，再把香菜洗净切成小段放入锅中，略煮一下，放味精调味后即可食用。中医认为，白萝卜下气止呕，香菜温中理气，对肠胃都有较好的调理作用，可以缓解孕吐。而且香菜和白萝卜的馨香味可以促进准妈妈食欲，这也是很好的一点。

姜丝甘蔗汁 将一段甘蔗、2块鲜姜，分别捣烂取汁，甘蔗汁取半杯，姜汁一大匙混合均匀，装入碗中，浸入热水中，待混合汁稍温后即可食用。在这个方子里，主要是姜汁起到了止吐的效果，甘蔗可以帮助补充孕吐流失的糖分。

鲜柠檬汁 将新鲜柠檬500克去皮、去籽后，切成小块，放在盆子中，再放入250克白糖拌匀后，腌4小时，然后一起倒入榨汁机中，搅打成汁，存放好。这样的柠檬汁甜中带酸，正适合孕早期的准妈妈服用。需要的时候，取适量汁，调入适量凉白开饮用即可。

小贴士

一般情况下，孕吐反应会在第10周开始减轻，到第12周的时候大部分准妈妈的孕吐反应会完全消失，但也有少数准妈妈妊娠反应时间特别长，甚至持续整个孕期。当准妈妈对自己的情况抱有疑惑时，可以咨询医生。

最新怀孕分娩一日一课

职场妈妈因为上班的原因，会不那么自由，除了有很多不能选择的环境，还有很多不得已要遵守的规则。怎样在上班的同时保证孕期的安全呢？

小心写字楼"空调病"

写字楼里的中央空调人工制造了一种凉爽宜人的环境，但如果待久了，人会出现头昏、疲倦、打喷嚏、容易感冒、心情烦躁、记忆力减退的症状，这也是一种警示：小心空调！

在写字楼里工作的准妈妈要注意：

1.申请更换到没有空调的房间工作。

2.与同事协商，每隔2～3小时就要通一次风，每次在半小时左右，如午餐时。

3.不要坐在空调下，长时间直吹对准妈妈与胎儿的伤害非常大。

4.根据空调开关时间，合理安排办公室内外工作，尽量减少在空调房的时间。

巧妙应对坐车上下班

1.尽量避开乘车的上下班高峰期，留出足够的时间。不要不顾一切地追赶即将发动的车，不要与他人争抢上车和座位，以免造成危险。

2.宜选择靠前的位置，这样能减少颠簸，以免有意外发生。当没有座位时，准妈妈不妨请人给自己让座，也可以让售票员帮自己找个座位。

3.随身带个塑料袋，以防随时到来的孕吐污染环境。坐在靠窗通风的位子对准妈妈有好处。

4.打车时不要选择副驾驶位置，紧急情况下很容易撞伤肚子。打车一定要坐在出租车的后排。

保持良好的职业形象

准妈妈选择了继续留在岗位上，就要尽力保持好职业形象，穿着打扮、言行举止都要注意。现在有很多孕妇装剪裁合理，既照顾到了大肚子，又体现了干净、利落的作风，而且颜色简单、柔和，准妈妈可以把这样的衣服多备几套。另外，并不是只有孕妇装和宽松衣服才是准妈妈的选择，弹性较大的裙子、裤子都可以穿，只要不感觉到压迫、不舒服就完全没问题。

怎样化上班妆

准妈妈要慎重使用化妆品，如果公司规定需要化妆，最好是化淡妆，所使用的化妆品则要注重挑选，不要使用美白类、浓度过高的产品。

小贴士

孕期上班对准妈妈是非常有好处的，建议准妈妈如果身体条件允许，可以一直坚持上班到临产。

第48天
办理好《计划生育服务证》

计划生育服务证也就是常说的准生证，这个证是宝宝出生后办理出生证、上户口的必要证件，所以必须办，而且最好早办。因为办理流程比较复杂，需要来回跑几趟，尤其是工作地和户籍地不在同一个地方的，更加麻烦，所以当准备怀孕或者确认怀孕后，要尽早办理。

☑ 办准生证需要的准备

办理准生证需要夫妻双方的户口本、身份证、结婚证原件以及全部复印件，另外还要1张一寸免冠照片。

因为每个地方具体的规定不一样，办理前最重要的是跟户口所在地计生部门沟通，了解具体都需要哪些材料，避免政策变化导致的麻烦。

☑ 办准生证的一般流程

办理准生证的流程，建议先到准妈妈的户口所在地的计生办了解一下，可以免去来回跑路浪费时间。综合各地办理程序看，大体上需要区分以下几种情况。

1.准爸爸和准妈妈的户口迁到一起的，一般的做法是先到户口所在地开具夫妻双方各自的《婚姻状况证明》并加盖居委会或村委会以及计生办的公章，之后在计生办领取《生育证》，返回到户籍所在地盖上居委会或村委会以及准爸爸档案所在处的公章即生效。

2.准妈妈和准爸爸的户口不在一起，需要先到准妈妈户籍所在地开具《婚姻状况证明》和《流动人口生育证明》，盖居委会或村委会和计生办的公章，再在准爸爸的户口所在地领取《婚姻状况证明》并加盖居委会或村委会的公章，然后在准爸爸户口所在地的计生办领取《生育证》，然后带着《生育证》回到准妈妈户口所在地，加盖居委会或村委会公章才算完成。

3.准妈妈和准爸爸都是集体户口的，各地办理也有差别，需要在询问时特别说明。

4.如果准生证在办理当年没有用到，记得年底前到计生服务所加盖续时的章，以免过期。

☑ 产前暂时没有办下来怎么办

夫妻双方都是婚后第一胎，政策允许在产后补办。所以万一在产前办不下来，也不要着急，更不可因此影响心情。虽然手续麻烦些，以后还是可以补办的。

小贴士

由于政策的原因，户籍以及生育还有相关福利问题都在变化，有可能以前的经验已经不适用了，但多数情况下都会变得越来越简化，所以不用太担心，办理前一定要事先咨询。

情绪胎教：好情绪塑造宝宝好性格

做一个快乐的准妈妈，不仅会让准妈妈身心舒畅，也会让将来的宝宝更开朗。

准妈妈的情绪与胎宝宝的关系

子宫里的胎宝宝可以感受到准妈妈的情绪，这是有科学依据的。有一项研究，用仪器监测子宫里的胎宝宝，看他在准妈妈哭的时候会有什么反应。结果显示，当准妈妈高兴的时候，胎宝宝在子宫里仍然舒畅自在，而当准妈妈悲伤地哭的时候，胎宝宝的活动就会变得激烈、烦躁，这就说明准妈妈的情绪会影响胎宝宝。这是因为心情变化可以改变体内血液和激素的状态，而血液和激素正是胎宝宝感受外界所借助的媒介。

保持美丽心情的秘诀

1.保持开朗明快的心境。不为一些无谓的事生气，多想想腹中的胎宝宝，心绪就会调整过来了。

2.广交乐观的好友。经常与情绪积极乐观的朋友交往，充分享受与他们在一起的快乐，准妈妈会受到他们的乐观情绪的感染。

3.经常改变形象或环境。换一个发型，买一件新衣服，重新布置或装点一下房间，这些都会带给准妈妈新鲜感，让准妈妈的心情变得更开阔。

4.看笑话书、听相声。书店里有一些笑话书，其中的笑话都来自生活，生动、有趣，看过之后还能回味很久，不妨身边常备一本，随时拿来看一看，可以让准妈妈随时保持好心情。此外，如果准妈妈喜欢小品相声，不妨经常看一看。相声小品是无数艺术家智慧的结晶，相信这些诙谐幽默的段子能让准妈妈忍俊不禁。

5.听音乐。音乐在安慰人的心灵方面具有其他艺术形式难以比拟的作用，根据心情，选择平静、松弛、安静类的音乐或者选择轻松欢快的音乐，使自己获得轻松愉快的体验和美的感受。

6.重视自己的价值。知道自己有价值的人会快乐，准妈妈现在最大的价值就是孕育一个新生命。当你不快的时候，不妨想想："我的宝宝还要靠我孕育呢，才没精力为这些不快分心。"

小贴士

孕早期由于身体不适，激素分泌发生变化，很多准妈妈都会情绪起伏不定。情绪上的这种变化是很正常的，关键在于你要主动去认识，意识到这是生理因素在起作用，这样就可以平静地面对这种变化。只有充分认识，才能更好地调整。

孕2月 令人惊喜的两道杠

第8周

第50天

本周变化：每天长1毫米

此时，小胚胎的身长已经有1.25厘米了，并且以平均每天1毫米的速度继续长大，这个增长速度会一直持续到孕20周。

心脏已经发育得非常复杂，心跳速度达到了140～150下/分钟（是成年人的2倍左右）。脑干已经可以辨认出来了（脑干是一个非常重要的部位，人体所有的大血管和神经都必须通过它才能与躯体连接起来）。内脏的大部分器官在持续发育，并且大多初具规模。眼睛部分除了眼睑，还形成了虹膜、角膜、视网膜等。小手、小脚长得更长了，手指和脚趾甚至出现了若隐若现的萌芽。腿和胳膊的骨头开始硬化，关节也开始形成。

宝宝心声

以前有人说，准妈妈在电脑前的时间过长会让胎宝宝遭受辐射的侵害，电脑辐射需要提防不假，但可以让妈妈心情放松的是，迄今尚没有科学的研究证明电脑辐射会对我有实质性的危害哦。即使妈妈担心我的健康，也不要整天穿着防辐射服，那样我也会感觉不透气。少用点电脑，工作室离电脑远一点，就没问题啦。

妈妈也许会一直工作到"产假"开始，不过有个好消息就是，最近产假出新方案了，由原来的90天调整到了98天，其中产前可以休假2周；难产的，增加产假2周；生育多胞胎的，每多生育一个婴儿，增加产假2周。

小贴士

有不少准妈妈孕早期感觉特别容易饿，有时候半夜醒来就想吃某种食物，或者看着别人吃东西就犯馋，但一到吃东西的时候却看什么都提不起胃口，这种纠结的情况真是让人家手足无措。不过一定要理解，这不是准妈妈在故意刁难，这种又饿又没食欲的症状属于早孕反应的表现（也有些准妈妈不感觉饿，并且没有一点食欲）。准妈妈这时候更需要家人的关怀。可以给准妈妈准备一些清淡可口的小点心，让她感觉饿就吃一点。煎炸、油腻食物容易让人起腻，准妈妈可能看到就犯恶心，就不要给她吃了。

最新怀孕分娩一日一课

要远离有强烈噪声的环境

本周胎宝宝的内耳开始发育，已经具备了初步的听力，所以准妈妈要注意保护胎宝宝，避免让他遭到噪声的伤害。

噪声对胎宝宝有害

胎宝宝的耳蜗和其他组织还未达到结构和功能上的成熟，听力系统非常敏感，极易受到损伤，如果长时间受高强度的噪声影响，有可能在出生前听力就已经受到损害。外界的噪声可通过腹壁传入子宫，胎宝宝的内耳受到噪声的刺激，易使大脑部分区域受损，严重的还会影响宝宝出生后的智力发育。

哪些噪声能伤害到胎宝宝

准妈妈应该了解一下哪些声音是会对胎宝宝产生影响的噪声。40分贝～60分贝是正常谈话的声音，70分贝就可以被认为很吵了，85分贝就会对听力神经造成很大的伤害；而一辆重型卡车的声音则会达到90分贝，下面列举的噪声场合，准妈妈要注意避开。

1.交通噪声：汽车、火车和飞机等交通工具发出的声响很大，且非常嘈杂，是噪声污染比较严重的因素。

2.建筑噪声：装修房屋或建筑工地发出的各种声音也常会令人烦躁，但这种噪声是阶段性的，随着工程的结束就会消失。

3.生产噪声：工厂里机器运转的声音

一般都比较大，长期在这样的环境中工作，对胎宝宝的听力和神经带来的伤害是很大的。如果准妈妈恰好从事的是经常接触噪声的工作，最好能和单位领导申请在这个特殊的时期给予一定的照顾，暂时换到远离噪声的环境中工作。

4.生活噪声：商场、饭店、KTV等场所的声音都属于生活噪声。

如何减少噪声危害

1.尽量少去商场、超市、饭店、菜市场、KTV等人多声杂的地方；过年时要关上门窗，隔绝持续震耳的鞭炮声；看电视时也要将音量调小。

2.如果准妈妈居住在比较嘈杂的地段，就要检查居室门窗的密封性是否良好。塑钢中空玻璃窗的密封隔音效果比较好；同时还可以挂上质地比较厚的窗帘，这也可以消减一部分噪声。

小贴士

孕期准妈妈常常不由自主会考虑与怀孕有关的事，出现致畸幻想。与其整天担惊受怕，不如索性到医院进行一次全面检查，彻底弄清楚宝宝的发育状态，用铁一般的事实、科学的数据、医生专业化的预测打消心中的疑虑，给自己吃一颗定心丸。

第52天
怎样吃到干净的食物

面对日益严峻的食品安全问题，怎样才能保证吃到尽量安全、卫生的食物呢？建议家庭把好下面这些关口：

采购关：无论是肉食、蔬菜还是水果，都尽量买新鲜的。蔬菜、水果脆嫩的，肉类质地看起来清爽的一般都是新鲜的。如果肉已有异味，表面有一层发黏的物质，说明已经变质，不能买。蔬菜和水果有腐烂的部分，也最好别买，腐烂的部分虽然可以去掉，但是其细菌可能已感染到其他部分。

清洗关：蔬菜、水果表面一般有农药等化学物质，吃前先浸泡10～20分钟，洗干净后用流动的水再冲洗一下。肝脏则要先用清水浸泡30分钟后再用流动水冲洗。

配菜关：蔬菜、水果加工时不要和肉类食物相混，不要用同一把刀、同一案板，尤其是水果和蔬菜准备生吃的时候更不能这样做，以免蔬菜和水果被可能感染弓形虫的肉类污染。

烹调关：肉食一定要高温加热至熟透，最少蒸煮20分钟，将寄生虫和细菌杀死；蔬菜也尽量吃熟的，并高温爆炒。

进食关：如果家里有患传染病的病人，碗筷尽量专用；吃火锅时不要用吃东西的筷子去夹生肉；水果生吃时，能削皮的最好削皮；上顿剩下的饭再吃时，一定要加热20分钟，尽量不吃隔夜饭。

储藏关：生食和熟食要分开放置，尤其是生肉类，要单独放在一个格子里。冰箱中的食物要尽快食用，不要等到食物有异味时才拿出处理；若已经有异味，除了变质的食物，其他一起存放的食物也应该抛弃不用。

器具卫生关：与食物密切接触的各种厨房用具也要卫生、干净，这样在食材上下的功夫才不会白费。厨具不要湿淋淋地放到橱柜里，潮湿最容易滋生细菌，可倒扣放在通风地方晾干。切蔬菜、水果的刀、案板不要和切生肉的混用。

小贴士

怀孕后，准妈妈要尽量少在外面吃饭，但有时候是难免的，尤其还在上班的时候，除了必要的应酬，恐怕每天的午饭都需要在外面吃。这个时候建议选择清洁、卫生稍好的餐厅。可以自己携带餐具，若用餐馆的，建议用开水将所有餐具烫一遍。点菜时不要点生食或者不是全熟的牛排，餐馆的食物很少有洗几遍的，容易残留细菌、农药等。

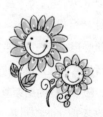

最新怀孕分娩一日一课

孕期不偏食胎宝宝更健康

孕期准妈妈偏食不利于胎宝宝的身体发育，而且也会影响胎宝宝出生后的饮食习惯。根据调查，出生后的宝宝偏食在很大程度上是在胎儿时期受到妈妈的影响。因此，准妈妈最好不要偏食，要为腹中的胎宝宝树立一个好榜样。

准妈妈偏食影响胎宝宝智力

准妈妈偏食，就会导致某些营养元素的缺乏，从而不同程度地影响宝宝的智力。如，准妈妈缺乏碘元素及甲状腺激素，就会造成胎宝宝大脑皮质中主管语言、听觉和智力部分的分化、发育不完全，宝宝出生后可能表现为不同程度的聋哑、痴呆、身材矮小、智力低下等情况；缺铜则会导致胎宝宝的大脑萎缩、大脑皮质层变薄、心血管异常等；缺乏锌会造成核酸及蛋白质合成的障碍，影响胚胎的生长发育，引起胎宝宝畸形，如无脑儿、脊柱裂、尿道下裂、软骨发育不良性侏儒等；缺铁，既容易引起贫血，又会导致胎宝宝出现发育迟缓、体重不足、智力下降等危害。

准妈妈的偏食习惯会传递给胎宝宝

准妈妈在孕期和哺乳期对不同食物的喜好度，会影响宝宝出生后对不同食物的接受程度。也就是说，如果准妈妈偏好某种食物，宝宝出生后往往也会偏好该种食物，反之，如果准妈妈有偏食的不良习惯，那么这种习惯将会潜移默化地影响到腹中的胎宝宝，导致他出生后也极容易出现偏食的情况。

均衡摄入各类食物

不同的营养素往往存在于不同种类的食物中，如肉类食物多含蛋白质、脂肪、铜、铁、锌等营养物质，而蔬菜水果主要含糖、维生素、膳食纤维。不吃哪一类食物，就会造成相应营养素的缺乏。准妈妈不妨将孕期所需营养素打印出来贴在墙上，每天检查，以免遗漏。

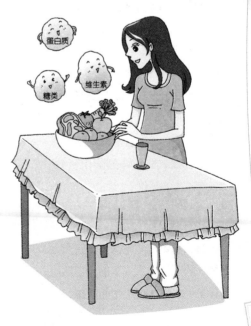

孕2月 令人惊喜的两道杠

第54天
不要走入"进补"误区

怀孕后，许多人都会建议准妈妈补充某些营养。建议准妈妈不要随便听从别人的建议，因为每个人的情况不一样，适合别人的不一定也适合自己。对准妈妈来说，要避免下面几个误区：

☑ 误区一： 通过各种药物来补充营养

很多准妈妈每天都要服用各种补充营养的保健品，例如：叶酸片、钙片，以及含多种微量元素的保健类药品。殊不知各种营养物质的补充都有不同量上的要求，盲目地服用不一定能带来预期的效果。中国自古有"是药三分毒"的说法，再好的"药物"都有其不利的一面。

此外，微量元素之间的摄入和吸收也会互相影响，如过多的维生素C摄入会降低叶酸的吸收率；叶酸摄入过多则会排挤体内的锌，导致锌缺乏等。

准妈妈应该补钙，但是单纯补钙，却没有合理的维生素D和镁摄入，钙的吸收率是很低的，根本达不到补充目的。

因此建议准妈妈在服用任何药物之前要咨询医生的建议。

☑ 误区二： 多补充蛋白粉可增强体质

蛋白粉不应该吃太多，这可能会导致钙和铁缺乏。因为太多的蛋白质摄入会使身体呈现酸性，为了平衡酸碱，中和过多

的酸性，钠和钙就会被释放出进而造成大量无谓的消耗。

☑ 误区三： 膳食纤维多多益善

膳食纤维对准妈妈预防孕期便秘、痔疮等问题，是很有效的，不过也不能补充过头，因为纤维质也会使钙的吸收率降低。

☑ 误区四： 补充营养越多越好

很多准妈妈为了生出健康的宝宝，在怀孕期间尽可能多地为自己补充各种营养。这种心情可以理解，但孕期过量补充营养首先会为准妈妈带来身体上的负担，体重过重会使身体行动不便，不仅不利于准妈妈自身的健康，还会致使胎宝宝发育过大，造成难产等情况的发生。

小贴士

孕早期，在不能确定自己补充营养是否正确的情况下，还是从饮食着手为好。只要每天认真吃饭并保证食物多样化，就基本能保证营养。

奶制品是孕期不可缺少的

孕期最好每天有300克～500克奶制品的摄入量，因为奶制品是蛋白质、维生素(主要是B族)、矿物质和钙的良好来源。奶制品品种很多，如鲜奶、酸奶、孕妇奶粉，也包括奶酪这种固体的奶制品。准妈妈可以根据自己的喜好选择。

可以选择孕妇奶粉

孕妇奶粉是低乳糖孕妇配方奶粉，富含叶酸、唾液酸SA、亚麻酸、亚油酸、铁质、锌质、钙质和维生素B$_{12}$等营养素。只要喜欢，孕妇奶粉在整个孕期都可以喝。选购孕妇奶粉的时候，重点在配方上，营养素全面、搭配合理的更好。如果要选择强化奶粉，最好先测定自己是否缺乏其中强化了的营养，通常选正常配方的奶粉即可。不过孕妇奶粉不是非喝不可，不喜欢奶粉，就喝纯牛奶、酸奶也行。

怎样选择纯牛奶

纯牛奶是最好的选择，订购的鲜牛奶、超市出售的纯牛奶都不错，脂肪、蛋白质、碳水化合物、维生素、矿物质等都有不错的供应，而且价格适中。在这里要说明的是，如果不是体重增长过快或医生特别要求，不要选择低脂或脱脂产品，低脂和脱脂牛奶，在脱去脂肪的同时，维生素A和维生素D也被脱去了，营养被弱化

了。其实，纯牛奶的脂肪含量并不高，1天不超过2杯是不会体重超标的。

不少人不喜欢奶的味道，开始适应喝奶时可以从少到多，先添加一些其他果汁，慢慢过渡到能喝足够量的纯奶。

不喜欢纯牛奶可以用酸奶代替

有的准妈妈不喜欢牛奶的味道或者乳糖不耐受，可以选择饮用酸奶。酸奶经过发酵处理，原来的营养不但没有流失，而且更容易吸收了。选择酸奶的时候要注意区分奶饮品和酸奶。准妈妈应该喝的是蛋白质含量为每百克2.3克以上的酸奶。

酸奶在饭后1～2小时喝效果最好。喝的时候千万不要加热，以免破坏营养。

要提醒准妈妈的是，奶制品可以任选一种坚持食用，也可以错开食用，但应少混用，比如喝牛奶的同时还喝孕妇奶粉，容易营养过量。

小贴士

豆类、坚果类、可连骨吃的小鱼小虾及一些绿色蔬菜类也是钙的较好来源。如果准妈妈不喜欢奶制品或豆制品，就必须增加脆骨、带骨鱼虾、花生和芝麻等的摄入量，并适当服用含有维生素D的钙补充剂。

第56天
语言胎教：给胎宝宝起个有爱的小名

每个人都有属于自己的名字，有的时候还不止一个。除了大名外还会有一个小名，方便分辨和称呼外，还寄托了父母对孩子的希冀和爱意，让孩子更显得独一无二，这也是父母给孩子的一份礼物。

准爸妈每天都需要和胎宝宝沟通，一个好听好呼唤的名字非常重要，也很必要。试想一下，当自己叫着他的名字开始讲故事时，是否更有参与感一些呢？

有人做过这样一个实验，在孕期给胎宝宝起一个小名，并常常呼唤，胎宝宝出生以后，当听到呼唤他的小名时，会突然停止吃奶或在哭闹中安静下来，甚至还会露出似乎高兴的神情呢。

取个顺口好记的名字

给胎宝宝起的昵称应响亮一些，可以用叠音，这样叫起来顺口，容易叫，也容易记住，不用像起大名那样郑重其事，可以叫千千、球球、丁丁、咚咚、嘟嘟等；还可以用拟物的名词，比如小黄豆、小土豆、小洋葱、小油菜等，俏皮又可爱，而且男孩女孩都可以用。

如果打算给宝宝起个英文名，可以与中文名相互呼应，发音接近；如果还能有美好的含义就更好了，比如Grace（优雅）、Sunny（阳光）等。

经常用小名呼唤他

随时随意地呼唤胎宝宝的昵称，散步的时候可以说："千千，爸爸和妈妈在散步，有没有打扰到你睡觉呢？"如果遇到胎动，还可以说："千千，再给爸爸妈妈伸一下腿。"

准爸爸在做每件事情的时候，都尽量跟胎宝宝打声招呼，让他也参与进来，这样才能有足够的机会和胎宝宝取得良性互动。

听听欢快的儿歌

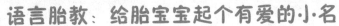

What is your name

Hello! Hello!
My name is Min-ho.
My name is Min-ho.
My name is Min-ho.
Hello! Hello!
My name is Min-ho.
What's your name?

Hello! Hello!
My name is Su-mi.
My name is Su-mi.
My name is Su-mi.
Hello! Hello!
My name is Su-mi.
What's your name?

小贴士

至于宝宝的大名，准妈妈和准爸爸可以慢慢考虑。虽然说名字只是个代号，好听达意即可，但很可能起上十几个了还会想换呢。没关系，还有很长的时间去等待灵感到来，相信你们一定能给宝宝取一个中意的名字。

最新怀孕分娩一日一课

孕**3**月
胎心音像小火车在轰鸣

　　这个月做孕期检查的时候，医生可能会给你听胎宝宝的胎心音。之前对于宝宝的存在，一直都是通过想象，而当听到胎心音时，宝宝的存在才变得真实，会让准爸妈激动得落泪。类似小火车一样"轰隆"作响的胎心音，像是世间最美妙的音符。

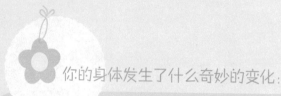

你的身体发生了什么奇妙的变化:

🌱 第9周

准妈妈的乳房更加膨胀,乳头和乳晕色素也逐渐加深;腰围也开始变大,以前的裤子可能已经穿不上了。我们建议准妈妈换大的内衣和宽松的衣服。

为了满足胎儿的需要,准妈妈体内的血液量也在随着孕期不断增加,到孕后期,准妈妈会有比孕前多出45%～50%的血液在血管中流动。

🌱 第10周

准妈妈的腰部变得圆润起来,甚至肚皮也微微隆起,不过,外人依然看不出准妈妈有什么明显变化。如果准妈妈是初次怀孕的话,现在就更看不出腹部的变化了。

🌱 第11周

准妈妈的子宫在慢慢增大——从外形和大小上看都像个柚子,位置也上升到了骨盆以上。用手触摸准妈妈的耻骨上缘时,会摸到子宫。

准妈妈已经基本摆脱了怀孕初期情绪波动大、晨吐、身体不适等症状的困扰。体重会稍微有所上升,会比孕前增加0.45千克～0.9千克。

🌱 第12周

随着子宫的增大,准妈妈的小腹越来越明显了,可能有些衣服已经不怎么合身了。准妈妈的面部可能还会出现褐色的斑块。这些斑块是孕期的特征,会随着分娩的结束逐渐变淡或消失。

准妈妈的乳房更膨胀了,乳头和乳晕的色素也更深了;阴道会有乳白色的分泌物流出,这些都是正常的妊娠现象。准妈妈可能还会惊奇地发现,小腹部从肚脐到耻骨出现了一条垂直的黑褐色线,这就是妊娠纹。

⭐ 小贴士

进入孕3月,准妈妈已经真真切切地意识到胎宝宝的存在,并从心理上接受了即将做妈妈的事实。早孕反应虽然仍然存在并将在这个月达到顶峰,但会在本月后期逐渐减轻。

本周变化：小尾巴消失了

快速生长的小胎宝宝已经长到2.5厘米长了，大小看起来就像一个小橄榄。如果准妈妈现在去医院做体检，已经可以通过B超看到小胚胎的活动了。小胎宝宝现在是个名副其实的大头宝宝，头部差不多占到了身长的四分之一。面部的五官越来越全，小眼睛、小耳朵、小鼻子的轮廓日渐明显。小手指和小脚趾也长长了。

在本周之前，宝宝的胸腔和腹腔都是相通的，到了本周，才会发育出膈肌，像成人一样把胸腔和腹腔分开。腹腔的容积逐渐增大，之前一直待在腹腔外的肠道将逐渐收纳进来。

宝宝心声

妈妈这时候在为何时公布怀孕的消息而忐忑吧？部分叔叔阿姨迟早都要被迫暂时承担本来属于妈妈的那份工作，他们会为你高兴吗？还有老板，特别是老板，千万别让他通过小道消息得知你怀孕的信息哦。

建议妈妈精心安排一次会面，开诚布公地跟老板谈怀孕这件事情，抱着一种积极的态度，倾听老板的顾虑，同时证明对公司的忠诚和对这份工作的重视。

真希望妈妈足够幸运当上老板，这样就有更多的机会把这个好消息公布天下了！

爸爸在这个时期一定要关心体贴妈妈啊。

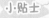

小贴士

胎宝宝大脑发育有两个高峰期，第一个高峰期是孕3~6个月，此期胎宝宝的脑细胞迅速增殖，这时脑细胞的体积和神经纤维的增长，使脑的重量不断增加。第二个高峰期是孕7~9个月，主要是神经细胞的增殖与神经细胞树突分支的增加。据估计，此时的小胎宝宝每分钟能生成约10万个神经细胞。

准妈妈除了做一些开发智力的手工之外，保证合理的营养也非常重要，DHA与人脑和视网膜的神经细胞的增长和成熟有直接关系，可以提高大脑和视网膜的生理功能，也因此被称为"脑黄金"。鱼肉中富含DHA，准妈妈可以多吃。

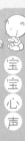

孕3月 胎心音像小火车在轰鸣

第58天
学会看B超单上的数据

在孕期，准妈妈一般会遵照医嘱去医院做3~4次B超。B超单上会给出目前胎儿的许多数据，医生会根据B超结果给出正常或异常的结论。准妈妈如对结论有疑问，可以有针对性地提问。准妈妈要了解上面的一些专业术语，以便读懂B超单。

胎头双顶径（BPD）：指的是胎儿头部双侧顶骨隆起之间的径线长度，是头部从左到右最长的部分。检查单上会显示出1个数值，该数值在孕5月后较有规律，与怀孕月份接近，怀孕5月接近5厘米，怀孕6月接近6厘米；在孕8月以后，每周增长2毫米；足月时为8.6厘米~10厘米，平均为9.3厘米。

股骨长径（FL）：指大腿骨的长度，正常值比相应月份的BPD值小2厘米~3厘米。

头围/腹围（HC/AC）：这是胎儿头围和腹围的比值，比值都是大于1的，因为胎儿的头围都比腹围大。

羊水指数（AI）：该值小于8厘米为羊水过少，大于18厘米为羊水过多。如果用深度表示则为3厘米~7厘米算正常，少于3厘米为羊水过少，大于7厘米为羊水过多。

宫颈长：少于3厘米为异常。

胎盘级别（GP）：指胎盘成熟、钙化的程度，孕28周时0~Ⅰ级，到36周左右可以为Ⅰ~Ⅱ级，到40周左右为Ⅱ~Ⅲ级。Ⅰ级以上表示胎儿成熟了，达到Ⅲ级说明胎盘成熟并趋于老化了，需要尽快生产。

脐带：如果无此项，说明正常，如果有绕颈现象，则会出现"脐带绕颈X周"的字样。

胎儿脐动脉收缩压与舒张压比值（S/D）：指胎儿脐动脉收缩压与舒张压比值，与胎儿供血情况相关，孕周增加，S下降，D升高，比值下降，近足月妊娠时该值小于3。

胎位（LOA，ROA；LOP，ROP；LSA，RSA）：每组的第一个字母代表先露的骨在左侧还是右侧；第二个字母代表先露的骨的名称，顶先露为O、臀先露为S、面先露M、肩先露为Sc；第三部分代表的是骨在骨盆之前、后或横着。例如顶先露，枕骨在骨盆左侧，朝前，胎位即为LOA，是最常见的胎位。

小贴士

一般情况下，孕早期和孕中期时，准妈妈应该关注胎儿的几个发育测量的指标，如：双顶径、头围、腹围和股骨长度；到了孕后期，准妈妈则需要注意羊水指数、胎盘位置、脐血流指数等指标。

最新怀孕分娩一日一课

家中不宜摆放的植物

很多准爸妈在孕期为了让居室更美观，经常会买很多绿色植物来摆放在家里，但是准爸妈需要了解的是，并非所有的绿色植物都绝对安全、环保。有些绿色植物非但不环保，反而要吸收氧气或释放有毒气体；还有一些绿色植物会释放一些令人不愉快的气体或让人皮肤过敏。

因此，室内的绿色植物不宜摆放过多，特别是卧室。

以下植物最好不要摆放在家中

1.容易产生过敏的花草

如洋绣球、紫荆花等。紫荆花的花粉容易诱发哮喘症或使咳嗽症状加重；洋绣球花（包括五色梅、天竺葵等）散发的微粒容易导致皮肤过敏而引发瘙痒症。

2.松柏类植物

包括玉丁香、接骨木等。这类植物会分泌脂类物质，释放出较浓的松脂味，对人体的肠胃有刺激作用。闻久了，会引起恶心、食欲下降。

3.本身含有毒性的花草

含羞草、郁金香、夹竹桃、秋水仙等有微毒，长期接触会引起毛发脱落、眉毛稀疏；夹竹桃可分泌一种乳白色液体，长期接触会使准妈妈出现昏昏欲睡、智力下降等状况。

4.耗氧性花草

如丁香、夜来香等，它们进行光合作用时，大量消耗氧气，影响人体健康。夜来香在晚上还会散发出大量刺激嗅觉的微粒，闻得太久，会使准妈妈感到头晕目眩、郁闷不适，甚至失眠。兰花、百合花的香气也会让准妈妈过度兴奋而引起失眠。

适合孕期摆放的植物

1.芦荟、吊兰、龟背竹是天然的清道夫，可以清除空气中的有害物质。

2.花叶芋、红背桂等是天然的除尘器，能截留并吸滞空气中的飘浮的微粒及烟尘。

3.紫薇、茉莉、柠檬等植物，5分钟内就可以杀死白喉菌和痢疾菌等原生菌。

4.仙人掌肉质茎上的气孔白天关闭，夜间打开，在吸收二氧化碳的同时，制造氧气。

5.玫瑰、紫罗兰、薄荷等植物可使人放松、精神愉快，有利于睡眠。

6.美人蕉、月季花等容易成活，不必太费心打理。

小贴士

卧室最好什么花草都不要养，如果非要养不可，只养芦荟和仙人掌就可以了，它们无论白天黑夜均能释放氧气，香味也比较清淡，对准妈妈和胎宝宝的刺激较小。

第60天
水果是孕期的好伙伴

在孕期，有条件的准妈妈可以保证每天都进食一定量的新鲜应季水果，因为水果营养丰富，是保证矿物质和维生素C的供给的重要途径，是准妈妈在孕期的好伙伴。

☑ 怎样选购水果

1.选择本地水果。那些远道而来的进口水果或外地水果，因为要经历长途运输，所以一般都是还没有完全成熟就采摘下来了，营养价值就打了折扣了。而且进口或外地水果为了保鲜还在外皮上涂了食用蜡，虽然食用是安全的，但毕竟有添加剂，并非人体需要的。

2.选择当季水果。反季水果也是不吃为好，反季水果生长的季节并非正当其时，所以营养价值不如应季的好，而且反季节水果一般都使用了激素，促其生长。这种激素如果积累得多了，可能会对胎宝宝的性发育有不利影响。

3.不要被外形迷惑。那些个头特别大、颜色特别好看的，很可能是使用了激素的，最好不要购买。还有些商家为了卖相好看，在水果表面涂了工业蜡，准妈妈购买的时候，可以用纸巾擦一下水果表面，如果有脱色最好不买。

☑ 怎样吃水果更健康

1.吃水果不能过量。水果虽好，准妈妈不能吃太多，因为水果大部分含糖量比较高，如果无节制食用，很可能会导致妊娠糖尿病和体重超标。一般每天不能超过300克，每天吃2~3个苹果大小的水果就可以了。含糖量高的水果如香蕉、西瓜等不能多吃。

2.避免农药残留。吃水果的时候，为避免农药危害，尽量削皮，如果不削皮，要放在清水里浸泡30分钟以上清洗干净再吃。

3.不要空腹吃水果。水果一般都是生吃，比较凉，空腹吃容易刺激肠胃诱发孕吐。

4.水果不要榨汁喝。水果最好不要榨汁喝，直接食用更营养。因为喝水果汁会减少人们对水果中富含的纤维素的摄取。而这些纤维素具有预防和减少糖尿病、心血管疾病等的保健功效，还能有效地刺激肠胃蠕动，促进排便。

5.不要饭后吃水果。有些准妈妈怕冷，所以经常会在吃完饭后，趁着肚子还是暖暖的，就马上吃水果，殊不知饭后吃水果会增加肠胃的负担，也容易引起肥胖。应当在饭后或饭前至少1小时吃水果。

小贴士

如果某一天不想吃某种水果，可以将它和喜欢的蔬菜搭配榨汁，改善心情，但不能每天都榨汁哦。

最新怀孕分娩一日一课

066

第61天
什么情况下需要服用复合维生素

大部分不偏食的准妈妈都可以从食物中获取足够多的营养素，并不是所有的准妈妈都需要服用复合维生素。不过，因为孕期所需的营养素非常多，医生有时候会推荐准妈妈服用复合维生素。

可以服用复合维生素的情况

1.体重较轻，且饮食量不足，达不到标准体重或者体重超标，导致某些营养素的吸收和利用欠佳的准妈妈，或者本身有健康问题，如严重的缺铁性贫血等，或者从事的工作体力付出比较大的，比如运动员，可以服用复合维生素。

2.膳食结构非常不平衡，全素食或极度偏荤食，也很少食用奶制品及豆制品的准妈妈可以服用复合维生素。

3.饮食习惯欠佳，饥饱不定，不能保证规律、均衡的三餐及加餐的准妈妈，可以服用复合维生素。

如何服用复合维生素

1.孕期服用的复合维生素必须是孕妇专用产品，普通型的维生素可能会有某种维生素含量过高或过低的情况，对准妈妈和胎宝宝的健康不利。适合准妈妈服用的维生素药房里和一些母婴专用品商店都有出售，购买时要说明是孕妇要吃。此外，许多医院都有复合维生素片，准妈妈可以

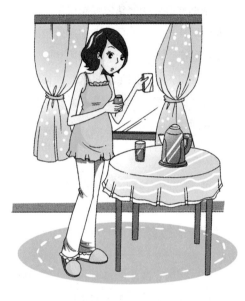

要求产检医生给自己开。

2.服用的量一定要符合说明指导定量，不要随意加量。服用时间以早餐后1小时效果最佳，最好不要在睡前服用。服用时应以白开水送服，不要用牛奶、茶或咖啡，以免影响营养吸收。如果是泡腾片最好用温水冲泡，不要用开水，以免部分维生素流失。

3.不要几种复合维生素同时服用，以免过量。复合维生素营养高，如果服用过量也不是好事，准妈妈可以采用吃一段、停一段的方法，或者将服用量减半，效果可能更好，这样既不用担心过量，吸收率还比较高。

孕3月　胎心音像小火车在轰鸣

第62天
如何有效缓解孕期抑郁

孕期准妈妈的情绪容易起伏不定，不少准妈妈甚至患上了孕期抑郁症。孕期抑郁坏处很多，不仅会影响准妈妈和胎宝宝的身体健康，对于胎宝宝将来的性格形成也会有负面影响。所以，准妈妈一定要学会缓解抑郁。

☑ 孕期抑郁的危害

准妈妈的精神和情绪可以直接影响胎宝宝的血液供养、呼吸、胎动等方面。宁静祥和的情绪有助于准妈妈分泌健康激素和酶，起到调节血液量和兴奋神经细胞的作用，可以改善胎盘的供血状况、增强血液中有益成分，使胎宝宝向着理想的方向发育成长。相反，如果准妈妈情绪过度紧张、悲痛、忧虑，大脑皮层的高级神经活动和内分泌代谢功能就会发生改变，造成胎儿发育缺陷。

☑ 缓解抑郁的小窍门

1.转移注意力。忙碌的生活可以让自己充实起来，比如看看孕产书、培养某种爱好等。另外可以给宝宝准备些将来的用品，还有自己孕后期需要的东西，这样会很有成就感，也能帮助自己更快进入母亲的角色，并尽快地从不良的情绪中走出来。

2.寻求支持。当情绪不好时，可以向身边的亲人、朋友寻求帮助，比如每天跟准爸爸保持亲昵的交流，这样会使自己感到不那么孤独无助；常和乐观向上的人交往，因为积极的情绪和心态是能够感染的；向有孕育经验的同事或朋友请教经验，交流怀孕心得，这样会使准妈妈能够逐渐接受并享受角色的转变。

3.自我调节。情绪不好时，抽出30分钟，到附近草木茂盛的宁静小路上散散步、做做体操，心情会变得非常舒畅。

4.改变形象，犒劳自己。经常改变一下自己的形象，如变一下发型，换一件衣服等。怀孕的感觉虽然甜蜜温馨，但偶尔也会感觉辛苦，这时候犒劳一下自己能使心情变得愉悦。

5.深呼吸。当准妈妈感到焦躁不安时，可以先将烦恼抛却一边，试试深呼吸，让全身放松、双目微闭，用鼻子慢慢地吸气，以5秒钟为标准；然后用10秒钟将气通过鼻子或嘴慢慢地呼出来。反复呼吸3分钟。

小贴士

如果是严重的孕期抑郁，要寻求专业人士的帮助，家人也要给予理解，不可认为是准妈妈任性或者故意而为。

第63天

音乐胎教：名曲《爱之梦》

怀孕的最初几周里，无论昼夜，准妈妈都可能感到疲劳、全身懒散、无力，尤其在这个阶段，准妈妈的精神情绪正处于低潮期，所以应该听一些欢快、柔和的乐曲，这样可以平复焦躁不安的情绪。

给准妈妈推荐一首有助于舒缓疲劳感的轻快音乐——《爱之梦》。

《爱之梦》的歌词由德国诗人弗莱里格拉特所写，原名为《尽情地爱》，大意是：

爱之梦

> 爱吧！
> 能爱多久，愿意爱多久就爱多久吧！
> 你守在墓前哀悼的时刻快要来到了。
> 你的心总是保持炽烈，保持眷恋，
> 只要还有一颗心对你回报温暖。
> 只要有人对你披露真诚，
> 你就尽你所能让他
> 时时快乐……

乐曲赏析

《爱之梦》的曲是钢琴皇帝李斯特根据这首诗创作的。李斯特的钢琴曲既不是那种赏心悦目的沙龙音乐，也不是追求表面效果的炫技曲，是真正具有艺术价值的钢琴音乐。一般来说，那些经历了时间考验的音乐大师，他们的作品都更能令人身心得到放松，艺术价值也更高。

音乐一开始，旋律深情而婉转，很容易深深地打动人们的心。这就是乐曲甜美的爱情主题，其中含有爱的柔情和愉悦。

随着情绪的变化，难以抑制的爱的热情终于爆发出来，原来含情脉脉的内心独白，发展成大胆而炽热的爱情倾诉，散发出火一般的热情，旋律移到高音区。

音乐渐渐达到高潮，最后又回到开始时的那种抒情境界，重复爱的主题，在梦一般美丽的感觉中，恋恋不舍地结束全曲。

全曲一共有三首，丰满的和声、优美如歌的旋律，表达了对纯真爱情执着的追求，使这首钢琴小品成为一支令人难忘的"情歌"。值得一提的是，这三首曲子中，最为出色的是第三首根据《尽情地爱》改编的《爱之梦》。一般提起李斯特的《爱之梦》，指的就是这首乐曲。

小贴士

怀孕早期进行音乐胎教实际上并不是让胎宝宝听，因为他此时还只是胚胎，听觉器官要到4个月以后才发育，现在聆听音乐是让准妈妈舒缓心情。优美的旋律一般都会使人心情舒畅，所以选择那些自己真正欣赏与喜欢的音乐效果会更好。

孕3月 胎心音像小火车在轰鸣

069

第64天
本周变化：是个大头小娃娃

到本周，小胎宝宝已经长到3.8厘米左右了，从一粒小橄榄长成了一粒大橄榄，体重也增加到了大约15克。最重要的，从外形上看，小胎宝宝已经"人模人样"了。虽然头部还占了身体的1/2，像个大头娃娃一样，但已经不是之前蜷缩起来的C形胚胎，而可以真正成为胎宝宝了。

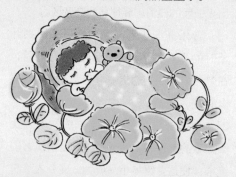

胎宝宝的面部已经比较清晰，眼睛、鼻子、嘴巴已经找到了自己的正确位置；手、脚、手指、脚趾都已经完全成形，几个主要的关节，如肩膀、肘、腕、膝盖、脚踝的外形已经清晰可辨，甚至指甲和趾甲都开始生长。从一个受精卵到现在的小人儿，胎宝宝完成了人类进化的一次飞跃。

目前为止，胎宝宝90%的器官已经开始构建，并且很多已经开始工作，在工作中不断完善自己。另外，胎宝宝的齿根、声带、上牙床和上腭开始形成，20个味蕾出现。

宝宝心声

妈妈总是担心这担心那，一会儿在网上看到消息说孕妇不能吃这个，一会儿又有过来人言之凿凿地告诉你孕期不能那样做。总之，妈妈怀上我之后似乎成了国家级保护动物，一切行为都要谨小慎微了。究竟这样做会不会真的不好？这可真令人纠结！

看，妈妈你又在对着冰激淋眼馋了，你要是实在想吃，放心吃一点吧。坦白地说，你为了我做了太多可以令你身心放松的事情，这些事情本身就证明了你对我的爱和纵容，那么我是不是也该纵容下妈妈呢？因为我觉得，妈妈的好心情会让我的子宫生活更舒适一些。

小贴士

准妈妈体味可能加重了，而且特别容易流汗，阴道分泌物也逐渐增多，要注意经常洗澡、更换内衣，尽量保持身体的清洁。

准妈妈腹围和臀围增长很快，选择内裤应以舒适不束腹为基本原则，保持清洁干燥也很重要。内裤贴身穿着，当然要舒适，孕期穿的内裤更是如此。提醒准妈妈的是，这个时期千万不要为了追求美观而选择款式奇特的内裤。

内裤的选择

1.选择孕妇专用内裤。孕妇内裤最好根据怀孕时期腹围、臀围大小的改变来选购。能够调整腰围的纽扣式内裤是最优选择，可适用于怀孕全期。

2.选择浅色内裤。内裤颜色越浅，对皮肤的刺激越小，而且方便准妈妈观察白带情况，一旦白带颜色异常，很容易就能发现。

3.选择纯棉内裤。纯棉产品接触皮肤感觉舒适，而且比较透气，利于保持外阴干燥。

4.从款式上来说，三角裤比较适合，四角裤比较闷，而丁字裤是十分不适合孕期穿的。孕期特别容易长痔疮，穿丁字裤会加重这种可能，而处于保护外阴部清洁的目的，丁字裤也不是个好选择。另外内裤不要太紧、边缘不能太硬，以免血流不通畅。

内裤的清洗

1.准妈妈在怀孕以后，体内雌激素随妊娠的进展而增多，雌激素有促进宫颈腺体和子宫内膜腺体分泌的作用，使阴道黏液量增加。因此白带要比以前多一些，呈乳白色，无臭味，如蛋清样，这是正常现象。要勤换内裤，每天都更换。如果分泌物多，需要换得更勤。

2.换下来的内裤要当天清洗。洗前先用开水浸泡30分钟后杀菌，洗完后放到阳光下晾晒，如果是在封闭的阳台晾晒，最好打开窗户，这样紫外线才能进来，起到杀菌作用。

3.清洗内裤的用品最好专用。首先盆子要专用，千万不要把内裤跟其他衣服一起洗，更不能扔到洗衣机里洗。洗衣机是各种细菌集中的地方，内裤应该避免接触洗衣机。洗涤剂也应该是专用的，可以是中性肥皂或者内衣裤专用洗涤液。不要用洗衣粉，洗衣粉是碱性产品，容易破坏阴道内的酸性环境平衡。

小贴士

内裤的收纳也应注意，最好收纳在固定的、干净的、通风、干燥的地方，最好不要长时间放在卫生间里，因为卫生间潮气重、细菌多，容易污染内裤。

第66天
孕期腹泻一定要重视

长期腹泻不愈，会引起准妈妈脱水、电解质紊乱、对营养的吸收能力下降，严重的会造成营养不良，更为严重的后果是频繁、剧烈的腹泻可引发子宫的收缩导致流产或早产。因此，准妈妈在孕期一定要重视腹泻，发生腹泻后，最好到医院化验大便。一旦发生腹泻要积极查找原因，有针对性地治疗，不要任其继续发展下去。

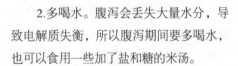 轻度腹泻的调整方法

如排除感染因素所致腹泻，症状不太严重时，一般不需用药，适当调理即可。可以参考下面的办法：

1.调整饮食。饮食尽量清淡，多食用流质的、易消化的食物，避免油腻和不易消化的食物。必要时需要禁食，给肠道一段休息的时间。

2.多喝水。腹泻会丢失大量水分，导致电解质失衡，所以腹泻期间要多喝水，也可以食用一些加了盐和糖的米汤。

3.增加调整肠道的菌群。腹泻期间，服用一些益生菌、乳酸菌素品、乳酸酶片等调整肠道菌群，减少大便次数。

4.使用相关制剂。如果大便次数太多，一时控制不了，可以在医生指导下使用蒙脱石散剂。这是一种肠道黏膜保护剂，吸附面大，可以吸附一些致病菌，具止泻和抗菌的双重作用，但不会被身体吸收，是比较安全的，对胎宝宝的健康和安全基本没有影响。

较重腹泻注意事项

如果腹泻伴有脓血便的时候，则需要尽快去医院检查，医生会考虑使用抗生素。孕期使用抗生素需要特别小心，因为很多抗生素具有致畸危险，如甲硝唑。另外如磺胺类、四环素也有不良影响，都应该禁用。小檗碱可适当使用，但剂量不能过大。

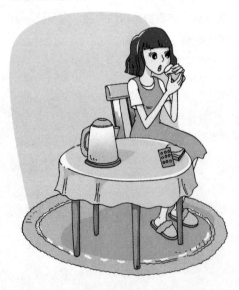

小贴士

如果采取了各种措施，腹泻仍然不能控制，且持续时间超过4天，准妈妈千万不要顾虑到用药是否对胎宝宝有影响，一定要去看专科医生，及时诊断，及时治疗。

072

不要小瞧化妆品中的有害成分

对大部分准妈妈来说，尤其是职场妈妈，为了保持职场形象，化妆是生活的一部分，但是众所周知，大部分化妆品里都含有化学成分，而且有些是有毒、有害的，比如铅、汞、镉、砷、甲醇等。这些有毒、有害的成分可能会对胎宝宝造成不利影响。

那么怀孕了，准妈妈就要素面朝天了吗？其实在孕期，有些化妆品还是可以使用的。如何选择适宜准妈妈的化妆品是关键。

选择安全的化妆品

怀孕期选择化妆品，最重要的是安全，最好选择正规厂家的正规产品，并且尽量用孕妇专用的产品。孕妇专用化妆品是专门针对孕妇设计生产的，对胎宝宝是安全的，可以放心使用。除此之外，婴儿油和婴儿霜性质比较温和，基本上不含添加剂，准妈妈也可以放心使用。

另外，纯植物的护肤品制作材料天然，性质也较温和，准妈妈一般也可以使用。只是一款标明了是纯植物或纯天然的护肤品，准妈妈自己很难判断真假，这时候可以参考一下保质期，纯天然或纯植物的产品保质期较短，一般在半年之内。另外，纯天然或纯植物的产品因为里面含有天然纤维素，所以能够拉出丝，拉不出丝

的就不是天然产品，可以放弃。买化妆品时，还要认真询问，并看说明，是否允许孕妇使用。一般那些在说明中明确表明了孕妇能用或者不能用的产品更可靠些。

尽量少用

化妆品的配方是否真的天然安全是难以说清的。因为化妆品抽查中经常发现部分化妆品有害物质超标。所以，为了确保孕期安全，尤其是敏感关键的孕早期，还是尽量少化妆为好，一般用些乳液保持皮肤滋润就可以。在这里需要提醒的是，孕期化妆千万不要做以下两件事：一是不要涂指甲油，二是不要染发。指甲油中的酞酸酯极易引起流产和畸形，染发剂中含有铅，会损害胎宝宝大脑发育。

不要使用香水

人工麝香作为高级香料麝香的替代品在化妆品和香水中广泛使用，但它有扰乱内分泌和影响生物激素正常发挥作用等副作用，不适宜准妈妈使用。

小贴士

妊娠期准妈妈要做到不文眼线、眉毛，不绣红唇，不拔眉毛，改用修眉刀。尽量不要涂抹口红，如果使用，喝水、进餐时应先抹去，防止有害物质通过口腔进入体内。

孕3月 胎心音像小火车在轰鸣

073

第68天
学会适当给自己减压

由于身体内荷尔蒙水平变化，准妈妈或许会发现自己现在会像在月经期里那样抑郁、易怒、伤感。出现这种情况时，准妈妈要学会适当给自己的情绪减减压。因为压力（生气、与人争吵等）对于准妈妈的危害很大，很容易导致血压升高、出现胃肠道疾病等，同时还会殃及胎宝宝。准妈妈压力越大，对胎宝宝产生的负面影响越严重。

做放松身心的运动

做一些有益身心健康的活动，如做瑜伽、按摩、深呼吸等，这种能在短期刺激身体的"放松反应"，包括降低血压、降低心率和呼吸率、改善睡眠，有助于缓解孕期的压力，对准妈妈和胎宝宝都有益。如果能定期进行有益身心的活动，身体内还会释放出多巴胺和复合胺，提高身体应付压力的能力。

减少工作量

工作时间过长会加大压力，准妈妈每天工作时间不应超过8小时，还要避免上夜班。条件允许的话，感到疲劳时应稍休息，到室外、阳台呼吸一下新鲜空气，或换一下姿势。

散步

散步也是一种很好的解压方式，坚持晚饭后就近到公园、广场散步，能解除疲劳，也是调节和保持准妈妈良好情绪的方法。最好是由准爸爸陪同进行，行程要适中，还应避免着凉。

听听轻缓、舒畅的音乐

多听这样的音乐可避免对压力产生消极反应，不仅能给人美的熏陶和享受，还能使精神得到有效放松。压力大时不妨让优美的乐曲来帮忙化解。

寻求更多的帮助

人是社会动物，脱离了亲人和朋友很容易情绪低落，准妈妈应让自己包围在爱和支持中。扩大支持你的朋友和家人的范围，多与闺密、丈夫、亲人、朋友、同事聊聊天，在交流中获得的支持和信息会给自己提供安全感，对缓解压力非常有益。

小贴士

准妈妈的快乐情绪就是胎宝宝的快乐情绪，这种快乐情绪将对胎宝宝的性格产生积极的意义。一个活泼开朗的孩子必然是在一个欢快和谐的环境中诞生的。准妈妈在孕期保持快乐的心境，宝宝日后也会更开朗。

最新怀孕分娩一日一课

准妈妈在孕期中会接触到许多与妊娠相关的专业数据，这些数据从各个方面反映着准妈妈的健康状况和胎宝宝的发育情况。所以准妈妈需要先了解一下，做到心中有数。一旦有些数据严重不符，就能及时发现异常，做到防患于未然。

妊娠时间： 整个妊娠时间40周，共280天，每4周算1个月，共10个月，也就是常说的"十月怀胎"；如果孕3月以前发生流产叫早期流产，在怀孕3个月后，怀孕28周以前发生流产叫晚期流产，这段时间的胎宝宝都是未成熟儿，无法存活；满28周，不足36周出生叫早产，经过医院的专业护理，可以存活；满36周为足月儿，随时可能出生；满40周不出生为过期妊娠，过期14天需要借助人工终止妊娠。

常规产检时间： 孕早期检查1次，在孕12周检查为好；孕中期每月检查1次；孕8、9月每2周检查1次；最后一个月每1周检查1次。

专项检查时间： 唐氏儿筛查在16～18周时进行，如果检查结果出现高风险，则需要在20周前做羊膜穿刺检查；21～24周做妊娠糖尿病的筛查。

胎动数据： 胎动最早在孕16周出现，最晚孕20周也会出现；胎动最频繁的时期是孕28～34周，此时每12小时胎动30～40次为正常，最少不低于15次，此后胎动频率会降低，但仍规律出现。胎动次数突然增加或减少都可能是异常表现，要咨询医生。

胎心音： 孕12周后用胎心仪可以听到，孕18～20周时用普通听诊器就可以听到。胎心音正常频率为120～160次。胎心音是胎宝宝活着的证据。

体重增长： 体重在整个孕期共增长12千克～13千克为最佳，孕早期不超过2千克，孕3～6个月以及孕7～10个月各增加5千克。如果整个孕期体重增加超过20千克或准妈妈体重超过80千克，都属于过于肥胖。

胎儿早期发育大事记：

孕6周：有心跳
孕7周：脑分3区，身体开始动
孕8周：可以弯曲手腕
孕10周：学会吞咽和踢腿
孕12周：肺部开始尝试呼吸练习
孕14周：会微笑和皱眉
孕15周：性别显现
孕16周：可以攥拳头，抓脐带
这之后，多数准妈妈有了胎动感觉，能直接感受到他的存在了。

小贴士

如果不能背下来，准妈妈可以将这些数据记在日历上，也可以记在妊娠日记里。

孕3月 胎心音像小火车在轰鸣

第70天
语言胎教：故事《宝贝，慢慢来》

胎宝宝在飞速成长，准爸爸或者准妈妈别忘了不时跟胎宝宝讲讲话哦，比如，给他读一个温暖的小故事。

宝贝，慢慢来

小水獭兰波正在列一张单子，上面写满了"会做"与"不会做"的事情。

"会做"的比"不能做"的长很多很多，上面有：向前翻跟头、向后翻跟头、对青蛙很友好、堆很棒的沙滩城堡、跳过滑溜溜的石头。"不会做"的那列很短，上面只有：游泳。

有谁听说过不会游泳的海獭？兰波很美慕自己的朋友们，他们全都会游泳了。

有时，兰波假装自己会游泳，事实上，他只是单脚在河床上很快地跳。

有时，他就是在河岸上跑来跑去，怕自己被正在水中翻滚和打转的朋友们忘记了。

然而，更多的时候，兰波只是站在他很喜欢的滑溜溜的石头上，一心盼望着自己会游泳。

每一天，妈妈都会说："今天你应该尝试着学游泳了。"

可是，每天都并非如此。

一个阳光明媚的星期一，在池塘边，姐姐对兰波说："你现在应该开始从一点点儿做起，慢慢来。"

"从一点点做起，慢慢来？"兰波问。

"是的，相信我，亲爱的弟弟，从一点一点做起，慢慢来可以把不能做变成能做的。"

在这个星期一，兰波开始从一点一点做起，他跳跃着走过河床，每次都努力使自己的脚能多离开河底一会儿。

星期二，他能跳得更高了，有东西握着的时候还能漂浮一阵子呢。

星期三，兰波自己完全可以漂浮起来了。

星期四，他会一点一点踢水，后来还能踢着水游到池塘中间的石头那边。

星期五，兰波自己就能扑通地跳进水中，溅得水花飞溅，不由得从河这边游到河对岸。

很快地，（星期六和星期天）他就能不知不觉游到很深很深的池塘里，后来，他甚至还可以在水下玩翻滚的游戏。

在星期天的晚上，兰波所有的朋友和家人都在河边为他欢呼、加油。

"我到做了，"兰波对姐姐说，"我真的学会了游泳。"

"你确实做到了"，姐姐紧紧地拥抱着这个可爱的小弟弟，笑着说，"你看，从一点一点做起，慢慢来，就会有大收获！"

——安博·斯图尔特（英国）

第11周

第71天

本周变化：正式进入胎儿期

腹中的小宝宝已经彻底脱离了胚胎期，进入胎儿期了。从本周起，胎宝宝的所有器官都已经成形，差不多有你的手掌一半大小了。腹中的小宝宝已经成功度过了制剂敏感期，抵抗外界干扰的能力大大增强的，发育畸形的概率逐渐下降。

胎宝宝的增长速度也在加快，骨骼逐渐变硬，脊神经开始生长。体表开始长出细小的绒毛。眼睛的虹膜开始发育，不过，眼睛此时仍然没有睁开。

胎宝宝此时的能力也在增长，可以把自己的手放到嘴里吮吸，会吞咽羊水、打哈欠。另外，手脚也会经常活动一下，两脚还会做交替向前走的动作，进行原始行走。只是现在的这些动作还很轻微，准妈妈还感觉不到。

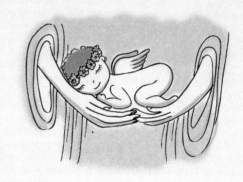

孕3月 胎心音像小火车在轰鸣

宝宝心声

亲爱的妈妈，你发现了吗，你的乳房在慢慢变大哦，乳晕的颜色也加深了。它们在为以后给我喂奶积极做准备呢。请妈妈细心呵护好我的"粮袋"。我知道，妈妈的乳汁是这个世界上最甜美的食物，是我的最爱。

因为身体长大的速度还在增加，所以我对营养的摄取会比以前更多，妈妈一定要记得坚持已经养成的良好饮食习惯哦。不过，我现在还很小很小，体重也很轻很轻，所以，如果妈妈发现自己的体重没有增加，或者增加很少，也不要惊讶。

妈妈，不要因为孕吐和早孕期的疲劳而讨厌我呀，我只是想通过各种方式在向妈妈证明，我现在非常健康地生活在妈妈的子宫内。以后我会越来越乖，早孕反应也会慢慢消失的。

小贴士

准妈妈的肚子已经一点点"显山露水"了，要注意保护好腹部，不要磕碰或者受凉。穿上柔软舒适的平底鞋，准备去买孕妇装和内衣裤吧，随着乳房和腰围、腹围的增加，过不了多久你就需要更换了。

第72天
可能在本周进行第一次产检

产前检查又称围产保健，能及时了解准妈妈身体情况及胎儿的生长发育情况，保障母婴的健康与安全，是实现优生优育的重要手段。因此，准妈妈要重视产检，尤其是第一次产检，一定要慎重对待。

第一次产检的时间

第一次产检的时间是很重要也比较讲究的，过早和过迟，都不是很好，做得太早，能够得到的信息较少，价值不大；做得太迟，一些不良的怀孕状态比如宫外孕、葡萄胎不能及时发现，会带来危险。一般第一次产检最好的时间是孕12周。

产检注意事项

第一次产检可能会有些紧张，准妈妈到了医院可以跟其他准妈妈聊聊天，互相交流一下怀孕的相关事项，不但可以了解到一些怀孕、产检知识，最重要的还有助于缓解紧张情绪。

需要提醒的是做产检的时候要早出门，尽量在上午将全部项目检查完毕，避免太劳累。在穿着上也要注意，衣服要容易穿脱，最好穿上下分开式的衣服。上衣前开口最适合，避免长裙和套头衫。

第一次产检时可能要抽血，往往需要空腹，所以早上不要吃饭，为免饿肚子，可以带些零食，抽完血后吃。如果在孕周还比较小的时候做B超，可能需要憋尿，因此最好带上两瓶水，在检查前喝下。

产检项目

第一次产检的项目虽然比较多，但都是常规项目，比如测量身高、体重、血压、宫高、腹围、胎方位、胎心、尿常规、血常规、心电图等，这些项目都不需要提前准备，在医院里听从医生的安排即可。

除上述检查的项目外，医生还会了解一些情况，包括正常的月经周期、末次月经时间、以往怀孕次数、分娩次数，有无流产现象及流产方式等，还可能问及有无药物过敏史，既往病史和是否有手术外伤等。甚至关于准爸爸的一些问题，医生也会询问，如年龄和身体状况，这些问题准妈妈都可以提前准备一下。

遗传病史是一个重要的问题，第一次产检医生必然会问，准妈妈要提前了解一下夫妻双方家族是否有这样的问题是很有必要的。

小贴士

产检单要收好，不可随便放置以免遗失。最好放在一个专门的文件夹中，或者贴在妊娠日记里。

建立母子健康档案需要了解的事情

做第一次产前检查时，医生会为准妈妈建立孕期体检档案，也就是《母婴健康手册》。从此，医生将在上面记录所有相关的产检内容，这就是通常所说的建大卡。这个手册对准妈妈非常重要。它跟踪记录着准妈妈孕期的健康状况、胎宝宝发育情况、宝宝出生后的保健等至关重要的信息，准妈妈要选择一家合适的医院办理。

办理时间

办理健康档案的时间要求不是很严格，通常在进行第一次产检的时候顺便办理就可以了。产检做完后，若一切正常，医生就会建档，并把该次产检结果也记录在档案上。

需要提供的材料

办理健康档案需要提供的证件一般有准妈妈的身份证、医保卡。根据医院的要求不同，有的医院需要出示生育证，有的不需要，所以建议也要一起带上，避免反复取证件而浪费时间。有些大城市的医院还需要户籍不在本市的准爸妈提供暂住证和结婚证等。办完后，这个手册一般会交给准妈妈保管。

健康卡的办理流程各医院有所区别，需提前咨询将建立档案的医院。

使用方法

健康档案分为两本，一本是准妈妈和新生儿的，里面有两张表，一张记录产检各项数据，包括准妈妈的身体状况和胎宝宝的发育状况，另一张表是记录胎宝宝出生时状况的。还有一本是提醒给宝宝打预防针和记录宝宝打预防针的情况的，因此这两本都要妥善保管好。准妈妈的这本，每次产检都应该随身携带，医生都会把相应的检查数据记录在上面，以便备查。宝宝的那本，以后回访、打预防针都要用到。

注意事项

建档的医院一般与将来分娩的医院是同一家，所以在这个时候要认真选择一家准妈妈可以信得过的医院，最好是专科医院。另外，优先考虑离家近的，以方便检查与生产。

小贴士

产检医生每天都重复着相同的工作，有时候难免烦躁，准妈妈也要体谅医生的难处。首先，尽量准确、清晰地回答医生的提问，使检查过程更顺利、迅速。其次，态度平静，即使医生态度不佳，准妈妈也要微笑面对，不明白的地方要以平和的口吻询问，不要总是质疑，这是医生特别不愿意接受的。再次，不要随意要求增加或者删减检查项目。

孕3月 胎心音像小火车在轰鸣

第74天
提前了解整个孕期产检项目与时间

整个孕期大概需要做14次产检，下表所列的是产检项目和时间，除了常规检查，还有一些重要检查项目，如"唐氏筛查""排畸"等，准妈妈需要引起足够的重视。

产检次数	产检时间	产检项目
第1次产检	孕6~10周	1.确认妊娠、了解病史及妊娠史；2.例行检查：测量体重、身高、血压等；3.实验室检查：血常规、筛查地中海型贫血、血型、RH血型、梅毒、尿常规、肝功、肾功等检查；4.超声波检查：确认怀孕周数及是否有宫外孕等情况
第2次产检	孕12周	例行检查
第3次产检	孕16周	1.例行检查；2.产科检查：测量宫高、腹围、胎位、骨盆等情况；3.实验室检查：在17~21周进行产前筛查
第4次产检	孕20周	1.例行检查；2.产科检查；3.超声波检查：对胎宝宝的生长发育情况进行评估
第5次产检	孕24周	1.例行检查；2.产科检查；3.实验室检查：在24~28周进行妊娠糖尿病筛查
第6次产检	孕28周	1.例行检查；2.产科检查；3.观察水肿：是否有手、脚水肿现象

产检次数	产检时间	产检项目
第7次产检	孕30周	1.例行检查；2.产科检查；3.观察水肿；4.实验室检查：梅毒病毒、风疹、乙肝检测；5.超声波检查：筛查胎宝宝表面畸形、心脏发育情况、各脏器发育情况
第8次产检	孕32周	1.例行检查；2.产科检查；3.观察水肿
第9次产检	孕34周	1.例行检查；2.产科检查；3.观察水肿
第10次产检	孕36周	1.例行检查；2.产科检查；3.观察水肿
第11次产检	孕37周	1.例行检查；2.产科检查；3.实验室检查：复查血尿常规、肝肾功能等项目；4.观察水肿；5.超声波检查：估测胎宝宝大小及观察发育情况、羊水、胎盘情况
第12次产检	孕38周	1.例行检查；2.产科检查；3.观察水肿
第13次产检	孕39周	1.例行检查；2.产科检查；3.观察水肿
第14次产检	孕40周	1.例行检查；2.产科检查；3.观察水肿；4.安排分娩相关事宜

小贴士

准爸爸最好能备一份产检时间表，如果有可能，尽量陪准妈妈一起去做产检。

最新怀孕分娩一日一课

先兆流产要警惕

先兆流产指妊娠28周前，出现少量阴道流血和（或）下腹疼痛，宫口未开、胎膜未破、妊娠物尚未排出、子宫大小与停经周数相符者，一旦出现，准妈妈要及时就医，医生会评估是否保胎以及如何采取相应的措施等。

主要症状

早期先兆流产是临床表现为停经后有早孕反应，以后出现阴道少量流血，或时下时止，或淋漓不断，色红，持续数日或数周，无腹痛或有轻微下腹胀痛、腰痛及下腹坠胀感。

一般先兆流产的主要表现为怀孕后阴道有少量出血，根据流血量和积聚在阴道内的时间的不同，颜色可为鲜红色、粉红色或深褐色。有时伴有轻微下腹痛，有下坠感、腰酸、腹胀等状况。

引发原因

导致先兆流产的原因有很多，比如遗传因素导致的胚胎异常，生殖器官畸形，准妈妈患有结核、高热、贫血、心脏病、慢性肾病、高血压等疾病，都可能引起先兆性流产。另外，脐带供氧不足、羊水异常、胎盘被病毒感染以及妇科炎症、营养不良、情绪不稳、外力刺激、性生活等都可能引发先兆性流产。

如何保胎

1.如果症状较轻，准妈妈可以卧床休息观察；如果出血量多且伴随腹部疼痛，应立即去医院就诊。

2.保胎不能乱用药。导致先兆流产的原因很多，治疗方法也因人而异，如不能针对原因选择保胎药物，对胎宝宝是很危险的。

3.不宜保的不必强行保胎。如果胚胎本身有缺损或胎盘异常导致胎宝宝死亡、病毒感染、母体全身性疾病、生殖器官畸形及外伤导致的先兆流产，即使再努力也是保不住的。

4.出血后需卧床休息。一旦出现出血，4~5天的安心静养是很必要的。准妈妈需卧床休息，禁止性生活，必要的情况下服用保胎药物。如果医生没有特别交代"绝对卧床"，准妈妈可以适当下地走动、散步也是应该的。否则长时间躺在床上，精神容易萎靡不振。

5.生活有规律，注意个人卫生。要防止肠道感染，以免因腹泻引起流产。

小贴士

治疗期间，准妈妈应保持良好的心情，避免剧烈运动并继续仔细观察自己的状况，预防先兆流产的发生。

孕3月　胎心音像小火车在轰鸣

第76天
孕期欣赏的文艺作品要严把关

不少年轻的准爸爸准妈妈有看恐怖电影和书籍的爱好，他们喜欢通过恐怖惊悚的文艺作品来释放压力，但这些作品对于准妈妈的身心是有影响的。怀孕后，最好不要接触以下文艺作品。

恐怖的文艺作品

惊悚恐怖的电影、电视或书籍会使人的心情容易紧张和激动，严重地扰乱准妈妈的情绪，而且这种紧张的氛围在结束观看或者阅读后，还会继续萦绕在准妈妈的脑海中，这将对准妈妈保持愉快而舒畅的心情十分不利。

精神状态的突然变化，如惊吓、恐惧、忧伤、严重的刺激等，会引起准妈妈精神的过度紧张，影响食欲，对胎宝宝生长发育不好。此外，这种紧张情绪还会使得肾上腺皮质激素分泌增加，严重的甚至可能会导致流产或早产。即使宝宝出生，也容易出现身体功能失调、消化系统发生紊乱。长期焦虑不安、惊恐还会使宝宝日后形成不稳定的性格和脾气。

忧伤的文艺作品

许多准妈妈喜欢唯美、忧伤的文艺作品，这些作品容易使准妈妈陷入忧伤和悲观的情绪中。准妈妈若长期处于悲伤、忧愁、抑郁、焦虑的不良情绪下，会对胎宝宝不利。长期焦虑不安、惊恐，可使胎宝宝出生后形成不稳定的性格和脾气。

可多看优美、舒缓的文艺作品

准妈妈可以重温自己以前看过的一些活泼或者温情的影片，坚持听一些优美、轻柔的音乐，经常读一读有趣味的诗歌、童话等。

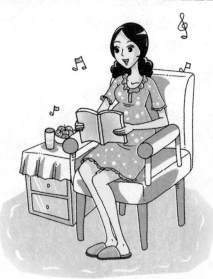

小贴士

准妈妈可以在"妈妈帮"等网站看看其他准妈妈的推荐，同时，准爸爸也可以先将准妈妈要看的作品过目一遍，因为有些电影的宣传与内容可能不符合，标注是喜剧电影的有可能太过催泪，让准妈妈情绪受到影响。

最新怀孕分娩一日一课

美育胎教：欣赏电影《地球上的星星》

电影基本信息：
片名：《地球上的星星》
导演：阿米尔·汗
主演：阿米尔·汗 塔奈·切赫达
语言：北印度语/英语
片长：165分钟

影片简介

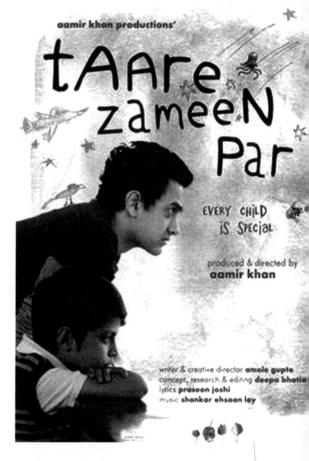

《地球上的星星》是一部充满人文关怀和教育意义的电影，是一部充分爱的电影。影片中的小男孩的世界充满了别人并不以为然的惊奇：色彩、鱼儿、小狗和风筝。这些对于成人世界却并不那么重要，他们对家庭作业、分数和整洁更感兴趣。在学校，小男孩似乎什么也做不对，一个年轻男老师用时间、耐心和关怀帮助着小男孩，帮他找回自己的快乐。

人长大了，就会用大人的思维去看待周围的一切，会要求孩子好好学习，功课要拿好成绩，不能贪玩，将来才能考上好大学，找份好工作。可是，小孩子却并不是这样思考问题的。试试站在孩子的角度去想问题，结果会很不一样。

小贴士

成人对儿童的书或动画片往往不感兴趣，会觉得很幼稚，可孩子却看得津津有味。大人想要与孩子得到有效的沟通，得将自己放到孩子的角度才行。无论是现在，还是在不久的将来，准爸爸和准妈妈都要试着让自己更低一点，从孩子的角度去与胎宝宝交流。

第78天

本周变化：已经发育俱全

胎宝宝现在仍然很小，甚至还不如成人手掌大，但是"麻雀虽小"，已经"五脏俱全"了，从牙胚到指甲，他已发育俱全，身体的雏形已经构造完成。尤其是胎宝宝的面部，五官的位置比以前更接近成人了，整体看上去，就像一个微雕的小宝宝，漂亮极了。

这部小小的"人体机器"正在欢快地运转着。脾脏已经开始造血，肝脏也开始分泌胆汁。胎宝宝还有了完整的甲状腺和胰腺，不过它们还不具备完整的功能。这两个腺体的形成对胎宝宝来说意义非凡：甲状腺可分泌甲状腺素，甲状腺素是维持人体代谢的基础物质；胰腺分泌胰液和胰岛素，帮助消化，并调节全身生理机能，都是非常重要的。

胎宝宝现在还有了触感，所以，准妈妈或者准爸爸在爱抚还没怎么显怀的肚子时，住在里边的小宝宝有可能也感受到了。不过，准妈妈目前还感受不到胎动。

宝宝心声

妈妈向亲戚朋友们宣布怀孕的消息后，收到了好多好多善意的嘱咐，要妈妈多吃点儿好的，想吃什么就吃什么，爸爸和奶奶也都在想方设法让妈妈大补特补。不过，我不得不在子宫里抗议一下了：妈妈，其实我对营养的需要也是在一定限度内的，当现有的营养能够刚好可以满足我的需要时，我就能够成长得很好，如果过多就会造成营养过剩。我可不想我成为营养过剩的巨大宝宝，增加妈妈难产的风险，所以妈妈一定要注意控制体重哦。

妈妈，我很喜欢你带着我去空气新鲜的地方散步哦。你走路时，羊水一晃一晃的，让我感觉非常舒服。不过不要走得太累了，那时候我又会感觉不舒服了。

小贴士

激素的变化会影响口腔黏膜，使之变薄变脆，所以准妈妈很容易牙龈出血，甚至碰一下牙龈都会发生出血，这就更需要准妈妈平日做好口腔清洁工作，避免伤口感染。每次吃完东西要及时漱口，早晚用软毛牙刷刷牙。同时注意多吃新鲜水果、蔬菜，补充维生素C，降低毛细血管的通透性，减少牙龈出血。

吃什么有益于胎宝宝大脑发育

胎宝宝大脑发育有两个高峰期，第一个高峰期是孕3～6个月，此期胎儿的脑细胞迅速增殖，这时脑细胞的体积和神经纤维不断增长，使脑的重量不断增加。第二个高峰期是孕7～9个月，主要是神经细胞的增殖与神经细胞树突分支的增加。据估计，此时的胎宝宝每分钟能生成约10万个神经细胞。

补充DHA

大脑的快速发育离不开营养的供给，准妈妈保持合理的饮食结构，摄入充足的营养十分重要。此外，可以适当摄入被称为脑黄金的DHA。DHA与人脑和视网膜的神经细胞的增长和成熟有直接关系，可以提高大脑和视网膜的生理功能，也因此被称为"脑黄金"。鱼肉中富含DHA，准妈妈可以多吃。

坚持适量吃坚果

坚果的各类营养素都很优质，像蛋白质、脂肪、维生素等，还含有多种不饱和脂肪酸，包括亚麻酸、亚油酸等人体的必需脂肪酸，可以清除自由基、调节血脂、提高视力，还能补脑益智，孕期吃坚果对增强准妈妈的记忆力和促进胎儿大脑发育都很有作用。准妈妈可以备一些核桃、板栗、腰果等每天吃一点。一般建议每天吃大约50克即可，因为坚果中的脂肪较多，准妈妈本身肠胃就弱，吃了容易消化不良。

适合准妈妈的坚果

核桃：适当食用核桃可以补脑、健脑，增强机体抵抗力。

花生：花生富含蛋白质，而且易被人体吸收。花生仁的红皮还有补血的功效。

葵瓜子：葵花子所含的不饱和脂肪酸能促进胎儿大脑发育，并能降低胆固醇。

松子：含丰富的维生素A和维生素E，以及人体必需的脂肪酸、油酸、亚油酸和亚麻酸，可增强准妈妈的免疫力，促进胎儿发育。

榛子：含有不饱和脂肪酸，并富含磷、铁、钾等矿物质，以及维生素A、B_1、B_2、烟酸，经常吃可以明目、健脑。

开心果：开心果富含不饱和脂肪酸以及蛋白质、微量元素和B族维生素。

不适合准妈妈的坚果

要少吃炒制和盐焗坚果，否则容易上火，尤其到孕中晚期，过多的钠盐摄入还会导致水肿和高血压。

小贴士

准妈妈除了每天多吃点补脑的食物外，还需要在精神上给胎宝宝良性的刺激和锻炼。其中，准妈妈的好心情必不可少。

孕 3 月　胎心音像小火车在轰鸣

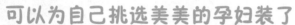

第80天
可以为自己挑选美美的孕妇装了

孕早期即将结束，伴随着孕早期的结束，在接下来的日子里，准妈妈会明显感觉到自己的身体每天都在变化，而且会越来越明显。所以，趁着现在身体轻便、早孕反应又消失的好机会，为自己提早准备一些宽大、舒适、适合自己的衣服吧。

如何选择孕妇装

选择外穿衣服，准妈妈不妨选择几件孕妇装，现在孕妇装的设计在美观和生理方面都非常讲究。如果平时在家里的话，准妈妈可以利用一下老公的衣服，宽大的男式服装也会给准妈妈带来很大的方便，同时可以减少家庭开支。选择孕妇装，需要注意以下几点。

1.首选质地柔软、透气性强、易吸汗、性能好的衣料。这样的面料包括棉、麻、真丝等，其中以全棉最为常见，贴身的衣物最好选择全棉面料。

2.舒适、宽大很重要。应以易穿脱的样式为主，例如上衣适宜选择前开襟的，尽量不要选择套头装。

3.可调节式的孕妇装多考虑。因为在以后的几个月内，准妈妈的体形还会发生较大的变化，可调节性的衣裤可以根据需要调整大小，方便使用，同时还可以节省开支。

4.色调明快、颜色柔和为佳。这样色彩的孕妇装会让准妈妈觉得舒服，这些色彩具有消除疲劳、抑制烦躁、控制情绪的作用。

选大一点的内衣内裤

从现在开始，准妈妈的服装要渐渐变大了，不仅是外穿的衣服，内衣也是一样的。

在接下来的孕期里，就要脱掉平时穿的内衣内裤了，一方面带托的文胸会抑制乳房的生长，容易引起产后少奶、乳腺增生等疾病，所以，准妈妈在选择内衣时应尽量选择大一号的无托文胸，最好是孕妇专用文胸。另一方面低腰的内裤会束缚胎宝宝的生长，所以，准妈妈在选择内裤时，同样需要选择高腰大一号内裤，以利于体内胎宝宝的生长发育。

> **小贴士**
>
> 孕妇装利用率不高，过了孕期，基本就不能穿了。心灵手巧的准妈妈可以将自己过往比较宽松的衣服稍作改良用来当孕妇装，还可以穿准爸爸的衣服。但最好不要穿得很邋遢哦，因为孕期美美的，心情才能更好，对胎宝宝也更为有益。

高龄准妈妈特别注意

所谓高龄准妈妈就是指年龄超过35岁才第一次生育的准妈妈。由于准妈妈35岁以后雌激素下降，肌体状况处于下滑趋势，胎儿畸形的发生率增加；高龄产妇并发症的风险增加。因此高龄准妈妈在孕期一定要更加注意调养。

坚持定期产检

高龄准妈妈要缩短产前检查的间隔时间，增加检查项目。就算是出现准妈妈常见的如感冒、拉肚子等小毛病，也要看"双科"，也就是除了看呼吸科、消化科外，最好同时去看看妇产科。因为，对于高龄准妈妈来说，拉肚子这种小毛病也有可能会导致宫缩，使得妊娠出现问题。

注重孕期保健

高龄准妈妈要比年轻妈妈更加细心地进行孕期的保健。

1.合理饮食。高龄准妈妈饮食要以高蛋白、低脂肪、性温和的食物为宜，远离烟、酒、咖啡等这些刺激性食物。

2.进行适当的体育锻炼。准妈妈不可认为高龄怀孕就要经常卧床，实际上，只要没出现医生认为必须卧床静养的情况，适当的运动对于增强体质还是很有效的。慢跑、散步，在医生的指导下做孕妇操都是很好的运动方式。

3.保证充分的休息。要放慢工作的脚步，减少工作量，还要特别注意休息，保证充足的睡眠。高龄准妈妈也许正处于公司的重要岗位，但无论工作多么重要，还是要把更多的精力转移到胎宝宝身上。

4.保持乐观豁达的心态。高龄准妈妈在孕期更容易出现烦躁、担忧和不安的心理，担心这担心那，这些都不利于孕育健康的胎宝宝。高龄准妈妈应该多想想自己的优势，例如事业稳定，能提供给孩子更好的物质条件，让孩子得到更好的教育；并且自己具有丰富的阅历和见识，这些对孩子的成长都有很大的好处，可以让孩子有一个达观的心态和正确的世界观……这些都是年轻的准妈妈所不能企及的。所以，高龄准妈妈应该少想自己的劣势，多想想自己的优势，保持乐观豁达的心态，这样更有利于胎宝宝的健康成长。

小贴士

在大城市，随着生活压力的增大，高龄准妈妈越来越多。建议准妈妈可以参加一些高龄妈妈的聚会，大家互相交流感受，周围有很多跟自己一样的准妈妈，会让准妈妈内心变得更为轻松。

孕3月 胎心音像小火车在轰鸣

第82天
坚持散步对胎宝宝特别有益

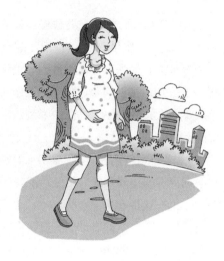

准妈妈不能做剧烈运动，但是孕期也不能不运动。俗话说，"生命在于运动"，运动使人健康，怀孕的准妈妈同样是需要运动、锻炼身体的，适当的运动对胎宝宝身体的发育也能发挥良好的作用。孕期最适合准妈妈的运动方式就是散步，几乎每一位准妈妈都可以轻易做到。不过孕期散步还是要比正常人散步多留心，要注意安全。还要注意以下几点。

第一，要注意鞋子的选择。散步一定要穿一双合适的鞋子，最适合的是运动鞋，以鞋跟2厘米高为最好。

第二，散步时间要控制。准妈妈的状态在上午10点～下午2点最为稳定，散步安排在这个时间段是最好的，不过，职场上打拼的准妈妈在这个时间段一般没有时间，可以改为早上、晚上，每天散步30分钟，每周散步3～5次。这样的运动量对于准妈妈来说就基本够了。

第三，散步环境要选好。散步的环境很重要，无噪声、无灰尘、无污染的地方最好。考虑到准妈妈去太远的地方不方便，可以选择小公园、小区花园等地方。散步的时候，不要走路中间，尽量在路两边，减少对来往车辆及行人的躲闪。如果选择晚上散步，则要选择路灯齐全，光线充足的地方，避免到黑暗的地方去。在路面的选择上，应该以平坦无明显坡度及不太滑的路为好，因为上坡时腹部压力过重；下坡时容易摔倒；路面过滑，容易摔倒。这样的道路都不是很好的选择。

第四，散步时最好带一件外套，及时穿脱，以防感冒。同时带一杯温水，渴了可以适时补充水分。

第五，选择正确的散步姿势。散步的姿势也很重要，应该保持抬头挺胸，目视前方的姿势，不要低头走路，低头走路会给颈部和肩部带来较大的负担。另外，步子不要迈太大，也不要走太快，要给双脚一定的自由度，避免失控。

小贴士

散步的时候最好邀着准爸爸一起去，万一有意外可以及时给予保护，这还有助于增近夫妻间感情。

最新怀孕分娩一日一课

是时候公布喜讯了

怀孕了，对于一个家庭来说是莫大的喜事，尤其对于准妈妈来说，更是高兴得合不拢嘴，于是有的准妈妈会迫不及待地想要让周围人都知道，让大家都来分享自己的喜悦。一般确定怀孕后就告诉准妈妈的至亲是没有问题的，但在有些地方有传统，那就是在宝宝满3个月之后才能公布孕讯，这样的风俗不无道理。因为孕早期胎宝宝不稳，容易造成流产，一旦流产，过后亲戚朋友问起对准妈妈也是一种伤害。

如果你身边还有亲近的亲戚朋友不知道你怀孕的事情，从现在开始，就可以放心大胆地跟他们公布了，同时，这个时间段也是跟公司上司和同事公布喜讯的良好时机。

公布孕讯对准妈妈的工作还是会有一些实际影响的，所以公布孕讯对单位领导、同事还是要慎重一点好，而且一定要注意时机和技巧。

选择合适的时机

1.不要公布得太早。怀孕的前3个月，胎宝宝还不是很稳定，万一意外流产了，对准妈妈的工作和身心还是有一定的影响的。过早说出，一旦单位已经对准妈妈的工作作出了新的安排，再想回到原来的工作岗位就不是很容易了。

2.不要等孕象明显才说。即使不想说，到了该说的时候还是要及时说，如果等到上司看出来了，才不得已说，上司会认为准妈妈对工作不负责任，耽误了对工作的整体安排。

3.胎宝宝稳定了再说。一般度过孕早期，胎宝宝稳定了，身材也逐渐显形了，公布自己怀孕的时机就到了。

注意公布喜讯的技巧

第一步，主动跟上司说。不要让同事传递消息，然后让上司找准妈妈来确认，这会给上司形成准妈妈很不专业的印象。直接跟上司说，上司会感受到对他和工作的尊重，进而给一些照顾，一般不会再安排出差或加班。

第二步，恰当地跟同事说。不要等到同事察觉上司对准妈妈的照顾和特别安排才说，那样容易让同事误会准妈妈走高层路线，从而孤立准妈妈。

小贴士

以上的情况限于工作环境比较平和、对怀孕没有明显危害的时候，如果工作的环境对怀孕有妨害，还是要尽早说，能在怀孕前就调离是最好的。

孕3月 胎心音像小火车在轰鸣

第84天
益智胎教：有趣的脑筋急转弯

脑筋急转弯

1.宝宝问：一元钱能买多少头牛？

妈妈的说法：一元钱能买到牛吗？

宝宝的答案：当然啦，能买到九头呢，因为"九牛一毛"。

2.宝宝问：1加1等于什么？

妈妈的说法：这个简单，等于2。

宝宝的答案：妈妈真笨，"一""十""一"明明就是王嘛。

3.宝宝问：为什么大雁秋天要飞到南方去？

妈妈的说法：它们怕冷。

宝宝的答案：嗯，有道理。不过我想是因为走的话就太慢了。

4.宝宝问：小红和小丽是同学，也住在同一条街，她们总是一起上学，可是每天一出家门就一个向左走，一个向右走。这是怎么回事？

妈妈的说法：因为小红和小丽家是相对的。

宝宝的答案：妈妈真棒。答对了。

更多有趣的脑筋急转弯

有一坛酒埋在地下过了一千年，结果他变成了什么——酒精

有一只猪，它走啊走啊，走到了英国，结果他变成了什么——Pig

蝴蝶、蚂蚁、蜘蛛、蜈蚣，它们一起工作，最后哪一个没有领到酬劳——蜈蚣，因为无功不受禄。

动物园里大象的鼻子最长，那第二长的是谁呢——小象

哪种水果视力最差？——芒果

如果有一辆车，司机是王子，乘客是公主，请问这辆车是谁的呢？——如果的

金木水火土，谁的腿长？——火腿肠

试试外国的脑筋急转弯

Who is closer to you, your mom or your dad？(爸爸和妈妈谁和你更近？）

—— Mom is closer because dad is father.（"father"（父亲）与"farther"（更远））

What fruit is never found singly？(什么水果永远不会是单个的？）

—— A pear.（"pear"（梨）音同"pair"（一对））

小贴士

准妈妈多动脑，胎宝宝会更聪明，尤其是在胎宝宝大脑发育的黄金期，脑筋急转弯是一个好玩的游戏，在这个游戏中没有复杂的操作，但是也不简单，准妈妈要多动脑才能玩得转，并且在玩转之后通常都会会心一笑，让心情也变得很愉悦。不妨经常和胎宝宝玩脑筋急转弯的游戏哦。

最新怀孕分娩一日一课

孕4月
小人儿变得很乖

孕早期各种难受的感受都开始消失，随着食欲的好转，胎宝宝也开始飞速地发育，不安分地将妈妈的肚子拱起来，像是在宣示自己的主权。在此期间，准妈妈除了营养与护理上一如既往地注意外，还不要忘了去医院做检查。

你的身体发生了什么奇妙的变化:

❤ 第13周

准妈妈的乳房在本周也会变得更大。乳房处的静脉在皮肤下清晰可见。触摸乳房的时候，准妈妈还可能感觉有瘤状物体，这是由于乳腺管为产乳做准备引起的。

由于乳房正迅速地增大，可能会造成准妈妈腹部和乳房的皮下弹力纤维断裂，开始在胸部、臀部和腰部出现妊娠纹。这时准妈妈应进行适当的锻炼，增加皮肤对牵拉的抗力。

❤ 第14周

准妈妈的腹部隆起得更加明显了，这会让准妈妈更快地找到"做孕妇"的感觉。

准妈妈的乳头有可能已经可以挤出乳汁来，看上去像刚分娩后分泌的初乳。不要担心，这是正常的生理现象。同时，由于体内激素水平的改变，准妈妈的身体变化更加明显：阴道分泌物明显增多，乳晕颜色明显变深、面积也在增大。

❤ 第15周

准妈妈的外形特征越来越明显了，抚摸肚皮的时候，准妈妈可以感觉到子宫大约在肚脐下方10厘米处。准妈妈会食量大增。到本周为止，准妈妈的体重大约会比孕前增加2.2千克。

❤ 第16周

准妈妈的乳房在继续膨胀。同时，由于子宫日渐膨隆，使得准妈妈的腹部向前凸出、骨盆前倾、身体的重心前移，这会加重准妈妈背部肌肉的负担，所以准妈妈可能会常常感到腰痛。

此外，准妈妈可能还会觉得容易疲倦，并且可能有便秘、胃灼热、消化不良、胀气和水肿、偶尔头痛或晕眩、鼻塞、牙龈出血等症状。准妈妈还可能出现脚部轻微水肿、腿部静脉曲张等症状。

小贴士

此时体内的激素已经达到比较高的水平，准妈妈会发现自己比以往更容易生气，常常莫名其妙地发起火来。不要因此感到内疚，大部分准妈妈都是如此，如果准爸爸觉得你脾气太坏，那就让他归咎于荷尔蒙吧！

第13周

第85天

本周变化：形成独一无二的指纹

在本周之前，小胎宝宝一直是耷拉着脑袋的，因为脖子还没发育到足以支撑起头部。这种状况将在本阶段得到改善，现在的脖子已经发育到足以支撑起头部了。胎宝宝长在头部两侧的眼睛逐渐向面部正前方移动，耳朵也逐渐向正常位置移动，面部五官更加集中了。

另外，胎宝宝的牙槽内在本周开始出现乳牙牙体，声带也开始形成。还有一个胎宝宝重要的身份识别信息也开始形成了，这就是手指和脚趾纹印，这是独一无二的，在宝宝出生后，脚纹将被印在出生记录单上作为证明。

令人高兴的是，随着小胎宝宝器官和机构的发育成形，流产的概率大大降低。

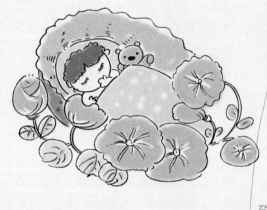

孕4月 小人儿变得很乖

宝宝心声

这个月，妈妈的胃口开始好起来了。妈妈一定很好奇我在子宫的伙食怎么样吧？呃，说实话，我是尝不到什么滋味的，甚至我长出了舌头也一样，因为我的所有营养都是通过脐带传送来的。

在这里点菜很方便，但是也有风险，因为我把所有的食物都交给妈妈来掌管了，所以，如果妈妈爱我，一定要把自己喜爱的小零食改成有营养的食物啊。比如薯片、椒盐脆饼干、辣椒酱、炸鸡等，就尽量少吃，可以换成烧土豆、苏打饼干之类的。

小贴士

进入相对稳定的孕中期，流产的可能性大大减少，你可以适当地锻炼，这对胎宝宝的生长很有利。条件允许的准妈妈现在可以去参加孕妇培训班了。学习各种孕育知识，还可以结识一些孕妈妈朋友，大家一起互动，可以帮你度过情绪焦躁的波动期。

第86天
身体变得舒适起来

进入本月后，准妈妈的早孕反应逐渐消失，会一反先前恶心呕吐、无食欲的状况，变得胃口大开、食欲旺盛。因为正在迅速成长的胎儿需要更多的营养和热量，准妈妈可以放心地吃各种平时喜欢但因为担心发胖而不敢吃的东西了。

饮食注意质量

这时期食品的种类应该丰富，包括充足的蛋白质（肉、蛋、奶）；适量的碳水化合物（五谷杂粮）；低脂食品（鱼、奶）；多种维生素和微量元素（水果、蔬菜）；富含钙和铁的食物（海带、鱼、虾）以及适量的水。注意少吃高糖食物，这些食物会令准妈妈体重超标，甚至诱发妊娠糖尿病。

早孕反应消失是正常现象

此时的准妈妈都经历了难受的早孕后，倍感轻松，此时的轻松也显得无比珍贵。但准妈妈也要注意一些问题。

有些比较敏感的准妈妈，对早孕反应减轻这种变化会感到不适应，开始担心和胡思乱想了，甚至担心是不是出现了意外情况，最担心的就是胎停育。事实上，停育除了早孕反应消失，其他一些怀孕的表现也会消失，比如乳房胀痛、乳头颜色加深、白带增多等现象也就会逐渐没有的。

所以正常的早孕反应消失和因为胎停育而消失的早孕反应是截然不同的，准妈妈在这个时候多关注一下自己身体的其他方面，也可以多积累些怀孕的知识，就知道这种担心是多余的了。

注意控制体重

孕早期反应过去的这一段时间，准妈妈体重特别容易增加过快，什么都想吃，吃起来就停不下，这样的结果导致体重过多地增加。因此，在这个时候还要特别注意控制一下食欲，不要大吃大喝，只要保持营养平衡就可以了。

准妈妈要关注自己的体重变化，一般来说，最理想的体重增长是在孕早期增加2千克，中期以及末期各增加5千克，前后共12千克。如果整个孕期增加20千克以上或准妈妈体重超过80千克，都是危险的信号。

小贴士

准妈妈要把握好进食的量，即使是吃全麦面包等一些不易发胖的食物，无节制食用，对身体都无益处。

避开对胎宝宝大脑发育有害的食物

其实人类大脑发育在胎儿期就完成了一大部分，因此，在这个时期，对胎宝宝的脑部发育要有足够的重视，一些对大脑发育有害的食物要尽量远离，以便给胎宝宝的大脑发育提供良好的保证。

含铅的食物直接损伤脑细胞

铅是能对大脑直接形成损害的一种重金属，在孕期一定要注意少接触含铅食物，日常生活中的爆米花、松花蛋、罐头食品等都含铅，所以不能多吃。另外，需要提醒的是老式自来水管中也含有铅，在每次用水之前最好将先流出来的水扔掉。此外，自来水管里的热水最好不要饮用或煮饭。

含味精较多的食物会降低锌水平

味精摄入过多，会使人体中的锌水平降低，而锌是胎宝宝大脑发育必需的营养素，准妈妈吃太多含味精的食物自然会影响到胎宝宝的大脑发育。因此，为了胎宝宝，准妈妈要尽量克制一下了，日常烹调要少放或不放味精。另外，味道特别鲜美的加工食品如方便面、膨化食品等也都含有过量味精，同样也要少吃。

过咸食物影响脑部供血、供氧

过高的盐分容易损伤胎宝宝脑部动脉血管的弹性和功能，导致脑细胞缺氧、缺血，从而影响大脑的进一步发育。孕期经常食用过咸食物，宝宝出生后容易反应迟钝、记忆力低下。因此，准妈妈平时烹调时注意少放盐，另外有些隐藏着的过咸食物，也要尽量避开，如豆瓣酱、酱油等，如果烹调已经有了这部分含有盐的食物时，就要注意控制再加盐的量了。

铝元素会导致大脑反应迟钝

含有铝元素的油饼、油条等食物，含有过氧化脂质的煎炸、烟熏食物如炸鸡块、烤羊肉串等也要少吃，最好不吃。

孕4月 小人儿变得很乖

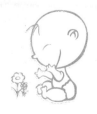

第88天
尽早预防妊娠斑、妊娠纹

妊娠斑和妊娠纹可能在这个时期还不会出现，但是随着孕期一天天过去，大部分准妈妈都会被妊娠斑和妊娠纹袭击到。怀孕，对准妈妈来说是一件高兴而自豪的事情，但是，随之而来的妊娠斑、妊娠纹也给爱美的准妈妈带来一些苦恼，所以要及早预防妊娠斑、妊娠纹的出现。

如何预防妊娠斑

妊娠斑一般在孕4个月后出现，大部分准妈妈都有，不过深浅、多少有所不同。这主要跟准妈妈体质和保养有关系。如果皮肤的油脂分泌充足、酸碱度平衡、新陈代谢顺利，就不容易长妊娠斑，所以调节身体是关键，让身体保持一个健康、平衡的状态，这比用护肤品强多了。护肤品对预防妊娠斑一般是没有效果的。

另外，少晒太阳，注意清洁、保湿，这些对预防妊娠斑都有一定效果。一般在胎宝宝出生后，大部分妊娠斑会渐渐淡化，如果仍然严重则说明身体未调整好，需要继续调整。

如何预防妊娠纹

妊娠纹的出现虽然和激素的作用有关，但更大的原因则是身体膨胀太厉害，对皮肤牵拉力太过，使得皮肤中弹力纤维和胶原纤维出现了损伤和断裂造成的。妊娠纹多出现在腹部、大腿、臀部、后腰部、胸部等处。哪里皮肤膨胀得厉害，哪里的妊娠纹就多，腹部的妊娠纹一般是最严重的。这些纹路宽窄不同、长短不一，一般呈现粉红色；也有些比较暗，变成了紫红色。

如果准妈妈的皮肤弹性较好，而身体膨胀得不是很厉害，那么妊娠纹就会轻微得多，所以控制体重匀速增加，不出现增长过速的情况，妊娠纹就不会太严重。另外，多吃些含维生素E丰富的食物，如南瓜、绿叶蔬菜、蛋黄、坚果类、肉及乳制品等，可以增强皮肤弹性，对预防妊娠纹有一定的作用。还可以让医生推荐一些安全的祛除妊娠纹的产品。

大部分准妈妈在生产完毕后，妊娠斑和妊娠纹会慢慢变淡并消失，所以准妈妈不必为此太过担心。

小贴士

即使出现的妊娠斑、妊娠纹影响了容貌和身体美感，准妈妈也可以通过适当的打扮来改变。比如在发型上花点心思。孕后的头发丰盈、黑亮，每天换个花样或佩戴一些漂亮发夹、发箍等也可以提升形象。另外，还可以选择颜色柔和、对精神有良性刺激的衣服，用以完善准妈妈对形象的要求。

自制祛斑、排毒的鲜榨果蔬汁

自制果蔬汁既营养又好消化，对于不喜欢吃水果或蔬菜的准妈妈来说，喝上一杯葡萄汁或胡萝卜汁是一种获得维生素、矿物质的简单方法。

胡萝卜草莓汁

材料：胡萝卜1个，草莓10颗，冰糖少许。

做法：

1.将胡萝卜切成可放入榨汁机的大小，草莓洗净去蒂。

2.将草莓、胡萝卜加少量凉开水榨成汁。

3.将做好的果菜汁倒在杯中，加入少许冰糖即可。

黄瓜猕猴桃汁

材料：猕猴桃1个，黄瓜半根，蜂蜜适量。

做法：

1.猕猴桃去皮切成块；黄瓜洗净切成丁。

2.将猕猴桃块和黄瓜丁一同放入榨汁机中，倒入适量的凉开水，搅拌1分钟左右。

3.将搅拌好的汁液倒入杯中，调入蜂蜜即可。

苹果菠萝汁

材料：菠萝50克，苹果1个。

做法：

1.将菠萝去皮，切成小块；苹果洗净，去皮、去籽后切块。

2.将切好的菠萝、苹果放入榨汁机中，加少量凉开水榨成汁即可。

小贴士

自制果蔬汁比市场上卖的果汁干净、便宜。准妈妈闲来无事的时候，不妨给自己榨上一杯。准爸爸也可以经常给准妈妈榨一杯果蔬汁，相信会让准妈妈感觉甜蜜。

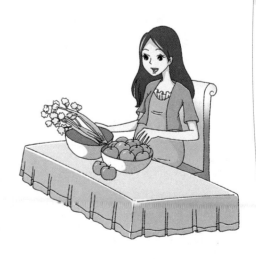

孕4月 小人儿变得很乖

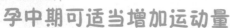

第90天
孕中期可适当增加运动量

对于孕早期的准妈妈来说，运动量的总原则是"宜小不宜大"，因为孕早期胎宝宝还不稳定，为防流产，准妈妈的运动量不可过大；到了孕中期，胎宝宝已经稳定多了，可以适当增加些运动量。

☑ 适当运动的好处

1.能强壮心血管系统，使准妈妈不会感到那么疲惫，一般的工作和劳动都可轻松应付。

2.可以将你过剩的精力消耗掉，让准妈妈很快入睡，缓解失眠。

3.锻炼使肌肉变得有力，而且由于韧带松弛所带来的腰痛、背痛等不适会减轻。

4.可提高血清素的水平，从而让人心情愉快、身体感觉舒适。

☑ 适合的运动

对于孕中期的准妈妈来说，较适宜的运动有散步、慢跑、游泳、做孕妇体操、做瑜伽、玩健身球等，只是要注意向医生咨询，看自己的身体状况是不是适合这样的运动，同时要注意运动的强度。另外，在运动过程中，身边最好有人陪护，避免发生危险。

在以上的各种适宜运动中，散步仍然是最好的运动方式。孕中期的准妈妈，

由于不适的反应都已经消失，而且胎宝宝的稳固性增加，散步的量可以增加，起床后、晚饭后都可以散散步，一天散步时间总和能达到1～2小时最好。另外，散步速度可以适当加快。尤其当准妈妈的体重增加太迅速的时候，加速是很必要的，也可以快慢结合，将散步分为三个阶段：先以放松、短小的步伐向前迈，找到一个感到舒适的调子行走，这样走10分钟；然后以中速走1分钟、快速走2分钟的节奏交叉进行；散步快结束时，再进行10分钟慢走。这样做既有运动量，又不感觉到劳累。

☑ 不适合的运动

孕中期，准妈妈的体重增加了，重心也随之转移了，身体容易失衡，而此时的准妈妈还没有完全适应这种状态，因此一些容易失去平衡的运动就不要参加了，如爬山、登高、快跑、滑雪、骑马、蹦极、潜水、拔河、滑冰等项目。

小贴士

如果准妈妈实在是不愿意做运动，为了自己和胎宝宝的健康，至少要坚持每天散步，活动一下身体。

最新怀孕分娩一日一课

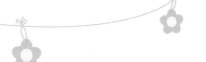

好书推荐：《夏洛的网》

一本好书可以让准妈妈保持很长时间的好心情，而这种好心情无疑会对胎宝宝产生良性的影响。今天，给准妈妈推荐一本经典的童话书——《夏洛的网》。

传奇的作者E.B.怀特

《夏洛的网》诞生于52年前，作者E.B.怀特（1899~1985）在世界儿童文学上非常有名，但他一共只写了三部童话，这就是《精灵鼠小弟》（1945）、《夏洛的网》（1952）和《吹小号的天鹅》（1970）。可是，他的这三部作品都是精品，有兴趣的准妈妈也可以读读其他两本书。

一只蜘蛛和一头猪的故事

在朱克曼家的谷仓里，住着一群小动物，其中有一只蜘蛛名叫夏洛，还有一头名叫威尔伯的猪。正是在这个谷仓里，这只蜘蛛和这头猪建立了真挚的友情。

然而，威尔伯未来的命运却是成为熏肉火腿，作为一头猪，他只能悲痛、绝望地接受这种命运，好朋友夏洛却坚信她能救小猪，她吐出一根根丝在猪栏上织出了被人类视为奇迹的网上文字，这让威尔伯在集市上赢得了特别奖和一个安享天年的未来，小猪得救了，但夏洛的生命却走到了尽头。

精彩书摘

"爸爸拿着那把斧子去哪儿？"摆桌子吃早饭的时候，弗恩问她妈妈。

"去猪圈，"阿拉布尔太太回答说，"昨天夜里下小猪了。"

"我不明白，他干吗要拿着把斧子去？"只有8岁的弗恩又说。

"这个嘛，"她妈妈说，"有一头小猪是落脚猪。他太小太弱，不会有出息。因此你爸爸拿定主意不要他。"

"不要他？"弗恩一声尖叫，"你是说要杀掉他？只因为他比别的猪小？"

阿拉布尔太太说："你爸爸是对的。那小猪反正活不了。"

弗恩推开挡道的一把椅子，跑出去了。青草湿湿的，泥土散发出一股春天的气息。等到追上爸爸，弗恩的帆布鞋都湿了。

"请不要杀他！"弗恩眼泪汪汪地说，"这不公平。"

"弗恩，"阿拉布尔先生温和地说，"你得学会控制自己。"

"控制自己？"弗恩叫道，"这是生死攸关的事，你还说什么控制自己。"泪珠滚滚滑落她的面颊。她一把抓住斧子，打算把它从爸爸手里抢下来。

"弗恩，"阿拉布尔先生说，"养小猪的事我比你懂。落脚猪麻烦大着呢。现在让开吧！"

孕4月 小人儿变得很乖

小贴士

我们羡慕威尔伯有个夏洛，夏洛有个威尔伯，夏洛和威尔伯之间奇特而温馨的友情感染了无数的人，相信你和胎宝宝也会被这种纯真的友谊而感动。

第92天
本周变化：比例逐渐协调

从这一周开始，胎宝宝身体的生长速度超过头部，头重脚轻的状况将得到很大改善，身体外观的比例将逐渐协调。支撑小脑袋的脖子也比以前更加伸展，小胎宝宝甚至有力气抬起头来了。小小的脸蛋有时还会出现皱眉、斜眼等可爱的动作。

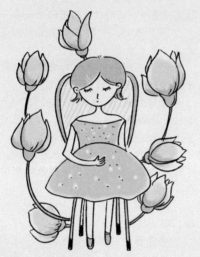

骨骼在继续发育，软骨开始形成。四肢的生长速度出现了分化，胳膊的生长速度超过腿部，而且灵活性也优于腿部，会时不时挥动胳膊，并做出抓或握的动作，还会把手放入嘴里吮吸。胃内消化腺和口腔内唾液腺形成，内脏的功能在不断完善。

还有一个很重要的变化，就是小胎宝宝的外生殖器已经能够完全区分性别了。通过B超已经可以看出宝宝的性别了。

宝宝心声

无论生活中遇到什么事情，我都希望妈妈微笑地去面对，始终保持开朗、乐观的心情。妈妈会发现，因为有我，生活中多了很多值得开心的事情，也很少有事情是真的值得伤心、难过的。

妈妈愉悦的情绪可促使大脑皮层兴奋，使血压、脉搏、呼吸、消化液的分泌均处于平稳、协调状态，有利于身心健康，同时还有利于改善胎盘供血量，促进我的健康发育。

小贴士

许多口腔疾病都容易在妊娠期发生或加重，所以坚持每天刷牙、饭后漱口非常必要。可以每隔一个月给自己换一把漂亮的牙刷，买一个喜欢的漱口杯，提高刷牙、漱口的兴趣与动力。每次刷牙后用清水将牙刷清洗干净，刷头朝上置于通风处干燥，避免滋生细菌。最好两把牙刷轮流使用，以便其有足够的时间完全风干。

孕期对钙的需要量大增，这与胎儿骨骼发育直接相关，胎儿骨骼发育从孕中期开始直到出生。然而，如果准妈妈膳食中钙供应不足，首先受害的却不是胎儿，而是准妈妈自己。胎盘对钙的转运是主动式的，它像吸盘一样"吸"走准妈妈身体里的钙。当膳食缺钙时，准妈妈骨骼中"储存"的钙将被胎儿优先使用。因此，孕期摄入充足的钙，与其说是为了胎儿的正常发育，不如说是对准妈妈健康更重要。

每天怎样饮食可以满足补钙需求

在孕早期，准妈妈每天需要的钙与未孕时差不多，在800毫克左右，每天1杯牛奶，加上日常饮食里供给的量一般就足够了，到了孕中期，每日需要量会增加到1000毫克左右，每天喝500毫升牛奶或酸奶，再适当吃一些含钙丰富的食物如虾皮、腐竹、大豆制品等，就可以满足需求了。另外，多进行一些户外活动，可以促进钙的吸收。孕晚期每天需要钙1200毫克，除了喝牛奶，吃含钙丰富的食物，还需要每天补充500毫克钙制剂，也不要忘了晒太阳，冬天每天1小时，夏天每天半小时。

补钙并非越多越好

过度补钙，会使钙质沉淀在胎盘血管壁中，引起胎盘老化、钙化，并使分泌的羊水减少。而且，补钙过多，胎宝宝头颅和四肢骨骼会显得过硬，使得产程延长或者导致难产。日常饮食是不会造成钙过量的，钙过量都是发生在使用钙制剂之后，因此在补充钙制剂之前，最好向医生请教，确定补充量。

别忽视了维生素D的重要作用

维生素D是调节钙代谢的关键所在，在维生素D缺乏的情况下，膳食摄入的钙将不会被好好地吸收、正确地利用。

维生素D主要来源于自身皮肤的合成，皮肤在阳光中紫外线的照射下会自动合成维生素D，所以准妈妈多晒太阳或多进行户外活动是非常必要的。绝大多数食物中维生素D含量都很少，因此晒太阳少的准妈妈可能需要每日补充400IU维生素D。

小贴士

有些时候，准妈妈不停补钙，却仍然出现小腿抽筋等缺钙现象，这时就要检查一下补钙方式是否正确。一般来说，碳酸钙补钙效果最好，采取少量多次补充的方式效果较好。另外，还要注意不要在饭前、饭后服用钙制剂或喝牛奶，一般在每两餐之间补钙最合适。

孕4月 小人儿变得很乖

第94天
呵护悄然变化的乳房

乳房是宝宝出生后的饮食来源，一定要护理好，这样以后母乳喂养时就会省心不少。

乳房的清洁

平时用干净的毛巾蘸温水擦洗乳房，不要用香皂，香皂会清洁过度，令乳房皮肤干燥，并且影响皮肤柔韧度。擦洗乳房的时候不要过度牵拉，也不要从上向下擦洗，以免增加乳房上方肌肉的压力，出现乳房下垂。

另外，在孕5月以后，乳房开始分泌初乳，会在乳头结痂，可以先涂抹一些植物油，待结痂软化后再用清水洗净即可。

乳房的按摩

乳房清洗过后，可用热毛巾敷一下后进行按摩，以软化因乳腺增大而出现的肿块，并保证乳腺管畅通。这对乳房的健康、将来母乳喂养都很有益处。按摩时，先用双手手掌在乳房周围轻轻按摩1～3分钟，然后用5个手指轻轻抓揉乳房10～20次即可。

乳头的养护

清洁或者按摩乳房时，可以在手指上沾满干净的乳液，充分滋润乳头皮肤，然后用两三个手指捏住乳头轻捻，使乳头皮肤变得强韧，避免将来哺乳时出现乳头皲裂。需要注意，有过流产史、早产史等的准妈妈要尽量避免刺激乳房。

适时更换大号内衣

乳房在孕期大约会增重1千克，增大2～3个罩杯，需要及时更换大号的、承托力比较好的内衣，千万别凑合。

孕期乳房增大并不是均衡地全面增大，而是下部向外扩张，所以大一两号的普通胸罩并不适合孕期使用，应该购买孕妇专用的内衣。

购买的时候，最好亲自试戴一下，以乳房没有压迫感，同时胸罩与乳房紧密贴合为宜。太小会勒得不舒服，太大又无法起到承托作用，一般能够调节大小的款式比较适合孕期穿戴，可以根据需要调整，不至于相差太远。

大小合适了，还要考虑舒适性。质地以棉质为最好，透气性较好。另外，棉质加了莱卡的内衣在吸湿性、透气性上表现也很好，在伸缩性和不变形上则有突出优点，也是不错的选择。全部化纤类的内衣要避免。内衣的肩带最好选择较宽的，可以减轻肩膀的压力。

喝水这件平常事的讲究

喝水是一件再平常不过的事，但是喝水也讲究科学，只有科学饮水，才能充分享受到水带来的益处。

不要等到口渴再喝水

水摄入不足或水分丢失过多，可引起体内缺水，亦称"脱水"。缺水将危害胎儿健康。脱水最早出现的症状是口渴，但是口渴的感觉一出现，就说明身体内已经有一定程度的缺水了。《中国居民膳食指南2007》明确指出："切莫感到口渴时再喝水。"

每天应该喝多少水

《中国居民膳食指南2007》建议，普通成年人每天最少饮水1200毫升（6杯）。而孕妇还要适当多喝一些水，尤其是在天气比较热、出汗，户外工作、户外活动时间长，运动量大等情况下，更应加大饮水量，每天2000毫升或更多都是可以的。

喝水的时间和方式

《中国居民膳食指南2007》建议："饮水时间应分配在一天中的任何时刻，喝水应该少量多次，每次200毫升左右（1杯）。"

少量多次喝水的具体做法是：早晨起床一大杯（200毫升～400毫升，以不影响早餐为前提），晚上睡前1～2小时一杯水（200毫升），其余的水（4～6杯）在一天内尽可能均匀或适时地饮用。

如果大量喝水，建议一定放在每两餐的中间，饭前饭后不要大量喝水，只能少量喝。饭前少喝点儿水，可以让水迅速补充到全身各部，补水效果最好；饭后少喝一点可以促进胃蠕动，帮助消化。

要注意的是，暴饮和大口喝水也是有区别的，不赞成暴饮，但提倡大口喝水，因为大口喝水，可以让水比较迅速地流到结肠的位置，这样可以帮助准妈妈很好地缓解便秘。

喝什么水更好

《中国居民膳食指南2007》明确指出："白开水是最符合人体需要的饮用水。"作为长期饮用水，自来水是最好的，不过，自来水里面容易残留一些微生物、寄生虫、细菌等，一定要烧开才能喝。

孕4月 小人儿变得很乖

小贴士

有的准妈妈喜欢喝茶，虽然没有迹象表明，准妈妈每天喝一杯茶会带来危害，但还是要建议少喝或者不喝茶。茶最主要的功能是抗衰老、降血脂、抗动脉硬化、抗癌等，除此之外营养成分微乎其微，并不符合母体或胎儿的需要。另外，茶多酚、茶碱等物质还会抑制铁和蛋白质吸收。此外，市售的饮料和咖啡也是不推荐准妈妈饮用的。

第96天
不妨计划一次甜蜜的出游

有多久没有去看看郊外的风景了，想去呼吸一下新鲜的空气了吗？不要错过孕中期这个好时机，这个时候准妈妈已经适应了孕期生活，胎宝宝也在稳定成长，若正好赶上秋高气爽的好天气，很适合出去放松放松身心，充分享受最后的二人甜蜜时光。不过，最好能事先做好出行计划，让旅行更轻松。

怎样安排行程

在制订旅行计划时，一定要考虑到胎宝宝，行程不要安排得太紧，也不要过于劳累。最好不要选择在旅游黄金周出游，而且要避免人多、复杂的地方。一般而言，空气清新、宁静的地方最理想，最好离家不太远，如有绿色的草地、湖泊则是最佳的选择。准妈妈如感到心旷神怡的话，胎宝宝也会从中受益。

旅行前的准备

1.选择一个合适的目的地，尽量不要到医疗条件差、环境恶劣、交通不方便的地方去，路程最好定在单程较短的时间内，出发之前要将住宿的宾馆订好。

2.在出行前，要好好地跟医生商量、讨论，带上医生开具的病历和相关证明，以及医生的联络方式，如果身体情况不适合，应果断取消行程。

3.随身携带药品，胃肠药，治疗外伤的药水、药膏、创可贴，花露水等。使用前要先看说明书上有无孕妇慎用的字样。

4.带齐旅行中要用到的所有物品，吃的、喝的都带全；衣服要穿宽松、有弹性的；鞋子有充分的宽松度。另外，要随身携带母婴健康手册，需要在当地就医时，可以提供足够的信息。

旅行方式

旅行方式最好是自助游，不要跟团。因为跟团往往无法控制路程，一上车可能就要坐5个小时以上，下车后也无法自由休息，身体可能会吃不消。自助游可以由自己掌握节奏，想走就走，想歇就歇，不会太劳累，比较适合准妈妈的身体状况。

交通工具

孕期最好不要长时间乘坐飞机、船或公交车等交通工具，对准妈妈而言，这不同于平常的活动，身体活动虽少了，但必须长时间采用一种姿势，这种"旅行"带给准妈妈的不是欢乐而是疲惫。

小贴士

旅途中随时注意身体状况，若有任何身体不适，如下体出血、腹痛、腹胀等，应立即就医，不要轻视身体上的任何症状而继续旅行，以避免错过最佳诊治时机。

最新怀孕分娩一日一课

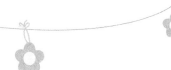

准妈妈低血糖的症状主要是头晕、头痛、心慌、手抖、有过度饥饿感、出汗、面色苍白、打冷战、行为改变或异常(如烦躁、哭喊、易怒、富有攻击性)、口唇麻木、有针刺感、全身乏力、视物模糊。

如果出现多次低血糖症状，很有可能再次发病比较紧急，严重者可能出现神志不清、全身抽搐、昏睡甚至昏迷，危及生命。

所以准妈妈一旦出现低血糖症状就要及时处理，补充糖分即可，如可乐、果汁、糖果、口服葡萄糖等都可以。并且平时要注意预防低血糖的发生。

自备零食非常重要

如果准妈妈曾经出现过低血糖症状，那么就一定要谨防低血糖再次发生。低血糖反应一旦出现，发展得非常快，一定要得到及时的处理。

正常情况下，出现低血糖一般是因为饮食量不足或没有按时进餐、运动量增加而未及时调整饮食，使得能量不能及时供应所引起的，因此平时在身边带些零食，是很有必要的。只要不让自己出现饥饿状态，就不会发生低血糖。

适合准妈妈平时带在身边的零食包括：

1.一包苏打饼干：苏打饼干含丰富的碳水化合物，可以迅速供给能量，是很好的充饥食品。准妈妈感觉饿的时候，吃两

块，就可以抵挡一段时间，而且苏打饼干也有助于缓解孕吐。

2.几块糖果：万一发生了低血糖，及时吃两块糖，症状马上就可以缓解。

3.水果：水果中含有糖分，可以迅速补充能量，缓解低血糖症状。

规律早餐很重要

早餐是大脑一整天活动的能量之源，如果不吃早餐，体内就没有足够的血糖以供消耗，会导致血糖值迅速降低，使你感到倦怠、疲劳、精力无法集中、反应迟钝。

准妈妈对于早餐一定要加以重视，一方面可以防止低血糖，另一方面规律的饮食可以维持营养的均衡。早餐可多吃些牛奶、鸡蛋、肉粥、蛋糕和面条等高蛋白、高脂肪和高碳水化合物的食物。

少吃多餐、避免空腹

孕期不能吃得太撑，最好是少吃多餐，避免营养摄入不足或过剩，同时任何时候都要避免空腹，尤其是洗澡或运动前，以免发生低血糖。

小贴士

独自外出时，发生低血糖是很危险的事，万一出现了，准妈妈要及时向周围人求助，以免耽误时间，使情况变得严重。

第98天
美育胎教：感受身边的美

美能让人感觉愉悦，进而让体内激素水平趋于平稳，这对胎宝宝也是有好处的。它能让宝宝感觉平静、舒畅，因而美学也被纳入胎教中，而且效果很好。准妈妈不妨多带着宝宝接受美的熏陶。

生活中的美学

生活中的大多数事物因为已经是习以为常的，有什么美好之处也早已忽略了，此时不妨抱着新鲜的心情去关注它们，往最小的细节处挖，比如看看餐具上的花纹，由衷感受其美或者想想怎样可以让它更美。当准妈妈对家里的任何人、事、物，包括准爸爸，都抱着这样的态度去对待，心情就会越来越好。

工作中的美学

工作可能单调，但也不缺乏美，每天悄悄欣赏或者批判一下同事的穿着；各种工作文具的奇妙之处，也静下心来好好欣赏一下；办公桌上养盆花草，时不时摆弄一下，胎宝宝都可以感受到。

休闲中的美学

休闲本来就是让自己愉悦的过程，美学存在就比较集中了。不过还是要集中注意力去感受才行，如果走马观花，没有留下任何印象，就起不到胎教的效果了。无论是听音乐、观赏美景、欣赏美术作品，都应该全身心投入。

试一试插花，体会艺术美

插花怡情养性，是很好的美育胎教，准妈妈平和、宁谧的心绪在插花的过程中传递给胎宝宝，能激发他热爱生活、善于发现生命之美。

准妈妈可以随手剪下几朵喜爱的花朵，巧花心思摆放一下，就能成为最美丽的家居花艺装饰品。如在香槟杯中放入白色鹅卵石，加水，然后在杯口边缘参差插入三四朵玛格丽特或太阳花，就构成了如氧气般透明清新的气场，能让准妈妈感觉耳目一新，心情飞扬。

插花不仅仅限于花，树叶、蔬果也可以成为很好的插花材料。春天发芽的柳枝，夏天郁郁葱葱的树枝，秋天变红的枫叶、银杏叶，都是很好的家居装饰材料，能为房间里增添美丽的自然之色。

小贴士

人们常说，生活中不缺乏美，只是缺乏发现美的眼睛，因此，给胎宝宝做美学胎教，首先要让自己练就一双能够发现美的眼睛，多多品味，每一个小细节都有独特的美。

第99天
本周变化：学会了打嗝

小胎宝宝的身上开始长出细细的毛发了，头发和眉毛也零零星星地开始生长。脑袋与身体的比例逐渐向成长值靠拢。不过脑门还是大大的。两只眼睛上的眼皮已经完全盖住了眼球，如果遇到明显的光线刺激，可能会微微眨动眼皮或者将脑袋转开。小胎宝宝的腿部也将超过胳膊的长度，整个身体变得更加协调。

吞吐羊水的游戏是小胎宝宝喜欢的游戏，这样做可以促进胎宝宝肺部气囊的发育。最有趣的是，小胎宝宝竟然学会了打嗝，这可真了不起，小胎宝宝在为学习呼吸做准备呢！由于各主要关节都发育完成，小胎宝宝的动作更协调了。

在内部，稚嫩的内脏有条不紊地训练着自身的功能，为将来的出生做准备。保护内脏的腹壁也增厚了，有了一定的防御能力。

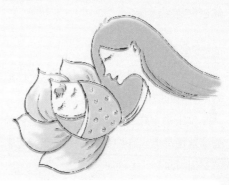

宝宝心声

我现在能够辨识味道了哦，而且这也成为我适应宫内环境的能力之一，我会津津有味地"品尝"羊水，并辨别出味道，从而决定吞咽与否，或吞咽多少。

悄悄告诉妈妈吧，我对甜味和苦味的反应会比较迅速。

等我出生的时候，妈妈或许会发现我有个神奇的本领，那就是在吃奶时能闻出妈妈的气味。我不需要睁开眼睛，只要一接近妈妈就能辨别出来。

小贴士

怀孕期间可能是唯一一段准妈妈不会因为体重增长而沮丧的时期了，不少准妈妈还会因为体重增加得太少而忧虑。孕期的体重增长幅度因人而异，没有绝对的标准。一般来说，准妈妈在孕期增长12千克~13千克都算正常的。具体增加多少跟准妈妈刚怀孕时的胖瘦以及准妈妈的身材高矮有关。孕前过胖，孕期体重应少增加一些；孕前较瘦，孕期体重应多增加一些。要在保持身体健康的情况下，储备足够的脂肪。

孕4月 小人儿变得很乖

第100天
孕中期的性事·小·提示

孕中期，胎宝宝已经在子宫中稳固地"安营扎寨"，子宫中有胎盘和羊水作为屏障，可以缓冲外界的刺激，使胎宝宝得到有效的保护，比较不容易流产。而且研究表明，在孕期有恩爱性生活的准父母生出的宝宝反应更敏捷、语言发育更早，身体也更健康。

☑ 安全的性生活姿势

性生活的姿势要有所选择，以不压迫到准妈妈的腹部为准：

女上男下式：准爸爸仰卧，准妈妈骑在准爸爸身上。这种姿势可以由准妈妈来"掌控局面"，比较安全。

侧入式：准爸爸准妈妈同向侧卧，准妈妈在前，向后斜倚，双腿分开，准爸爸双腿置于准妈妈双腿间。这种姿势可以避免准妈妈腹部受压迫，而且还不影响爱抚。

后入式：准妈妈站立，上身前倾，双手扶住支撑物，两腿分开，臀部抬起，准爸爸立于其后。

☑ 注意行事前的清洁卫生

孕期的准妈妈抗病菌能力较低，所以过性生活一定要做好局部清洁，之前、之后都要用清水清洗。尤其是准爸爸，一定充分清洁双手和生殖器，尽量使用避孕套，减少准妈妈的感染率。

☑ 刺激要适度

由于全身血液增加，此时的准妈妈要比孕前敏感得多，如果刺激过度，引起子宫的强烈收缩，还是会影响到胎宝宝的。所以，准爸爸要注意，刺激一定要适度和温和，避免猛烈的撞击和揉捏等。

☑ 以准妈妈的感受为重

在性生活中，要以准妈妈的感觉为重点，一旦不适，就要暂停，等到不适消失后再继续，但如果还是感到不适，则不要勉强，马上停止。

☑ 这些情况下严禁性生活

1.准妈妈有流产史，在本次妊娠流产危险期过去前，最好不要过性生活。

2.准爸爸患有性病或准妈妈阴道发炎，在彻底治愈前禁止性生活。

3.子宫收缩太频繁或子宫闭锁不全，可能会导致流产或早产，应避免性生活。

4.发生早期破水情况时，禁止性生活，以免病菌感染胎宝宝。

小·贴士

孕期过性生活，虽然不用再担心会怀孕，但也建议使用避孕套，一来是为了避免精液刺激子宫发生收缩，引起意外；二来是为了防止准爸爸生殖器上的细菌感染准妈妈的阴道。

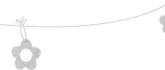

第101天
给双脚寻找一双舒适的鞋子

随着孕期体重的增加，脚部的压力大了很多，怀孕3个月后，很多准妈妈的脚趾大拇指就开始水肿；怀孕6个月后，整个脚都可能出现水肿。

如果孕期所穿的鞋不舒适，准妈妈的腰痛症状会加重。严重时，胎儿的正常发育也会受到影响。因此，从怀孕第4个月起，准妈妈就应关注双脚，给它换上舒适、防滑、行走方便的鞋子，为脚部减轻负担。

鞋子的尺码要适当大一些

准妈妈的双脚一天当中围度变化(肿胀)量在10毫米~25毫米，远远超过人类双脚的可忍受范围；脚长的变化则随着体重的有无(即坐姿、站姿及走姿)而改变。这就使得准妈妈的鞋非但不能太小，还要比正常尺码大一些。

款式应方便穿脱

鞋子的款式上要避免系带鞋，以免准妈妈弯腰系带，压迫到胎宝宝。可以选择用松紧带调节宽度或者用魔术粘贴带紧固鞋子的款式，方便穿脱。

鞋跟的高度

理想的鞋跟高度为1.5厘米~3厘米，在体重增加还不是很多的时候，平跟的鞋子也可以接受，但是随着体重不断增加就要换稍微带点跟的鞋子了。因为平底的鞋子不

能很好地分散足弓所受到的压力，容易在产后发生足底筋膜炎等脚跟部位的疾病。

鞋子的材质

鞋底最好是耐磨度好且防滑性能较好的材质，鞋帮以纯皮和纯棉料为好。塑料、人造革等材质的鞋透气性差，而孕期的准妈妈汗腺分泌旺盛，透气不好，容易长湿疹或脚气。

哪些鞋不适合准妈妈穿

1.合成皮鞋或尼龙鞋：不透气，加重脚部水肿症状。2.平底鞋：几乎没有减震功能，走路产生的震动直接传递到子宫，不利于胎儿脑部发育。3.拖鞋：需要耗费更多的力量，而且容易滑倒，危险系数较高。4.软底鞋：不能支撑脚掌，容易产生疲劳感。

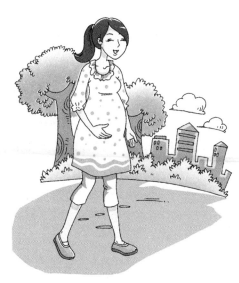

第102天
记得坚持做产检

整个孕期都有必要坚持做产检，产检不但可以保障准妈妈身体健康，同时也能对胎宝宝的发育起到监测作用。

孕中晚期的产检特点

孕中期的产检还不是太密集，一月一次常规产检，2～3次专项检查就基本可以把握准妈妈和胎宝宝的情况。孕中期需要多关注血压、血红蛋白、血糖的变化，以排除合并妊娠高血压疾病、贫血、糖尿病的可能。

孕晚期的产检比孕中期要密集很多，主要目的是监测胎宝宝的健康情况和为将来的生产方式提供判断依据，检查的内容包括胎位、胎心、胎盘功能、脐带绕颈等。

常见的孕期专项检查

1.B超检查

B超检查对胎儿影响不大，在孕期的不同阶段进行B超检查目的不同。一般，孕早期有一次B超检查，可确定孕周和是否多胎及是否宫外孕；11～13周的B超数据可以测胎儿NT值，作为唐氏筛查的指标之一；24周左右的B超检查，主要是看胎儿有无畸形；孕晚期做B超的目的除了了解胎儿发育情况，同时还要对胎儿的位置、胎盘成熟度及羊水量做进一步了解，进行产前评估。

2.糖尿病筛查

随着生活水平的不断提高，体重超标、营养过剩的准妈妈越来越多，妊娠期糖尿病的发生率也逐渐增加。因此，在怀孕24～28周后要进行糖尿病筛查，又叫"50克糖筛"。如果糖筛血糖高，则通过喝75克葡萄糖水试验来帮助确定准妈妈是否患有妊娠期糖尿病。

3.胎心监护

胎心监护是监测胎儿是否缺氧的检查方法之一，一般在孕36周后进行，如有并发症可提前做，每次至少进行20分钟。

胎心监护通过绑在准妈妈身上的两个探头进行，一个绑在子宫顶端，了解有无宫缩及宫缩的强度；另一个放置在胎儿的胸或背部，进行胎心的测量。仪器的屏幕上有相应胎心和宫缩的图形显示，可以清楚地看到胎宝宝的心跳。当感觉到胎动时，准妈妈应按下手中的按钮，帮助机器记录胎动。

小贴士

有些准妈妈对常规产检不太重视，认为太简单，没多大作用。其实每一次常规产检的数据，构成了对准妈妈健康和胎宝宝成长的动态跟踪，一旦出现与正常规律不符合的现象，比如准妈妈超重、胎宝宝营养不足、胎盘功能不良等现象，可以及时提醒准妈妈进行调整。

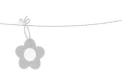

唐氏综合征是由常染色体畸变导致的出生缺陷类疾病，患唐氏综合征的胎儿有60%会流产，出生后多表现为严重智力障碍，生活不能自理，并伴有复杂的心血管疾病，给家庭造成极大的精神及经济负担。

唐氏儿筛查就是在怀孕早期测算出胎儿患唐氏综合征的危险性，以便及时采取措施，避免患儿出生给家庭造成不必要的负担。

建议每位准妈妈都做一下筛查

唐氏综合征是一种偶发性疾病，每一名准妈妈都有可能生出"唐氏儿"，所以，无论处在什么年龄段，只要怀了孕，都应该在适宜时间内到医院进行唐氏筛查，以防万一。35岁以上、20岁以下的准妈妈是孕育唐氏儿的高危人群，更要及时检查。

年龄超过35岁、曾经生育过唐氏儿的准妈妈，有染色体异常家族病史的准妈妈可以不做这项检查，直接进行羊膜穿刺检查或绒毛膜采样检查。

做唐氏筛查要注意什么

唐氏儿筛查目前认为最好的时间是孕15～20周，需要抽血，不过不需要空腹，准妈妈吃饱了再去医院即可。

筛查时，准妈妈需要提供较为详细的个人资料，包括出生年月、末次月经时间、体重、是否有胰岛素依赖性糖尿病、是否怀双胞胎、是否吸烟、有无异常妊娠史等。

现在，孕早期的唐氏儿筛查技术已经成熟，准确率可以达到95%，筛查结果在1周以后出。如果评估结果高风险，则需要在20周以前做羊膜穿刺检查，进一步确定。羊膜穿刺的结果的准确率会有所提高。

不必为"高风险"焦虑

目前的唐氏筛查主要是检验准妈妈血清中甲型胎儿蛋白（AFP）、人体绒毛膜促性腺激素（HCG）和游离雌三醇（uE3）（中期三项）的浓度，并结合采血时的孕周、体重、年龄和预产期等情况，综合计算准妈妈怀唐氏儿的危险性。由于不同的医院采用不同的检测方法，确定"高风险"和"低风险"的具体数值也各不相同。

唐氏筛查仅仅是一种危险性推测，不是最终的诊断结果，高风险的结果也可能生出健康的宝宝。即使得出的结果为高风险，准妈妈也不要太担心，静待羊膜穿刺即可。

孕4月 小人儿变得很乖

小贴士

有些医院为提高安全性，评估唐氏儿比较保守，所以高风险比例偏高，准妈妈不要有太多顾虑。

第104天
致畸幻想是正常现象

致畸幻想指的是准妈妈因为看到或者听到某些信息后，产生一些不切实际的关于胎宝宝的负面幻想，比如兔唇、斜颈、六指、脑瘫等。

寻找产生致畸幻想的原因

致畸幻想多半是因为准妈妈过度紧张、思虑太多才出现的，实际上体现的是准妈妈对胎宝宝的担心。一般来讲，气质抑郁或敏感的准妈妈比开朗、乐观的准妈妈，悠闲的准妈妈比忙碌的准妈妈更容易产生致畸幻想。

致畸幻想如果不及时排除，深陷其中不能自拔，幻想频率会越来越快，强度也会越来越大，会严重影响准妈妈的心理健康、睡眠质量，并扰乱生活秩序。如果出现了，要及时调整和摆脱。

试一试这样来调整心态

1.让自己忙起来，给自己多找些事情做，生活忙碌了，头脑也就充实了，没有太多的时间去胡思乱想，致畸幻想慢慢地就不再频繁出现了。

2.将自己每天的活动和饮食都记录下来，认真对照一下，看是否会对胎宝宝产生不良影响。这些实实在在记录下来的内容，可以帮助准妈妈确定胎宝宝是否真的缺乏营养，有没有致畸的道理。有理有

据，准妈妈就会放心多了。

3.多接触一些与孩童有关的美丽事物，比如欣赏幼儿画册。幼儿画册是宝宝钟情的读物，虽然内容简单，但图像感很好，对激发美好的想象力以及放松情绪都非常有益。准妈妈用自己的想象放大画面，然后传递给胎宝宝，还能很好地促使他健康成长。

那些色彩丰富、内容愉快、情节独特，能唤起人美好向往和希望的幼儿画册是最合适的选择，不仅准妈妈可以读，将来宝宝也能读。

有的准妈妈钟情一些反映自然、动植物生态、科学进步的附有彩色插图和照片的书，以及有关世界上各民族风情或风景、陆海空交通工具等内容的幼儿读物，只要准妈妈喜欢，都值得一看。

擅长绘画的准妈妈不妨每天画一些感兴趣的东西，或者可以把杂志上的照片、插图剪下来，或者贴上有色彩的纸，拼成风景和人物图等，将会非常有意思。

小贴士

有些准妈妈孕前没有补叶酸，致畸幻想比较严重，其实，没有专门补充叶酸，不一定就缺乏叶酸，胎宝宝不一定就会神经管畸形，只要产检没有问题，就不需要对此纠结。

第105天

准爸爸胎教：听一听胎心音

胎心音可以直接反映胎儿的情况，如果胎心音过快或过慢，准妈妈都应及时到医院检查，弄清导致胎儿心跳过速或过慢的原因，并及时处理。怀孕中后期，准妈妈可到医院用胎心仪听胎心；平时在家，准爸爸可以用仪器听听胎心音，或者直接贴在准妈妈肚皮上听一听，根据心跳次数推测胎儿的健康状况。

什么时候可以听到胎心

目前，运用高灵敏度的多普勒胎心探测仪可以在怀孕10周或者12周的时候听到像马蹄声一样的胎心音。如果采用一般的听诊器，要到怀孕第17～18周才能听到。到了孕后期，准爸爸能够隔着肚皮听到胎儿的心跳，胎宝宝的心跳次数大约是成人的2倍，快速的心跳声听起来就像奔跑的小火车。

在什么部位听

怀孕4个月左右，在准妈妈脐下正中线附近就可以听到胎心音。确定胎心位置最简单的方法就是观察医生听胎心的位置，回家后依样寻找，确定胎心位置。

随着胎儿的生长及胎位不同，胎心的位置也会有变化。

小于5个月时，听胎心位置通常在脐下，腹中线的两侧。

6～8个月时，随着胎儿的长大，胎心的位置会上移。感到右侧胎动频繁时，胎心一般在左侧；感到左侧胎动频繁时，胎心一般在右侧。

8个月后，胎位基本固定。准爸爸只需观察医生听胎心的位置即可。

头位和臀位也可以影响胎心的位置。头位时胎心在脐下，臀位时胎心在脐上。头位可在下腹两侧听，臀位可在上腹两侧听，横侧位可在脐上或脐下腹中线处听。

胎心的正常范围

正常的胎心率为120～160次/分。胎儿小于20周，胎心率相对快；20周后，胎心率相对变慢。胎动后胎心率可短暂加快，每分钟高于160次，但很快会恢复正常，这是胎儿健康状况的良好表现。

每分钟大于160次或小于120次，时快时慢，跳跳停停均表示胎儿有宫内缺氧、窒息的可能，必须及时就诊。

小贴士

孕4个月时，有的准爸爸即使用极精密的仪器也无法听到胎心音，这可能是由于胎儿的位置变化，或由于其他因素干扰（比如母体的脂肪过厚）造成的。准爸爸不要着急，可等一个月左右再听听看，如果还是听不到，则要去医院确认是不是胎儿停止发育。

孕4月 小人儿变得很乖

头部现在大约只占到小胎宝宝整个身体的1/3，小胎宝宝的身体比例协调多了。到这个月底，小胎宝宝能长到大约16厘米长了，接近准妈妈的手掌大小了，体重也将增加到120克左右。小胳膊小腿也发育完成了，关节活动更灵活。神经系统也开始工作，肌肉对于来自一些刺激有了反应，能够协调运动了。这些成长让小小的胎宝宝越来越好动，不时就会翻个筋斗或者踢蹬一下腿。不过，由于有羊水的缓冲，准妈妈目前大多还感受不到胎宝宝的动作。大约到孕5月后期，大部分准妈妈都可以感受到胎动了，别着急。

胎宝宝的循环系统几乎都进入了正常的工作状态，可以把尿排到羊水中，但羊水仍然是安全的，因为胎宝宝的尿液是干净无毒的，其中的代谢废物早已经随着准妈妈的循环系统排出体外，所以胎宝宝还是会把羊水吞咽下去练习呼吸。另外，胎宝宝的眼珠开始慢慢转动。不过，眼睛仍然不能睁开。

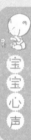

宝宝心声

妈妈，你现在不仅负担着自身的新陈代谢，还负责我的新陈代谢呢，所以，新陈代谢的速度比孕前快，特别容易出汗。妈妈，你辛苦了！

悄悄地告诉你，妈妈，最近你变漂亮了，脸色红润有光。这是因为妈妈体内的血容量在逐渐增加。血容量增加了，补铁就得相应跟上，不然容易发生贫血。妈妈的头发也变浓密了，这都是孕期激素的作用。

小贴士

由于体内的孕激素水平增高，乳房变大，乳头、乳晕颜色变深。从孕中期开始，乳腺真正发达起来，这时对乳房进行规律、合理的保养，有利于产后的哺乳和恢复。保养好了乳房，才能保护好宝宝珍贵的"粮袋"。

有益身心的腹式呼吸法

人们喜欢新鲜空气，因为新鲜空气中氧含量高。能够经常获得新鲜空气的准妈妈孕育的胎宝宝胎动更正常、生长发育更好，而且出生后也比较安静，躁动情况较少。

所以，准妈妈不妨想办法多给胎宝宝一些新鲜空气，除了多到空气新鲜的地方（比如花草、植物较多的公园）去，还可以学着多使用腹式呼吸。

腹式呼吸的特点

呼吸有胸式和腹式两种方式，胸式呼吸时，只有肺的上半部分在工作，几乎4/5的肺泡都在休息。相比于胸式呼吸，腹式呼吸对肺部的利用率更高，能让肺部的功能发挥到最高，因而呼吸也更有效。

腹式呼吸时，更多的氧气进入身体，供应给胎儿的氧气就自然增多，而且腹式呼吸时，腹部的起伏可以对子宫起到按摩作用，间接地使羊水运动，这种运动也对胎儿产生影响，让胎儿也像得到按摩一样舒服。

另外，腹式呼吸法对镇静神经、消除紧张不适也很有效。做腹式呼吸的时候，精神会比较集中，可以帮助准妈妈在分娩时转移注意力，忽略疼痛感。

腹式呼吸的正确做法

我们平时都是胸式呼吸，胸式呼吸是吸气的时候胸部膨大，呼气时胸部回缩，

腹式呼吸也是一样的道理，尽量深呼吸，在吸气时腹部膨大，在呼气时腹部收缩。如果掌握不了技巧，你可以将手放在腹部，感觉腹部变化；也可以用眼睛看着腹部起伏，只要腹部变化符合腹式呼吸特点即可。

腹式呼吸可以随时随地练习

坐着、站着、躺着都可以做腹式呼吸，可以专门抽出时间做，也可以想起来就做几次。做的时候，感觉有些类似做冥想时的呼吸，每口气吸入呼出维持8～16秒，边呼吸边数数，坚持5～10分钟就可以了。

练习腹式呼吸的注意事项

练习腹式呼吸时，一定要注意呼气的节奏，呼气的速度要比吸气慢、呼气时间是吸气时间的2倍，这样做可以提高呼吸功能。

练习腹式呼吸的时候要形成规律，最好每天早中晚各1次，一天共3次。在准妈妈感觉到肚子已经大到无法进行腹式呼吸的时候，就不必再做腹式呼吸了，转而去做扩大胸部呼吸功能的练习。

小贴士

当遇到空气质量不好的情况，比如有人抽烟、走在马路上，或者有雾霾时，准妈妈可以少用腹式呼吸。

孕4月 小人儿变得很乖

第108天
孕期的用药安全

有些药物可造成胎宝宝畸形、流产等后果，但并不是所有药物都如此，准妈妈要多了解孕期用药的安全知识，以备生病时用。

孕期安全药物分类

目前孕期用药安全的参考依据主要是美国FDA（美国食品与药物管理局）孕期安全药物分类，分为五类：

类别	安全范围	药物举例
A类	动物试验和人类试验结果均表明安全的药	甲状腺素、叶酸、孕期多种维生素等
B类	动物试验显示安全，或者动物试验显示不安全而人类试验显示安全的药	青霉素类以及头孢类抗生素、甲硝唑、对乙酰氨基酚等
C类	动物试验显示不安全而人类试验没做过的药	阿米替林、阿司匹林、地塞米松、倍氯米松、甘露醇、氯霉素、樟脑等
D类	人类试验显示对胎儿有危害，但孕妇有严重疾病时可以考虑用的药	苯妥英、丙戊酸、碘、黄体酮、来曲唑、链霉素、青霉胺等
X类	孕妇禁用的药	异维A酸、孕二烯酮、利巴韦林等

孕期应当尽量选择A类和B类药物，目前属于A类的药物比较少，属于C类药物比较多，占比超过60％，需要理性地看待C类药物，它们属于虽不能排除有害危害，但潜在的益处超越潜在危害的药物，D类药物一般用于孕期出现的严重的疾病，比如治疗癫痫的苯妥英，应权衡利弊后使用，X类药物是孕期绝对禁止使用的药物，它们可以使胎儿发生不可逆的发育异常。

感冒可以用的药

感冒一般一周左右会自愈，绝大多数可不用药，对于持续高烧不退的感冒，建议在医生指导下使用B类老药对乙酰氨基酚来退热。

普通感冒不要使用抗生素，也应尽量避免使用强力的止咳药水以及多种成分组合在一起的复方感冒药（如泰诺、白加黑、日夜百服宁等复方制剂）。

中药并不比西药更安全

大多数中草药其中所含成分并不都清楚，也缺乏安全实验，不能证明对胎宝宝是安全的，千万不要认为中药或者中成药对孕妇无风险。

小贴士

妇产科医生用药一般会参照相关的用药安全资料，医生开药时准妈妈可以咨询是哪一种分类，也可以回家后自己查询。

第109天
睡个舒适的午觉

俗话说："睡觉的孩子容易长大。"这个原理也可以用在胎宝宝身上，腹中的胎儿也会睡觉，所以除了晚上保证充足的睡眠外，准妈妈白天也应当有一个高质量的午觉。

午觉可促进胎儿成长、缓解疲劳

怀孕期间，准妈妈如果能睡得好，睡眠时脑部的脑下垂体会分泌出生长激素，这不是为了帮助准妈妈成长，而是为了胎儿成长而分泌的，是胎儿成长不可或缺的物质。

此外，这种生长激素还具有帮助准妈妈迅速消除身心疲劳的效果，许多准妈妈怀孕前常抱怨无法好好睡觉，但怀孕后反而变得比较容易入眠，就是因为释出了所需的激素，使其身体内部自然而然地发生了变化。

一上午的活动可能让准妈妈感觉劳累了，劳累的时候人容易心情烦躁、情绪不稳，如果在吃过午饭后，能好好睡个午觉，哪怕只有10分钟，也可以让准妈妈恢复精力、平复心情。

职场准妈妈怎样睡个好午觉

在职场的准妈妈，要设法找个可以睡午觉的地方，公司里有休息室再好不过了。自己备一条毛巾被、一个抱枕，吃完饭就可以到休息室睡个午觉了。如果没有休息室，就要看看会议室、会客室是否能利用一下，比如将会议室的长椅拼接起来当床，会客室的长沙发也很不错，跟负责这些地方的同事打个招呼，就可以在这里午睡了。如果实在没有这样的地方可以利用也要睡午觉，用闲置的椅子或凳子将脚垫高，上身靠着椅背眯一会儿就可以了。睡完午觉后，用具该收拾的收拾，该归位的归位，不要任其凌乱。

在家里怎样睡午觉

闲居在家的准妈妈睡午觉的条件就好多了，但也容易发生问题，要么因为准妈妈没有上班的压力，早上能够多睡一会儿，到了中午没有睡意，不睡了；要么就是睡午觉睡得太多，一睡三四个小时，这都不太好。人每天的正常睡眠时间是8小时，准妈妈应该睡9小时，增多的1小时放在午睡上是最好的，所以建议准妈妈无论早上还是午睡都不要赖床，尽量睡醒就起。

小贴士

无论在家还是在外，准妈妈最好都不要趴在桌子上午睡。一方面趴着容易压迫到腹部，另一方面眼睛受压过大，而且趴桌子睡觉会使脑部供血不良，醒来会头晕、不适。

孕4月 小人儿变得很乖

117

第110天
别忽视口腔保健

怀孕后，由于体内孕激素和雌激素水平升高，准妈妈的牙龈经常处于充血状态，很容易出血。怀孕4个月时，准妈妈的口腔变得愈发敏感，有时轻轻一碰就会牙龈出血，这使一些准妈妈变得不爱刷牙，忽视了口腔保健。

孕期准妈妈怎样护牙

1.坚持每天刷两次牙，每次刷牙时间不少于3分钟，每天漱6～8次口，可以有效清除大部分致病细菌。

2.三餐之间各做一次口腔按摩保健运动，比如在口外按揉牙龈、上下牙轻叩50次等，可以增强牙齿的抵抗力，预防牙病。

3.经常咀嚼一些不含蔗糖的口香糖，每次咀嚼至少5分钟，可以起到促进唾液分泌、抑制细菌和清洁牙齿的作用。

4.怀孕期间增加营养素摄入，补充足够的蛋白质、维生素A、维生素D、维生素C、钙、磷，不仅可以起到保护自身的作用，对胎儿牙齿的发育也很有帮助。

孕期口腔护理用品的正确用法

1.牙膏。牙膏分为普通牙膏、含氟牙膏和药物牙膏三大类。准妈妈可以使用含氟牙膏，但每次最好不超过1厘米，而且要慎用含氟量高或标示不明的含氟牙膏。药物牙膏中的某些成分可能危害胎儿，使

用前最好咨询医生。如果接触较冷、较热食物时感觉到牙齿酸痛，表明为敏感性牙齿，可用抗敏感型牙膏来帮助减轻不适。

2.牙刷。准妈妈最好用软毛牙刷，以减轻对牙龈的刺激。如果使用电动牙刷，要注意减轻力度，以免刷坏牙齿。

3.牙线。用牙线时最好使用牙线叉，避免手直接接触牙线，减少细菌进入口腔的机会。

4.漱口水。漱口水分为非药物性（"消"准字或"健"准字）和药物性（"药"准字）两类，其中多含有对妊娠不利的药物成分（非药物性漱口水也不例外），准妈妈最好少用。如果想加强杀菌效果，可以用盐水漱口。

5.牙签。准妈妈的牙周组织是脆弱的，使用牙签很容易对牙龈造成损害，引起牙周病。所以，准妈妈应尽量少用牙签。

6.口香糖。选择以木糖醇、山梨醇等作为甜味剂的口香糖，可以减少糖分的过多摄入。

小贴士

孕期口腔疾病发展较快，定期检查能保证早发现、早治疗。如果病情较重，不要拖延，可在怀孕4～6月这一相对安全的时间段尽早治疗。

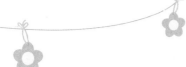

会一直存在的尿频现象

怀孕后，增大的子宫会挤压邻近的膀胱的空间，这会导致准妈妈排尿次数增多，一直到孕晚期，尿频现象会持续下去。

准妈妈对尿频的感受不尽相同

有的准妈妈很快适应了排尿次数增多的情况，但有的准妈妈会觉得尿频一直困扰着自己，常常会有尿不尽或者憋不住尿的感觉。

通常，尿频感觉在孕早期和孕晚期感觉最明显。孕早期时，尽管子宫大小还没有发生变化，但是大量的孕激素会引起盆腔充血，使子宫在盆腔中占据大部分的空间，并压迫紧靠着的膀胱而引起尿频；而到了孕晚期，胎头逐渐下降，落入盆腔中，向前压迫膀胱，使膀胱变窄，贮尿量减少，尿频更为突出。

孕期尿频是正常的妊娠生理现象，不需要进行任何治疗，分娩后即可消失。准妈妈只要注意不憋尿，有尿意立即去厕所就可以了。

应对尿频的办法

1.平时适量补充水分，不要一次喝过多的水，临睡前1~2小时不要喝水。但这并不是说要减少每天的饮水量，而是要有技巧地分配喝水的时间。千万不能因为尿频问题就不喝水或者少喝水，这样会使身体缺水，从而出现更多的健康问题，如引发孕期另一个令人头痛的问题——便秘。

2.少吃西瓜、冬瓜等利尿食物。

3.有了尿意要及时排尿，不要因为不好意思或工作繁忙而憋尿，否则容易造成尿潴留，不利于膀胱健康。

4.多做会阴收缩锻炼，加强骨盆底肌肉的弹性和力量，能有效控制排尿。

5.外出时使用卫生巾或护垫，以防找不到厕所时出现尿失禁的情况。平时如果不是出现了漏尿的情况，则不要使用护垫，以免刺激阴部敏感肌肤。

有些尿频是疾病信号

泌尿系统感染有时也会表现为尿频，如尿路结石或有异物时就会出现尿频；膀胱内有炎症时，神经感受阈值降低，尿意中枢系统处于兴奋状态，也会发生尿频。

因此，如果准妈妈除了尿频，同时伴有尿急、尿痛、尿液混浊，则要排除疾病的可能，应及时就医，进一步检查、治疗，以防炎症上行引起肾盂肾炎。

孕4月 小人儿变得很乖

小贴士

平时，准妈妈每次排尿后要用消毒卫生纸擦干阴部，避免尿液残留引起细菌感染，还要每日用温水清洗阴部，并更换内裤。

语言胎教：欣赏散文诗

时间让我们成长，如果你发现自己的容颜没有往日那般水嫩，请不要忧虑，也不必逃避，正视并淡然地对待它，成熟的美是到了一定阶段才会有的，虽然身体不会永远18岁，但心灵可以一直年轻。

现在，你有了孩子，你看孩子和孩子看你，都是一种微妙而美丽的感觉，试试用轻盈的心灵读一读这两首散文诗吧。

第一首：写给儿子的第一首诗

你望着我，孩子，就像我
从那纯真的童年望着自己一样。
我因你而重生，通过你的明眸
我又回到了那美好的时光。

我曾同你一样，逐日长大。总之，
我又不由自主地清楚记起
童年时期那无忧无虑的日子，
记起那些天真无邪的游戏。

你从一位忧郁而贤惠的女人
腹中降生，但是你嘴角的微笑
却驱散了她那无穷无尽的烦恼。

在她怀里睡着，你——我——的童年吧，
我的孩子，但愿你永远也不要醒来，
在你身上我又找到了自己儿时的欢快。
——作者：蒙特希诺斯（西班牙）

第二首：时间与皱纹

是谁请你来？
在妈妈的眼角
画了一条条
稀稀疏疏的
鱼尾纹，
在外婆的额头
刻上一条一条
密密麻麻的
长皱纹。

你呀，
只懂得画线条。
别以为很厉害，

我妈我外婆
根本不欣赏。
你没听她说：
不好不好，
洗都洗不掉，
擦也擦不掉。

时间啊，
你真是
差劲的
美容师！
——台湾儿童诗

第一首诗里，诗人用敏感的心思记录下了看到孩子时的心情。从孩子天真无邪的眼睛里，好像回到了自己的童年，那时无忧无虑。还写到孩子的微笑带给他的母亲无限的快乐。让人感觉温馨又浪漫。

第二首诗用孩子的视角来看妈妈，活泼又有爱。当你发现时间在妈妈额头上化下的妆，嘘，千万不要大呼小叫，自己心里知道就行了，用行动爱她多一点吧。

小贴士

诗有很多种风格，像这首《时间与皱纹》，几个有意思的句子，稍微拆解一下，就可以是一篇小诗。其实，写诗也并没有想象中那么难呢。

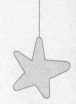

孕5月
胎动的美妙滋味

　　随着胎宝宝的生长发育，大部分的准妈妈在本月都有一个惊喜的发现，那就是能感觉到小小的人儿在腹中有小小动作了。这小小的动作，让准妈妈体会到了生命如此真实的存在，也给了准妈妈无限的感动。

你的身体发生了什么奇妙的变化：

💛 第17周

准妈妈的子宫在不断地长大，子宫内环绕在胎宝宝周围的羊水也不断增加，以保护好胎宝宝。

准妈妈可能会常有心慌、气短的感觉，有时还会有便秘现象。这些都是正常的。

💛 第18周

随着子宫的继续增大，准妈妈的宫底慢慢上升到在肚脐下面两横指的位置。由于体形的变化及身体负荷的增加，准妈妈变得容易疲倦，偶尔还会出现身体失去平衡的情况，这时候一定要注意保护好自己的安全。

💛 第19周

准妈妈下腹部的隆起开始明显，子宫底也在升高——一般子宫底每周会升高1厘米左右。乳晕和乳头的颜色加深了，乳房也越来越大。

敏感的准妈妈已经可以明显感到胎动了。

💛 第20周

一般情况下，准妈妈已经可以清楚地感受到胎宝宝在子宫内不停地运动了。在经历过最初体会到胎动的惊喜与幸福之后，准妈妈可能也会为胎宝宝的惊人活力而烦恼，因为胎宝宝的生物钟和准妈妈可能是不一样的，所以，如果夜间胎动太剧烈，会让准妈妈晚上睡不着觉。

小贴士

这个月里，胎宝宝的胎动会让你的孕期生活更加充满乐趣，你的身心都处于较为稳定的时期，不妨多找些有趣的事情做，度过一个丰富多彩、有纪念意义的孕五月。

第17周

第113天

本周变化：胎动变得频繁

在这段时间，胎宝宝的棕色脂肪开始形成。棕色脂肪可以在孩子出生后释放热量，帮他保温。不过，现在的小胎宝宝还没有囤积太多的脂肪，看起来很苗条。皮肤也因为下面没有脂肪层，看起来呈透明状，可以清晰地看到血管、肋骨。

听觉开始发育了，小胎宝宝现在已经可以通过羊水的传导，听到准妈妈的声音和心跳了，甚至偶尔还会作出反应。

心脏发育几乎完成，搏动有力，每分钟心跳约145次。其他的脏器也在不停地锻炼和完善中。骨骼开始变硬，保护骨骼的卵磷脂也在形成并覆盖其上，通过B超可以隐约看到胎宝宝排列整齐的脊柱。另外，胎宝宝的手指现在已经非常清晰，只是关节还不容易看出来。

胎宝宝现在的动作越来越多，而且也越来越协调，还会拳打脚踢。动作幅度较大时，准妈妈就会感觉到胎动。

宝宝心声

妈妈常常担心我在子宫里会很无聊，其实，我是很会自己打发时间的。

这周，给我输送养分的脐带长得更粗、更强壮了，它成了我的一个好玩具，我特别喜欢用手拉它、抓它，有时抓得特别紧，紧到只能有少量的氧气输送。不过我很聪明的哦，这只是我跟自己玩的一个游戏而已，很快我就会放手，让自己得到充足的氧气和养分。

在以后的日子里，子宫中最好的玩具就是脐带了。

小贴士

孕激素的分泌会给准妈妈的皮肤带来一定的变化，比如色素沉着、皮肤瘙痒等。也有些准妈妈的皮肤会变得细腻、光滑，比孕前还要好。随着准妈妈腹部的不断增大，皮肤可能还会因为缺乏足够的蛋白质而发生胶原纤维断裂，形成妊娠纹。建议准妈妈在医生的建议下，使用安全的祛除妊娠纹的产品。同时，日常饮食要合理，补充足量的维生素C、维生素B6、蛋白质，滋养皮肤，减轻上述各类皮肤问题。

孕5月 胎动的美妙滋味

123

第114天
预防缺铁性贫血

孕5月的时候，医生一般会建议准妈妈适当多摄入一些含铁丰富的食物，必要的时候，可能还会通过铁剂补铁。这是因为怀孕后，身体血容量增多，而血容量增加，并不是血浆和红细胞同步增加的，是血浆远远多于红细胞，制造红细胞的主要原料是铁，所以孕期特别容易出现缺铁性贫血。缺铁性贫血长期不治疗，胎宝宝可能出现发育迟缓的现象或发生早产，生产时还容易出现宫缩不良、产后出血等状况。

观察自己是不是有贫血症状

贫血的主要症状有脸色苍白、食欲减退、情绪低落、心跳加快、呼吸困难、疲乏无力等。怀疑自己贫血时不可盲目补充铁剂，要去医院检查。

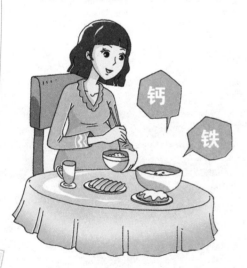

积极补铁，预防贫血

从孕6~8周开始，血容量就开始增加，不过增加量还不是很大，到了孕17周以后就比较迅速了。这时候就要注意补铁了，可以食补。含铁丰富的食物很多，如瘦肉、鸡蛋、动物血、动物肝脏、黑芝麻、花生等，都可以适当多吃。一般情况下不建议用铁制剂补充，如果贫血严重才会用到。补充铁制剂时，量大小要听医生的。补铁补过量容易便秘。另有最新研究表明，补充铁制剂可引起妊娠高血压。

食物补铁怎样更有效

准妈妈有可能发现吃了很多含铁的食物，补铁效果仍然不理想，这主要是补铁的方法不对。可以参考以下方法，能够让补铁更有效。

1.每天至少吃一份红肉，大约为35克。猪肉、羊肉、牛肉都可以，人体对动物性食物中的铁吸收率更高一些。

2.饭后吃水果助铁吸收。维生素C有助于铁质吸收，饭后吃一个含维生素丰富的水果，如柑橘、猕猴桃等，可以最大限度地提高铁质吸收率，比隔餐吃效果要好得多。

第115天
头发出现变化，要细心呵护

有些准妈妈发现怀孕期间，头发变得比以前浓密了，长得也快了，这是因为孕激素的增加改变了头发生长的自然周期，使妊娠期本该正常脱落的头发"寿命"延长。可是也会有准妈妈反应油性的发质变得更油，干性的发质变得更干、更脆，而且头发也掉了很多。

怎样呵护头发

1.定期洗头，准妈妈要选择并使用性质温和的洗发水。洗发后不要用普通干毛巾使劲搓搓头发，最好是用专门的干发毛巾吸掉头发水分，再让头发自然晾干。

2.头发干枯打结时，可先涂上免洗护发素再将头发梳开。

3.使用宽齿的梳子，避免过度使用吹风机、卷发器。

4.使用天然材质的梳子，如木梳、牛角梳等。

5.多吃些利于头发生长的食物，比如黑豆，黑芝麻等。黑豆可以炖汤食用，每周吃1～2次即可；黑芝麻可以炒熟后当零食食用，每天吃1～2勺即可。

6.外出时戴太阳帽或使用遮阳伞，避免头发受到紫外线的伤害，变得干枯、易断。

改用小功率的电吹风

有些准妈妈头发比较长、比较多，洗头发后，很难自然风干，或者晚上要睡觉

了，头发还没有干，这个时候，不可避免要使用电吹风。

电吹风是一种辐射强度较高的电器。普通的1000瓦的家用电吹风，辐射强度可达350mGs左右，远远低于电吹风的辐射量。鉴于电吹风功率越大辐射越强，建议准妈妈使用的电吹风最好选择600瓦～800瓦的，安全性较好。

电吹风的辐射源主要是后端的电机，并且开启和关闭时辐射强度最大，这两种时候应尽量使电吹风的电机远离腹部和头部。且不要连续长时间使用电吹风，最好用一会儿停一会儿。

自制发膜

橄榄油、蜂蜜营养发膜

做法：将1小勺橄榄油、1杯蜂蜜水和2勺干面粉混合搅拌均匀。

用法：将自制发膜涂抹在洗净的头发上，再戴上浴帽。30分钟后，你会发现头发变得柔软又有光泽。

小贴士

先将头发洗净、擦干，然后将啤酒均匀地涂搓在头发上，并进行揉搓按摩，使其渗透根部。10分钟后用清水洗净。这样不仅使头发光亮，而且能防止头发干枯脱落，促进头发生长。

孕5月 胎动的美妙滋味

125

第116天
认真对待孕期头痛症状

孕期很多准妈妈都有头痛的症状，发生的时间各不相同，有些准妈妈在孕初期出现了头痛现象，这多数是激素影响了大脑的血液回流造成的。这种头痛会随着孕初期的结束而结束。但有些准妈妈的头痛持续到了孕中期以后，还有些准妈妈在孕初期没事，进入孕5月后，反而出现头痛症状。

不管是孕前就有头痛的毛病，还是孕初期开始的或者是孕中期开始的，在产检的时候都要告诉医生。医生会结合其他检查判断这种头痛是正常反应还是病理反应。不要认为这可能跟怀孕没关系就不说，以免耽误治疗。

孕期头痛怎么应对

激素变化引起的头痛只是一种普通的怀孕反应，无须药物治疗，只要注意调理，就会慢慢缓解了。

1.保证营养，让大脑能获得足够的能量供应。

2.讲究饮食均衡搭配，含优质蛋白质的食物、新鲜蔬菜、水果等都要适当食用，不要太偏食。

3.要注意休息，疲劳是诱发准妈妈头痛的导火线，包括眼疲劳也会导致头痛，因此准妈妈尽量减少工作时间，不要过度用眼，并保证充足的睡眠。

4.压力大、心情抑郁也会导致头痛，准妈妈要学会自我放松，多到户外走走，呼吸新鲜空气，给大脑更多的氧气。心情不好的时候，试着与家人或朋友沟通，寻求帮助。

5.看看头痛是否总是发生在突然站起来或者突然翻身的时候。如果是这样，就是因为大部分血液都供应胎儿了，在改变体位的时候没能及时供给大脑，因而出现了头痛。这是暂时现象，下次改变体位的时候动作缓慢就可以了。

6.如果头痛严重，无法缓解，不要硬扛着，可以请医生开药，比如孕妇金花丸等。这种药物可以帮助准妈妈缓解症状，同时对胎宝宝也不会产生影响。

7.突然出现头痛和头痛加重现象，还伴有耳鸣、心悸、呕吐、胸闷症状以及视觉改变、上腹部尖锐疼痛、突然的体重增加或手部、脸部肿胀等，可能是先兆子痫，要尽快看医生。

小贴士

准妈妈不要总是较长时间待在密闭的空间。有人抽烟也是令人头疼的事情。准妈妈每天都要记得开窗通风，时常到公园去走一走也是必要的。

最新怀孕分娩一日一课

控制好体重增长幅度

体形变化、体重增加是怀孕带给女性最显著的外观改变之一。孕期准妈妈要关注自己的体重，有意识控制体重增长幅度，因为体重增加不够，胎宝宝的成长就会受限制，增长太多，要么是胎宝宝成为巨大儿，造成难产，要么就积聚在准妈妈的身上，威胁准妈妈的健康，比如患上妊娠糖尿病、妊娠高血压疾病等。

体重增长参考标准

衡量准妈妈体重增长有两方面的参数：一个是增长总量，即到妊娠末期体重增长的总重量；另一个是增长速度，即在孕期中每周体重增长的数量。显然，在整个妊娠过程中，不但体重增长的总量要合理，而且体重增长的速度也要合适。

一般认为，孕前体重正常的准妈妈，整个孕期体重增长11.5千克~16千克（平均为12.5千克）是比较合理的。孕前体重超标的准妈妈体重增长应少一些，5千克~11.5千克（取决于体重偏胖的程度）较为适宜；孕前偏瘦的准妈妈体重增长应多一些，12.5千克~18千克（取决于体重偏瘦的程度）较为适宜。

孕前体重正常的准妈妈在怀孕的前10周体重增长不明显，10周内共增加0.65千克左右；10~20周，体重增长加快，每周增长0.335千克；20~30周，每周增长0.45千克；30~40周，每周增长0.335千克。或简化为，怀孕第10周时增长0.65千克；怀孕第20周时增长4千克；怀孕第30周时增长8.5千克；怀孕第40周时增长12.5千克。

上述增长速度数值仅适用于孕前体重正常的准妈妈，孕前体重超标或不足的准妈妈，其体重增长速度更为复杂。每位准妈妈可根据自己的具体情况（主要是对孕前体重的评价），制订按周计算的体重增长计划，并通过饮食和身体活动进行调整，使合理的体重增长计划得以落实。

关注异常体重

体重增加一般都比较平稳，不能出现突然迅速增长或忽然下降、不增长的现象。准妈妈可以准备一台体重秤，每周测量一次，做成一个表格，体重增加情况就更明了了。测的时候，最好能穿同样的衣服，并用同一台秤，这样数据更准确。

小贴士

有人认为，准妈妈吃得胖胖的，胎儿的营养才充足，这是一种误解。因为胎儿所需要的全部营养物质都是通过胎盘从母体血液中摄取的。也就是说，胎儿发育依赖的是准妈妈的血液，而不是准妈妈的脂肪组织。

孕5月　胎动的美妙滋味

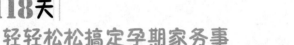

第118天
轻轻松松搞定孕期家务事

怀孕后就像大熊猫一样被家人重点保护起来，一点儿家务也不做，这也是不科学的。相反，家务属于轻度体力劳动，适当做一点，对准妈妈还是很有好处的。不过要适当，不能做的不勉强。虽然有些家务事可以做，但做多少要有所讲究。

☑ 孕期做家务原则

1.降低清洁标准，不给自己订目标。那些平时对家务精益求精的准妈妈必须要做到这一点，怀孕后的身体灵活度和体力大不如孕前了，不要在家务方面要求太严格了。比较好的方法是将家务细分，每天完成一部分，几天一循环，基本保持整洁就可以了。

2.动员全家，共同完成家务。家务繁多，单靠自己可能完成不了，这时候准妈妈要懂得动员全家来帮忙，将那些完成不了的家务分配出去。

3.以缓慢为原则，以舒适为度。做家务的时候，要慢慢来，不要想着一口气做完，累了就休息一会。在做家务的过程中要多关注肚子，不要压迫到，也不要碰到。如果突然出现腹部阵痛，要马上停下动作，卧床休息，休息后仍得不到缓解，尽快就医。

☑ 做家务安全第一

1.在擦、抹家具和扫地、拖地时最好不要弯腰，以免压迫到腹部。选择不需要弯腰就可以打扫的器具，而且打扫时要避免蹲下或跪在地上。到孕晚期更不可弯腰干活。拖地时不可用力过猛，还要防止滑倒。

2.不要勉强踮着脚或登高从高处拿取物件，晾衣时也不可勉强伸长胳膊，最好使用可以升降的晾衣架，或者请准爸爸代劳。

3.洗衣服时不要压迫腹部，不要把手直接浸入冷水中，尤其是在冬季更应注意。

4.将放在地上的东西拿起或放下时，要屈膝落腰，完全下蹲，单腿跪下，然后侧身拿住东西，伸直双膝站起。

5.在做家务的过程中，可以不时地停下来休息一会儿，坐下来将双腿伸平放在椅子或沙发上，并将小腿适当垫高，以缓解疲劳。

☑ 有些准妈妈不适合做家务

有些准妈妈不适合做家务就不要勉强了，包括体态臃肿、灵活度不够的，医生告知有先兆流产、早产预兆，需要卧床休息的，正在活动性出血或出现破水的，只做简单家务都会诱发子宫收缩的，做家务出现呼吸急促，就都不要做家务了。

小贴士

做完家务后，准妈妈一定要适度休息，休息时尽量把双脚抬高，比如坐着时腿脚放在椅子上；躺着时双腿下垫枕头等，能避免太疲劳而发生脚部抽筋或水肿。

最新怀孕分娩一日一课

语言胎教：讲故事《拔萝卜》

今天来给胎宝宝讲个有趣的故事吧，可以准妈妈讲，也可以由准爸爸来讲哦。

拔萝卜

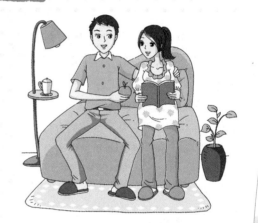

从前有个白胡子老爷爷，在地里撒了一颗萝卜种子。过了一段时间萝卜种子长出了萝卜苗，后来萝卜苗下又长出了萝卜根，萝卜越长越大，老爷爷高兴极了。

到了萝卜成熟的季节，老爷爷带着铁锹来挖萝卜。老爷爷挖呀挖，怎么也挖不出来。老爷爷用手抓着萝卜缨子，拔呀拔呀拔，也还是拔不出来。

老爷爷叫来了老奶奶，老奶奶拉着老爷爷，老爷爷拉着大萝卜，拔呀拔呀拔，还是拔不出来。

老奶奶叫来了小姑娘，小姑娘拉着老奶奶，老奶奶拉着老爷爷，老爷爷拉着大萝卜，拔呀拔呀拔，还是拔不出来。

小姑娘叫来了小花狗，小花狗拉着小姑娘，小姑娘拉着老奶奶，老奶奶拉着老爷爷，老爷爷拉着大萝卜，拔呀拔呀拔，还是拔不出来。

小花狗叫来了小花猫，小花猫拉着小花狗，小花狗拉着小姑娘，小姑娘拉着老奶奶，老奶奶拉着老爷爷，老爷爷拉着大萝卜，拔呀拔呀拔，还是拔不出来。

小花猫叫来了小老鼠，小老鼠拉着小花猫，小花猫拉着小花狗，小花狗拉着小姑娘，小姑娘拉着老奶奶，老奶奶拉着老爷爷，老爷爷拉着大萝卜，拔呀拔呀拔，大萝卜终于拔出来啦，所有的人都摔了个前仰后翻。

大家一起帮老爷爷把大萝卜抬回了家。"哟嘿！哟嘿！哟嘿……"

讲故事的时候，说到"还是拔不出来"不妨加快语速，尽量夸张点儿。可以让老公来扮演老爷爷，一边看着他"拔萝卜"，一边描述故事内容，这样更加生动，而且你还会发现这样讲故事的方式很有趣。

孕5月 胎动的美妙滋味

小贴士

准爸爸如果能经常跟胎宝宝说话，给他讲故事，对胎宝宝来说，效果会比准妈妈更好。因为胎宝宝更喜欢准爸爸低沉的噪音，而且准爸爸对胎宝宝上心，会让准妈妈感觉更幸福。有条件的准爸爸不妨每天腾出一点时间读点有趣的故事给胎宝宝听。

第120天
本周变化：胎宝宝在子宫里玩得欢实

胎宝宝身体比例更趋协调，下肢比上肢长，下肢各部分也都更成比例。胎宝宝越来越爱动，胎动会越来越频繁。如果这时做B超，可能会看到胎宝宝做吮吸、踢腿、抓脐带等动作——对于现在的小胎宝宝来说，子宫的空间还较大，他可以像鱼儿一样在里边快活地游动。

听觉能力已经发育得不错了，小胎宝宝会经常微眯着眼，倾听准妈妈身体里的肠鸣声、血流声以及心跳声，或者外部人们说话的声音。

脑发育已趋于完善：大脑神经元树突形成，大脑的两个半球不断扩张，小脑两个半球也开始形成。胎宝宝此时的大脑具备了原始的意识，但是还不具备支配动作的能力，因为中脑还没有充分的发育。肺开始了正式的呼吸运动，但呼吸的都是羊水而非气体。消化道开始积攒羊水，变成糊糊状的胎便，会在出生后排出体外。

宝宝心声

"报告妈妈，我现在一切正常。妈妈每天要带着我，会不会很辛苦呀？等我长大了，一定好好报答妈妈！"

妈妈，你现在能感觉到胎动了吗？不过现在我还很小，又有羊水充斥在周围，所以现在的我做动作的时候动静还很小，有人说这时候的胎动的感觉有点儿像小鱼在吐泡泡，咕咕咕的。妈妈，其实我就是一条可爱的小鱼儿，幸福地游荡在妈妈的子宫内。夜深人静的时候，如果爸爸趴在妈妈的肚皮上，也许也能听到小鱼儿吐泡泡的声音哦。

爸爸、妈妈，你们终于能实实在在地感觉到我了，真让人开心！

小贴士

你和丈夫可以开始进行对话胎教了。准爸爸准妈妈如果经常跟胎宝宝说话，胎宝宝就会对准爸爸准妈妈的声音逐渐熟悉，这种熟悉在宝宝出生后会有明显的体现。这一周，高龄准妈妈可以考虑做羊膜腔穿刺，用以检查胎宝宝是否患有染色体异常、神经管缺陷等疾病，还能用来确诊唐氏综合征筛查结果。

就算是肚子越来越大，行动越来越不便，大部分准妈妈还是改不了爱逛街的天性。建议各位准妈妈怀孕后尽量少逛街，但也不是说完全禁止，因为逛街可以让准妈妈获得好心情，只是准妈妈需要注意，安全第一，切记孕期逛街不能像孕前那样随心所欲。

准备工作要做好

衣着：逛街需要长时间走动，因此要穿着宽松舒适的衣服和弹性好的运动鞋，不要穿拖鞋，否则容易滑脱绊倒。

防护：如果是在夏天，出门前要涂抹防晒霜，戴上太阳镜或遮阳帽（遮阳伞）；如果是冬天，就要穿上保暖的衣物，戴好帽子、围巾、手套等。

上街时间：上街的时间要控制，尽量不要在人流高峰时去。

有人陪同：准妈妈不要自己外出购物，最好有人陪伴，万一有意外，可以有人帮忙。

安全乘坐交通工具

最好不要选择在人流高峰时乘车，以免拥挤。上车后提醒售票员请别人给自己让座，不要觉得不好意思。必要时可以改乘出租车。逛街不要到太远的地方去，来回的路程太远，体力消耗过大。

商场、超市逗留时间要短

商场、超市人多嘈杂，空气流通也不好，在里边停留时间太长会造成身体不适。尤其不要到密闭的商场里，那里空气流通差，容易集中一些病毒、细菌等。因此，最好先列个购物清单，直奔主题，买完就走。在商场、超市逗留的时间越短越好。

缩短购物时间

购物的时间不宜过久，准妈妈身体沉重，容易疲劳，一般每次逛街不要超过2小时。感觉累了，出现哈欠连天、头晕、脸热的时候，就要及时休息，可到休息区坐一会儿或到外面呼吸一下新鲜空气。

回家后洗手洗脸

逛完街回到家后，要及时洗手、洗脸，将外衣换下。做完以上清洁工作之后再吃点东西或喝点水，休息一下。待体力恢复后再去整理买回来的东西或做其他事情。

小贴士

刚刚开业的商场，无论是打折优惠、还是开业酬宾，准妈妈都不要去凑热闹。这个时候的商场除了人多、嘈杂之外，空气环境更糟，装修的污染可能还没有消除，对胎宝宝的健康是个威胁。

孕5月 胎动的美妙滋味

第122天
换上适合准妈妈的床上用品

床上用品的质量对睡眠质量至关重要，睡眠不好的准妈妈可以检查一下自己的寝具是否足够舒适和符合科学规律，如若不然最好换一套。

☑ 换一个舒适的枕头

枕头太高，会加重颈椎的负担，太低则会让头部充血，面部水肿，所以首先要选择一个高度适中的枕头。在挑选枕头时，可以将枕头往下压，之后看它的高度是否是一个拳头（约9厘米）的高度，最好不要超过一个半拳头。枕头的柔软度要适中，太硬和太软都不好。

枕套应选用纯棉材质的，而枕头的填充材料最好选择木棉、香蒲绒、棉、谷物的，透气性比较好。另外，准妈妈也不适宜选用药枕，因为药枕中一般填充的都是中药，成分比较复杂，有些中药可能对准妈妈或胎儿产生不良影响。

☑ 床单、被罩应选用健康、环保的

床单、被罩都应选用全棉材质的，不要选用化纤混纺织物，否则容易刺激皮肤，引起瘙痒；被褥最好是全棉布包裹棉絮。

☑ 被子要选让自己感觉舒适的

其次，检查被子，重量适度、面料干爽、透气性好的被子最舒服。面料纯棉、真丝都可以，不要用化纤产品。重量和透气性取决于被芯，被芯的种类很多，各有优劣，可根据自己的需要决定。羊毛被和棉花被更暖和、更压风；羽绒被更轻便，透气性也更好；蚕丝被更贴身，触感更舒适，购买时要充分了解，选择一款自己喜欢的。

☑ 准妈妈忌睡弹簧床和席梦思

准妈妈的脊柱通常前屈得比较大，经常睡在弹簧床或者特别软的席梦思上，会对腰椎产生重大影响，使脊柱的位置失常。由于弹簧床和席梦思太软，平躺时，会使脊柱呈弧形，使得已经前屈的腰椎关节摩擦加大；侧卧时，脊柱也会跟着朝侧面弯曲。时间长了，脊柱就会变形，从而压迫神经，给腰肌带来沉重的负担，还有可能引发腰痛。

因此，准妈妈最好选择睡木板床，垫上棕垫或者比较厚的棉垫。

小贴士

床单、被罩容易聚集细菌，因此应该每两个星期将床上用品换洗一次，至少一个月也要换洗一次。洗了之后用开水烫一下，再拿到阳光下去暴晒杀菌。

最新怀孕分娩一日一课

怀孕后，准妈妈的内分泌、血液、心血管、免疫乃至新陈代谢，都会在不知不觉中发生种种改变，以适应胎儿的生长需要，准妈妈的眼睛也会受到一些影响，最常见的变化有：

眼角膜变化

因为水肿的原因，孕期角膜厚度增加的可能性增大，角膜弧度也开始变陡，眼泪变得不容易流出了，眼睛经常感觉非常干涩。随着角膜和水晶体的水分的增加，眼睛近视的度数也会加深，视力疲劳和眼睛模糊的程度会加大。

应对办法：这时不建议准妈妈改变眼镜度数换新眼镜，因为这种度数的加重是暂时的，产后6周会逐渐恢复。

眼周色素加深

也就是我们平时说的黑眼圈加深，但这一般只是生理上的加重，在分娩之后就会逐渐恢复。也并非每个人都会出现，准妈妈不要担心。

应对办法：准妈妈可以适当多吃一些胡萝卜，胡萝卜可补充维生素E和维生素A，这对眼球和眼肌都有滋补作用，也可改善黑眼圈。

眼睛干涩

由于孕期泪液分泌减少，泪液中的黏液成分增加，眼睛得不到正常润滑，容易干涩。常见的症状有：灼痛、发痒、怕光等，眼泪不经意间就会流出。

应对办法：千万不要盲目地认为眼干涩是眼睛发炎了，更不可盲目地使用眼药，应该到医院进行精确的检查，听取医生的建议。可以多吃一些胡萝卜及绿色或黄色蔬菜、红枣等。

眼睛酸痛

在孕期，如果过度用眼常出现眼胀痛，如果眼胀痛伴随眼红、怕光、视力下降，要及时就医，以排除虹膜睫状体炎；眼球转动疼痛伴随视力明显下降，要警惕视神经炎；头痛的同时发生眼痛和视觉异常，要到神经内科就诊。

应对办法：用眼时要注意休息，经常看看远处，并注意坐姿，坐在椅子上时肩膀和背部要放松、舒展。如果长期有重度眼胀、眼酸，可能是其他疾病引起的，应及时就医。

小贴士

第一次怀孕、年纪太大或太小的准妈妈，以及患妊娠高血压疾病、糖尿病的准妈妈，都要注意眼睛并发症。她们眼睛比较敏感，容易因为眼睛变化而衍生并发症。因此以上准妈妈最好每2~3个月就检查一下视力。

孕5月 胎动的美妙滋味

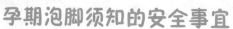

第124天
孕期泡脚须知的安全事宜

怀孕后，脚的负担变重，准妈妈常常会感觉不适。

孕期脚容易感觉不适的原因

1.首先要支持增加的体重（10千克~14.5千克），脊椎前弯、重心改变。

2.怀孕末期由于松弛素的分泌，颈、肩、腰背常常酸痛，脚更不堪重负，足底痛时有发生。

3.怀孕后脚痛还有一种原因是平足。平时无症状，孕期的生理变化往往使平足加重。人体的足弓由横弓和纵弓组成。足弓正常时，站立和行走主要由第1、第5跖骨头和跟骨负重，准妈妈常因为体重增加，使维持足弓的肌肉和韧带疲劳，不能维持正常足弓，所以常常会脚痛。这种情况要借助矫形平足鞋垫治疗，根据个人足形，由变压泡沫做成鞋垫来矫治。

泡脚的好处

1.泡脚可以促使血液循环加速，这样就能让胎盘获得更多的血液、更多的氧气，对胎宝宝的发育很有益。

2.泡脚是一种很好的放松方式，对缓解腿、脚水肿也有效果。准妈妈可以每天都泡一下。

孕期泡脚安全第一

1.温度不能过高，如果持续超过39℃，有可能对胎宝宝造成不利，因此泡脚最好的温度是38℃，不要超过。

2.泡脚的时间不宜太长，一般15~20分钟就足够了。长时间的热水刺激，可能会引起子宫的反应。事实表明，长时间用热水泡脚后，胎动会明显增加。

3.泡完脚之后，要及时擦干，穿上袜子保暖，不要等着自然干，以免带走脚部大量的热量。

4.泡脚后，不要随便做足底按摩，脚部的穴位极多且复杂、分布也密集，没有专业知识而过度刺激足底，很有可能会影响胎宝宝的安全，最大限度就是在脚底快速摩揉几个回合即可，不要用力按压。特别要提醒准妈妈，足跟是生殖腺的反射区，踝骨下方的窝对应的是子宫，不能过度刺激。

5.习惯到足疗馆去泡脚、按摩的准妈妈，在孕期可能要歇一段时间了，除非这家足疗馆真的是特别专业，对孕期按摩也有专业的认识，才可以去。另外，泡脚用的药材一定要慎重选择，有强烈活血作用的药材不能用，一旦引起子宫收缩就不妙了。

小贴士

泡脚最好的用具是木盆，热量散失较慢；如果用铁盆，就备一壶热水放在边上，冷就加点。

最新怀孕分娩一日一课

134

主食是营养的主力军

主食对我们的营养和健康有主要影响，吃好主食，对准妈妈尤其重要。

主食应该粗细搭配

常见的主食有馒头、花卷、烙饼、米饭等。这些谷类食物的共同特点是碾磨加工比较精细，可称为"细粮"。精细碾磨加工造成谷粒原有营养素大量损失，所以细粮的营养价值普遍不及粗粮。粗粮主要指没有经过精细碾磨的谷类，有三层含义：首先是小米、玉米、高粱、黑米、荞麦、燕麦等所谓粗杂粮，是中国人餐桌上最常见的粗粮；其次是没有经过精细碾磨的面粉和大米，即全麦粉和糙米，以及用它们制作的全麦馒头、全麦面包、全麦面条、糙米粥等；最后是绿豆、红豆、芸豆、饭豆等杂豆类，虽然不是谷类，但其营养特点与谷类相似，也可以归入粗粮的范畴。

怎样保证粗粮的适量摄入

建议孕期食谱中粗粮应该占主食的30%以上，相当于100克～200克。

要想每天都达到100克～200克的粗粮推荐量，仅仅靠喝小米粥、麦片粥或吃玉米饼等，是远远不够的。首先要改造白米饭，在米饭中加入小米、黑米（需提前浸泡）、大麦等做成"二米饭""三米饭""黑米饭"等；还可以在米饭中加入各种杂豆类，做成各色豆饭。其次，在制作馒头、面条、饺子和包子等面食的时候都可以掺入一定比例的全麦粉、荞麦粉、大麦粉等粗粮。最后，在购买馒头、花卷、面包、面条、饼干等面食时，尽量选择全麦馒头、全麦面包、玉米饼等。

多样化不是"花样化"

食物越多样，就越符合健康原则，这是平衡膳食的关键所在。每天主食不是白米饭就是白馒头，这显然是有违营养原则的，而馒头、花卷、挂面、切面、烙饼等，看起来花样很多，但它们可能基本都是用精白面粉加工制作的。

要真正做到主食多样化，除了前面讲的3类粗粮外，一些富含淀粉的坚果和种子，如莲子、薏米、栗子、芡实等，也应当纳入主食的总量当中。此外，薯类（如马铃薯、甘薯、木薯、芋头、山药等）的营养特点与谷类比较相似，所以也可作为主食食用。

小贴士

准妈妈还可以选择强化谷物当主食食用，目前最常见的是强化面粉，即在面粉中加入铁、钙、锌、维生素B_1、维生素B_2、叶酸、烟酸以及维生素A等营养素，在很多超市均可买到。强化面粉的外观、味道与食用方法，与普通面粉完全相同。

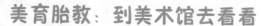

第126天
美育胎教：到美术馆去看看

喜欢艺术作品，如画作、建筑作品、摄影作品等，可以提升准妈妈的艺术素养，同时准妈妈感受到的一种美的感动，也会对胎宝宝产生有益的影响。

美术馆或者画廊是画作的天堂，在那里，每一幅画都有它们的空间与尊严，可以发挥它们视觉上的震撼与冲击力。欣赏者静静地沉浸其中，心境会非常不一样。

美术馆和画廊在建筑、装修选择上都很有自己的风格，是开阔眼界的好地方，所以，如果所在的城市有这样的地方，准爸爸准妈妈都可以考虑去看一看。

美术馆

关于幸福或苦难，他们总是清楚的，
那些古典的画家，
当别人在吃饭，在开窗，在工作，
或是微笑着散步的时候，
当老年人在热烈地、虔敬地
等候神的降临，
当有孩子，
在树林边沿的池塘上溜着冰，
当一个角落，乱糟糟的地方，
有花朵绚丽地绽开，
当狗在树下打盹，或是健硕的马匹
把无知的臀部在树上摩擦……
他们可以把一切都凝结在画里，

以浓墨，或淡彩，
以光，或影。
一切的幸福和苦难，都会随时光逝去，
但画们不会，
后来的人们可以从画中
看到秋天，或者雪夜。
或许可以听到水桶坠水的声音，
鸟雀拍起翅膀。
太阳依旧照着绿波，
那华贵而精巧的船，
静静地航行。
——原作者：W.H.Auden

准妈妈可以给即将到来的宝宝的房间留出一片艺术墙，很容易就能做到。在墙壁上留出一片空白，上面挂上小黑板或者文件夹，用来自己和宝宝画画或者收纳、归类自己和宝宝的作品。

小贴士

绘画作品是装点房间的好素材，自制或者购买一些画框会很实用。当有了新画作，可以随时装起来挂到墙上，看腻了的画也可以随时取下，将来还可以装裱孩子的涂鸦。

本周变化：透明的胎脂保护着皮肤

为了保护皮肤，防止在羊水中浸泡过度使其受损，胎宝宝的皮脂腺开始分泌一种白色的油脂样的物质——皮脂。这层胎脂包裹着娇嫩的小胎宝宝，会一直保护到宝宝出生，出生后1～2天会被皮肤自行吸收，不用特别处理。

本周最大变化是感觉器官开始分区域迅速发展，到了本周末他的味觉、嗅觉、触觉、视觉、听觉等都在大脑中占据了专门的区域。遍布胎宝宝体内的神经被称为

髓鞘的脂肪类物质包裹起来，大脑神经元之间的连通开始增加。十二指肠和大肠开始固定，具备了一定的消化功能；胃通过不断地吞咽羊水，逐渐增大（约有一粒米的大小）。整个消化系统开始最初的运行。

调皮的小胎宝宝除了睡觉就是运动，不时动动小手、踢踢小腿，一刻不得闲。从本周开始，有些准妈妈已经感觉到胎动了。

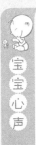

宝宝心声

我的反射行为正在慢慢增多，现在经常练习的三种是吸吮、吞咽和眨眼，这对我来说可是具有求生价值的哦。到出生时，我将拥有超过70种的不同反射动作。

还有，妈妈不要觉得玩游戏是出生后的孩子的专利，我现在一样会做游戏。今天醒来时，我就伸了一个懒腰，打了一个哈欠，还用脚轻轻蹬了一下妈妈的肚子，这使我感到很满足。

爸爸，想听听胎心音吗？那么准备一个胎心仪或者一个听诊器吧。到了孕18周时，普通的听诊器就可以听到。不过我随时都在妈妈肚子里滚来滚去，想要听到胎心音，可得多点儿耐性，找好位置才行。

小贴士

当出现失眠、烦心等问题时，不要过分焦虑，这样会使情绪变得更焦躁，更不要擅自服用镇静安神类的药物，可以做深呼吸，用意念来控制自己的情绪。如果失眠、烦心的情况很严重，已经影响到了正常的生活，这时就应该就医，用科学的方法来治疗了。

孕5月 胎动的美妙滋味

137

第128天
预防与缓解腰酸背痛

腰酸背痛随着怀孕时间后移，会越来越困扰准妈妈，尤其是高龄准妈妈。孕中期出现的这种腰酸背痛，到孕晚期，会越来越重，所以准妈妈要提早预防，比如坐、卧、行走都能坚持正确的姿势，不适感会有所减轻。

静态动作

睡觉：准妈妈不要睡太软或太硬的床，睡上去背部可以平贴床面是最好的。如果是侧卧，两腿间夹个枕头，后背垫个枕头；如果是平躺，膝下垫个枕头，头部枕着的枕头不要太高或太低，头颈部能尽量平直或下颌稍微内收都比较好。

坐：选择有扶手和靠背的椅子，坐时背部、腰部要紧贴椅背，臀部尽量往后坐进椅子，让身体和椅子完全贴合，这样身体肌肉就不会太疲劳。工作时，可在腰后放一个小靠垫帮助支撑腰椎，背部保持正常的曲度，让椅子尽量靠近工作台，大腿与上半身的夹角略大于90°。

站：站着时膝盖要向前弯曲，肩部稍向后仰，腹部向前突出。

静态动作最忌讳的是一次性持续太长时间，要时不时活动一下。

动态动作

由坐到站：不要太快，要用双手扶着椅子扶手，手臂与腿部一起用力，慢慢将身体撑起来，腰椎就不会因为突然过度受力而酸痛了。

由卧到坐：起床时不要在仰卧的状态下直接起来，要先转到侧卧位，再用手将上半身撑起，然后顺势顺着床沿放下脚，最后坐直上半身就可以了。这样对腰部的伤害是最小的。

小方法缓解腰酸背痛

1.如果要提东西，首先确保东西不能太重，然后用腿力而不是用腰力提起来，保持背部挺直，自膝盖处弯曲举物。不要在胳膊上携带东西。

2.休息时不要躺在软的沙发上，选用可提供良好支撑的坚硬的床垫。不要穿高跟鞋。

3.避免过胖。因为准妈妈体重增加，背部需要平衡的分量就越重，背部也就越痛，故不要吃过多高脂肪的食物。

4.平日在家中可自行多做按摩。另外，也可以做局部热敷，用热毛巾、纱布和热水袋都可以，每天热敷半小时可减轻疼痛感觉。

小贴士

疼痛难忍需要使用药物帮助止痛时，一定要听取医生的意见。禁止盲目使用药物，以免对胎宝宝有不良影响。

最新怀孕分娩一日一课

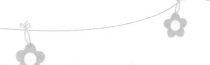

应该适当多吃些含钙食物了

孕中期是胎宝宝骨骼成型的关键时期，准妈妈对钙的需求量大增，日常饮食可能无法满足该需求。建议准妈妈从现在开始，适当多摄入含钙质丰富的食物。

哪些食物富含钙？该怎么吃？

牛奶：500毫升牛奶里面就含钙300毫克，并且牛奶中的钙质很容易被人体吸收，所以，牛奶可以作为日常补钙的主要食品。需要注意的是，牛奶加热时不能搅拌，加热到六七十度就行。另外，其他奶制品如酸奶、奶酪、奶片，也是很好的补钙食品。

蔬菜：有很多蔬菜也是含钙量很高的食物，如100克雪里蕻含钙230毫克；100克小白菜、油菜、茴香、芫荽或者芹菜含钙大约150毫克。蔬菜在炒的时候时间要短，菜不能切得太碎。

豆制品：豆类食品的含钙量也非常高，500克豆浆里含钙120毫克，150克豆腐的含钙量达到了500毫克。不过，豆类食品在吃的时候要注意，例如豆浆需要多煮开几次后才可以食用；而豆腐不能和菠菜同吃，因为菠菜中含有草酸，它能与钙相结合生成草酸钙结合物，降低人体对钙的吸收率。不过豆制品如果和肉类一起烹煮，不仅美味，而且营养丰富。

海带和虾皮：海带和虾皮都是含钙量很高的海产品，每天吃上25克，大约可以补充钙质300毫克，而且它们还可以降血脂，预防动脉硬化。夏天将海带煮熟后凉拌，冬天用海带炖排骨，都是不错的补钙美食。用虾皮做汤或者做饺子馅、包子馅都是日常补钙很好的选择。

动物骨头：动物骨头里含大量的钙质，可是不溶于水，很难被人体吸收，所以在烹煮前要先敲碎它，加醋后用文火慢煮。

严重缺钙的准妈妈应该在医生指导下服用钙片。如果选择服用钙剂来补钙，最好选择剂量小的钙剂，每天分两次或者三次口服，比一次服用的效果好。补钙的最好时机应该是在睡觉前。不过要在距离睡觉还有一段时间的时候服用钙剂，最好是晚饭后休息半小时就服用，因为后半夜和早晨人体的血钙浓度最低。

孕5月
胎动的美妙滋味

小贴士

缺钙的一些常见症状有小腿抽筋、牙齿松动、关节或骨盆疼痛。如果准妈妈发生了以上症状的一种或者几种，应及时去医院检查，确认是否缺钙，以及制订治疗方案。

第130天
受益终生的凯格尔运动

对女性来说,练习凯格尔运动不但有益于顺产,对提升性生活的满意程度等也是有好处的,可以说是受益终生。

练习凯格尔运动的好处

1.坚持练习凯格尔运动可以帮助准妈妈增强骨盆底肌肉的弹性,不但能预防和治疗孕后期时不时发生的尿失禁,而且会促进分娩顺利进行,骨盆肌肉有力对分娩非常有益。

2.坚持练习凯格尔运动可以增加阴道肌肉的弹性和敏感度,从而提高性生活的满意度,对产后恢复也很有效,对准妈妈来说再适合不过了。

凯格尔运动的练习方法

1.排尿练习:排尿时,中途随意停止4～5次,这可以帮你准确找到骨盆底肌肉。这是凯格尔运动的初级阶段。

2.延长时间:找到骨盆底肌肉后,你可以一天练习4次,每次重复10下收缩与放松骨盆底肌肉,每收缩1下,就开始数数,从1数到5之后放松,以后慢慢延长每次收缩和放松的时间。同时增加每组收缩放松的动作,每天仍可以做4次,每次收缩都从1数到10,每次做50下收缩与放松。

3.提高强度:能控制收缩骨盆底肌肉

的时间越长,就说明这些肌肉的弹性越高。随着练习时间延长,你可以将每次收缩的时间再延长,延长到每次收缩能持续15～20秒的时候,你的凯格尔运动就达到了高级阶段。这对骨盆底肌肉的锻炼效果是非常好的。

做凯格尔运动的注意事项

凯格尔运动是一项特别隐蔽的运动,准妈妈随时随地可以做,而且并不讲究姿势,接电话、看电视甚至工作、开会、与人谈话的时候都可以做,一点儿都不难,贵在坚持。

另外,要注意做凯格尔运动的时候有收缩的动作还要有放松的动作,不要一直收缩不放松,那样肌肉会更紧张,与促进顺产的愿望就南辕北辙了。

小贴士

有些准妈妈找不到骨盆底肌肉,其实骨盆底肌肉很好找,准妈妈可以在排尿的时候轻松找到它:当排尿排到一半的时候忍住不尿,这时候起作用的就是骨盆底肌肉,准妈妈能清楚地感觉到它在哪里。

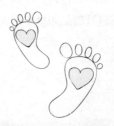

最新怀孕分娩一日一课

第131天
孕期怎么洗头发更舒适

怀孕后，由于皮脂腺分泌旺盛，头皮屑、出油等问题也会加重，几天不洗头就会又痒又油，但随着肚子一天一天变大，洗头发变得越发吃力。孕期怎样洗发可以让发质变得更好，怎样洗发不那么吃力呢？

几天洗一次头比较好

并没有很科学的论断来论证一周洗几次头的问题，不过综合过来人的经验，建议一周洗头2~3次，夏季天气炎热，可以隔天洗一次头发，并不是非要每天洗头。如果所在地区是污染严重的地方，且气温合适、条件适宜，也可以每天洗澡洗头。

根据发质洗头

中性发质：2~3天洗1次头即可，洗的太勤反而对头发不好。购买洗、护发用品时也不需要特别挑选去油或滋润配方的。可以使用婴幼儿专用的洗发水，这类洗发水性质比较温和，对皮肤和头发的刺激较小。

干性发质：建议使用温和的洗发水，并使用护发素进行润发。另外，还要拉长洗发时间间隔，3~5天洗1次头即可，否则容易使头发变得更加干燥。

油性发质：可1~2天洗1次。洗头时不要将洗发水直接倒在头发上，而是要在手中揉出泡沫后再用来清洗头发，护发素也不要涂抹在发根部位。

省力的洗发姿势

随着肚子的逐渐变大，准妈妈就不适合再弯着腰洗头了。这时可以坐在带有靠背且坐下来后膝盖可以弯成90°的椅子上，头往前倾，用喷头慢慢地冲洗头发。

洗发步骤和动作

先要倒着把头发梳通，梳理时切忌用力拉扯，然后用清水冲洗头发上的灰尘、污垢。洗发时将适量洗发水倒在手上，加水揉搓出泡沫，均匀涂抹在头发上，用指腹轻轻按摩头皮，不要用指尖抓挠，按摩后停留5分钟，然后用温水冲洗干净。

去理发店洗头

去理发店洗头的好处是可以躺在那里，而且不用自己动手，可以省不少力气。最好自己携带洗、护发用品，不用理发店的洗发水。

洗完头后不要用吹风机吹干，而要用毛巾尽量擦干头发。若是在理发店洗的，则等头发全部晾干后再走。

小贴士

如果准爸爸正好有时间，可以帮助准妈妈洗头发，比如准爸爸手持淋浴喷头，准妈妈就只需要站着完成洗头发的步骤就好。

孕5月 胎动的美妙滋味

141

第132天
关注准妈妈的洗澡安全

怀孕期间，汗腺和皮脂腺分泌旺盛，阴道的分泌物也比较多，准妈妈应当经常洗澡、换衣服。

洗澡可以促进血液循环和皮肤代谢，增强准妈妈的体质。夏季酷热，每天可洗澡两次；春秋气候宜人，每周1～2次即可；寒冬腊月每周1次就足够了。

孕期洗澡要注意安全

肚子显形以来，一天天在增大，行动越来越不方便，洗澡成了一件大工程，一定要增强洗澡安全意识。

1.洗澡的时间要适当，饥饿时、饱食后1小时之内不宜洗澡。

2.水温要适当，无论春夏秋冬，浴水温度最好与体温接近，太凉或太热的水会对准妈妈皮肤造成刺激，影响准妈妈的血液分布，不利于母体健康及胎宝宝发育。

3.淋浴比盆浴更适合准妈妈，因淋浴可防止污水进入阴道，避免产前感染。

4.洗澡最容易发生的危险是滑倒，要多采取些措施避免，首先在卫生间里铺设防滑垫，至少要在肯定会淋水的地方铺好；其次，购买防滑底的拖鞋穿着；再次，在洗澡的区域两边装上手柄，方便打滑时稳定身体。

5.洗澡的时候，不要锁门，关上即可，万一发生意外，家人可以及时进入救助。

6.洗澡的时间不能太长，一般每次洗澡时间不宜超过15分钟。如果浴室通风不好、空气混浊、湿度大，空气的含氧量就会相对较低，再加上热水的刺激，使皮肤血管扩张，造成血液流入躯干、四肢的较多，进入大脑和胎盘的相对减少，可能造成准妈妈在洗澡的时候晕厥或胎宝宝缺氧。

7.大肚子准妈妈洗澡最困难的是洗小腿、脚和后背，建议准妈妈不要勉强自己。如果每天都洗澡，就不用特别认真搓洗，简单将身体表面冲洗一下就可以了；如果需要搓洗小腿、脚、后背，可以请准爸爸帮忙，那就很简单了。

不洗澡时要注意外阴的清洁

孕期准妈妈的外阴部会发生明显变化，皮肤更柔弱，皮脂腺及汗腺的分泌较体表其他部位更为旺盛。同时，由于阴道上皮细胞通透性增高，以及子宫颈腺体分泌增加，使白带大大增多。准妈妈要每天进行外阴局部清洁，以免发生感染，但注意不可用热水、碱性肥皂水和高锰酸钾液清洗。

小贴士

洗澡的时候，可以带一个凳子进洗澡间，上面铺上干净的毛巾，坐在上面洗就会轻松很多。不过要提醒，凳子用完了一定要拿到外面来晾干，避免滋生细菌。

艺术胎教：信笔涂鸦快乐多

不管准妈妈是不是有绘画基础，都应当鼓励她带着愉快的心情试试画画或者涂鸦。画画就像接受心理治疗一样，可以达到释放内心情绪的目的。这种能够缓解压力的活动所起到的胎教效果比鉴赏画作高出许多。

从简单的东西画起

不经常画画的准妈妈一开始可以从简单的画开始，比如画苹果。

> **材料：** 一张画纸（可以准备一个绘画本，如果一时没有，也可以用普通白纸代替）、几支彩色铅笔（画画的时候可以涂上漂亮的颜色）。
>
> **步骤：**
> 1.准妈妈先在纸上画个圆形。
> 2.将圆形的顶部中央修改成心形样。
> 3.画上苹果把儿。
> 4.用红色的彩笔将苹果涂色。
> 5.向胎宝宝做介绍，比如：这个大苹果红红的，多漂亮，吃起来甜甜的沙沙的，妈妈今天还吃过，味道可好了。

画画可以随心所欲

准妈妈没有画画的经验，或者是画得比较少，这是没关系的。可以自己先多画，在画的过程中，不论是动脑还是动手，都能对胎宝宝起到积极有益的影响，变成母子同学。

因此，准妈妈在画画时不必拘谨，可以随心所欲去画，蓝天、白云、树木或是孩子漂亮的面庞等都是非常好的素材。

平时，准妈妈要尽可能多地接触不同的色彩和素材，甚至可以参照从医院带出来的B超图片画一画胎宝宝现在的模样。

要知道，准妈妈的画作并不一定要拿给别人欣赏，更应该关心的是在作画的时候自己是否做到了保持一颗积极、愉悦的心，以及是否有与胎宝宝共同参与的感觉。

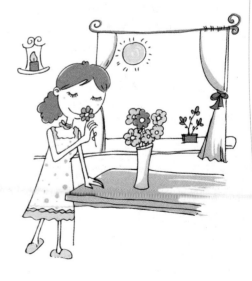

孕5月 胎动的美妙滋味

第134天
本周变化：胎动频率在增加

到本孕周，胎宝宝的体重将增加到250克左右，头部到臀部的长为14厘米～16厘米，全身的比例更匀称了。面部越来越好看，嘴变小了，两眼距离更靠拢了些，只是鼻孔仍然很大，而且是朝天鼻，不过鼻尖慢慢会发育起来，并且鼻孔会变得朝下，那时就会更漂亮了。

随着皮下脂肪的积累，小胎宝宝的皮肤不再像原来那样呈透明状，而是变得发红了。骨骼发育开始加快，四肢、脊柱已经进入骨化阶段，小胎宝宝需要大量的钙帮助骨骼生长。如果宝宝是个女孩，她的卵巢里已经产生200万个卵子。男孩的外生殖器也已有了明显特征。

另外，此时的胎宝宝大脑具备了记忆功能，这是一个很让人惊喜的变化。而且他还在逐渐形成自己的作息规律，这可以从胎动的频率看出来。胎宝宝醒着时，胎动多而有力；胎宝宝睡眠休息时，胎动少而弱。

从本周起，医生们测量胎宝宝的身长时已经改变了以前测量顶臀长——从头到臀的长度的做法，改为测量全身长——从头到脚的长度。这是因为，从这一周开始，胎宝宝蜷曲在躯干前的双腿已经开始舒展开，测量全身长度的难度没有以前那么大了。

宝宝心声

妈妈是不是觉得我现在变得不老实了呢？现在我长了不少本事，所以迫不及待想要展示一下，因此，我频繁地在子宫里做着各种动作，有时候摇摇头，有时候摸摸自己的脸。温暖的羊水包裹着我，让我可以美美地游来游去，真是惬意的时光啊。我要抓住时机好好享受，等我长大到顶住妈妈的肚皮，就不能这么自由自在了。

除此之外，我还多了一项本领——能像新生宝宝一样时睡时醒了。如果妈妈感觉某段时间胎动减少了，那很有可能是我睡着了。嘘，不要吵醒我哦！

小贴士

准妈妈已经进入孕中期，胎宝宝生长发育的速度加快了，骨骼、牙齿的发育需要钙的支持，为了保证胎宝宝身长的正常增长，必须保证脊柱、四肢、头颅骨及牙齿的正常钙化（或骨化），准妈妈应增加钙的摄入量。孕中期的钙摄入量是每日1000毫克，相当于增加一袋牛奶的量。

第135天
如何应对雾霾天气

现在雾霾天气越来越多了，这是准妈妈无法避免、需要面对的问题，但这又不是一个人力量能解决的，因此准妈妈应该尽可能减低雾霾对自己和胎儿的伤害。

雾霾天在室内时怎么做

建议在雾霾天气时，准妈妈尽量待在室内，同时还需要做这些事情：

1.关闭房间门窗；

2.打扫卫生时不要用扫帚，而是用湿抹布或拖把清洁室内；

3.如果是用煤气或煤炭做饭，则最好改用电炉、烤箱或微波炉做饭，减少烟尘；

4.保持房间湿润，洒水或者使用加湿器，水分可以抑制空气中的颗粒物，减少它们对呼吸道的刺激；

5.雾霾严重的话，可以考虑购买空气净化器来改善空气质量。使用空调时，要考虑给空调安装一个过滤器。

雾霾天在室外时怎么做

如果必须在雾霾天气外出，不妨佩戴N95口罩。这种口罩能过滤95%的大于0.3微米的颗粒物，比外科手术口罩要紧一些，因此也会让人感觉热、不透气。如果准妈妈感觉头晕或喘不上来气，那就建议不要戴这种口罩了，换用其他令人舒适的口罩或者尽量减少在外暴露的时间。

减少开车出门

雾霾天气能见度低，开车出门容易出现交通事故。另外，减少开车也能避免汽车尾气进一步加重空气质量恶化，当不得不开车出门时，需要注意的是：

1.关闭车窗，打开车内空调，调到空气车内循环模式；

2.打开车灯，提高路上的能见度；

3.不要让准爸爸或者其他人在车里抽烟；

4.在开车过程中不要干扰开车的人，自己开车时一定要集中注意力；

5.无论是开车还是乘车，都要系好安全带，如果有孩子，则要使用儿童安全座椅。

其他有益的小细节

1.在雾霾天气外出后，回到家里要立即清洗双手和脸部，同时还要漱口。如果感觉不舒服，还可以洗澡、更换衣服；

2.吃水果最好削皮再用，蔬菜要清洗干净；

3.在室内时需要适当运动，提高身体素质。

小贴士

中国环境保护部、中国国家卫生计生委以及中国疾控中心的网站有很多雾霾防护的相关知识，可以多了解。另外，还要及时了解当地空气质量指数，以便采取必要的防护措施。

孕5月 胎动的美妙滋味

第136天
预防妊娠高血压疾病

妊娠期高血压疾病是怀孕中晚期常见的疾病，发病率为5%~10%，仅次于产科出血，是威胁产妇生命安全的第二大疾病。妊娠高血压疾病是准妈妈特有又常见的疾病，多出现在20周以后，最主要、最明显的表现是血压升高。单纯的血压升高，还不是很严重，但是如果伴有水肿、尿蛋白等，就要警惕了，这可能引发子痫。子痫是严重疾病，一旦发生抽搐、昏迷、心肾功能衰竭，可导致母子死亡。子痫是妊娠高血压继续发展的后果，预防子痫就必须预防妊娠高血压疾病。

容易患妊娠高血压疾病的准妈妈

有些准妈妈比其他准妈妈更容易患上妊娠高血压疾病，初孕的、年龄小于20岁或大于40岁，怀有双胞胎或多胞胎的，家族中有高血压遗传的、对高血压易感的，有血管性疾病、肾病、糖脂代谢异常等疾病的，体重超标或营养不良的准妈妈都要警惕妊娠高血压疾病。

妊娠高血压疾病重在预防

1.要特别重视产检，每次产检都会量血压，如果有异常可以及时发现，加强监测，能有效预防病情进一步发展。

2.要多关注自己的身体，整个孕期的最佳体重增加量为12千克~13千克，每周体重增加应控制在500克以内，每周增重超过500克或者出现不易消退的水肿或者水肿超过腰部以上都要及时报告医生，加强管理。

3.要合理安排饮食，妊娠高血压疾病与营养因素密切相关，动物脂肪、热能摄入太多；蛋白质、各种维生素、矿物质和微量元素摄入不足；水果、红糖、蜂蜜、冰糖等及其他含糖食品或饮料超量；钠盐摄入超量，都会诱发或加重妊娠高血压疾病。为了增加营养而大补特补，往往会使准妈妈患上妊娠期高血压疾病。

4.控制钠的摄入。烹调的时候少放盐，每天摄入盐分不要超过5克。口味偏重的准妈妈，烹调时可以用混合一些钾盐到钠盐里，既能提升菜肴味道，又能控制钠盐摄入，同时还能为准妈妈补充些钾，可谓一举三得。

5.要保证充分休息，每天睡眠的时间至少在8小时，包括中午休息半小时到1小时。

小贴士

一般经产妇患妊娠期高血压疾病比较少见，但是有妊娠期高血压疾病的人其女儿今后患此病者较多。所以有人认为该病与孕妇隐性基因或隐性免疫反应基因有关。

最新怀孕分娩一日一课

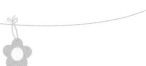

如何避免不知不觉地多摄入盐

钠与高血压的关系众所周知，因此患有妊娠高血压疾病的准妈妈必须严格控制钠盐的摄入。

每天食盐摄入量不要超过6克

高盐饮食是高血压疾病最重要的发病诱因之一。《中国居民膳食指南2007》建议，成年人每天食盐摄入量不超过6克。孕期食盐摄入限量与此相同。对那些血压偏高或患有妊娠高血压疾病的准妈妈，食盐摄入量还要更少一些，每日摄入量控制在3克~5克即可。

控制用盐量的好方法

控制食盐摄入说起来容易做起来难。我们推荐家庭烹调时使用专门的盐勺，一盐勺大致是两克食盐。现在很多超市都有售这样的盐勺。

烹调菜肴时不是根据咸淡口味，而是根据每餐的就餐人数决定盐的总使用量。如两口之家晚餐的用盐量大约是4克（平均每人每餐2克盐），也就是两盐勺。这些盐要制作晚餐所有的菜肴，所以要统筹安排，合理使用。用这种方法控制食盐摄入最为可靠。

用盐量太少也不行

千万不要误认为清淡饮食就是不吃盐，这样对人体健康也没有好处。因为盐进入人体即分离成钠离子和氯离子，氯离子保持细胞及周围水的平衡，这对生命至关重要。钠离子帮助控制血的含量及血压，对于心脏和肌肉的收缩是非常重要的。如果准妈妈体内缺盐，甚至几乎没有盐，准妈妈就会发生肌肉痉挛、恶心、抵抗力降低等情况，腹中的胎宝宝也将深受其害。

选用低钠盐

控制食盐摄入量的另一个好办法是选用低钠盐，即用一部分氯化钾代替氯化钠的盐。这是中国疾病预防控制中心（CDC）在2009年全国高血压日发出的倡议。

别忘记了调味料

酱油摄入也不能过多，6毫升酱油约等于1克盐。同时，减少隐匿性高钠食品的摄入，如味精、调味汁、汤料等。除此以外，口味较重的准妈妈，可以多做一些糖、醋较多的酸甜口味的菜，可以在一定程度上改善口味、满足食欲。

小贴士

食盐（加碘盐）是碘的主要来源，准妈妈不用担心控制盐的摄入量会导致碘摄入不足，每天食用5克~6克加碘盐足以满足身体对碘的需要。

孕5月 胎动的美妙滋味

第138天

远离真菌，快乐怀孕

真菌性阴道炎是由真菌（也就是白色念珠菌）引起的阴道炎症。

真菌性阴道炎产生的原因

1.怀孕后阴道内酸碱环境改变，pH值较怀孕前明显增高，适合真菌的生存，因此准妈妈得真菌性阴道炎非常普遍。

2.怀孕后全身的抵抗力下降，是真菌乘虚而入的好时机；

3.怀孕后阴道充血、分泌旺盛、外阴湿润，有利于真菌生长。

真菌性阴道炎有哪些症状

真菌性阴道炎最主要的表现就是瘙痒、灼痛、有豆腐渣样白带，常出现下列不适症状：

1.白带增多，白带呈豆腐渣样或凝乳状；

2.外阴部和阴道瘙痒并伴有烧灼痛感；

3.排尿不适，尿频、尿急。

真菌性阴道炎对宝宝有哪些影响

以下4点对宝宝的影响中前两点很常见，第三点较少见，第四点很少见，但却是最严重的。

1.新生儿患鹅口疮；

2.新生儿肛门周围有念珠菌性皮炎；

3.女婴可出现真菌性阴道炎典型症状；

4.胎儿感染、早产：极少数准妈妈阴道的真菌经宫颈上行，穿透胎膜感染胎儿，引起早产。

预防并远离真菌的好方法

治病不如防病，准妈妈想要远离真菌性阴道炎应该从下面5个方面做好预防工作：

1.单独清洗内衣裤：特别是在家人有真菌感染时，如香港脚、灰指甲等；

2.慎用女性清洁液：尤其不要做阴道冲洗；

3.避免长时间使用抗生素：杀灭了阴道正常细菌，真菌当然乘虚而入了；

4.少吃甜食，控制血糖：血糖升高会间接改变阴道的pH值；

5.保持外阴干燥，注意外阴清洁，穿宽松、透气性好的内裤。

怎样治疗真菌性阴道炎

症状较轻的准妈妈可以用2%～3%的苏打水、洁尔阴清洗外阴，或选择中药洗剂改善瘙痒症状。感染情况严重的准妈妈可以由专科医生决定是否使用阴道栓剂及使用何种栓剂，放置栓剂的方法应听从医生或护士的建议，以免用药不慎给胎儿带来不良影响。

小贴士

真菌可以寄生于男性生殖道内，再通过性交传染给女性。所以，让老公一起治疗是防止复发的关键。

最新怀孕分娩一日一课

对付孕期便秘的小方法

便秘是孕期的正常生理现象。怀孕后，准妈妈由于胃酸减少、体力活动减少、胃肠蠕动缓慢，加之胎宝宝挤压肠部、肠肌肉乏力，常出现便秘，严重时可发生痔疮。

其实便秘不是毫无办法的，通过采用合理的生活方式、增加运动量和适当的药物治疗可以缓解。

减轻便秘的生活方式

1.晨起定时排便。

2.多吃蔬菜、水果等富含纤维素的食物，少吃辛辣食物以及高蛋白、高脂肪的食物，因为蔬菜和水果中的粗纤维有刺激消化液分泌、促进肠蠕动、缩短食物在消化道通过的时间等作用。粗纤维在肠道内吸收水分，使粪便松软、容易排出。

3.每天喝足够的水。

4.每天早、中、晚进行三次30分钟左右的散步，都是有助于减轻便秘症状的好习惯。

缓解便秘的小妙招

1.准妈妈可在手边准备一些富含纤维素的小零食，既能解馋，又能随时随地补充纤维素。

2.适当喝一些橄榄油（一次喝30毫升左右，一天喝2~3次），能够在连续几天出现严重便秘的情况下缓解排便困难。

3.每天傍晚坚持散步40分钟，散步时坚持拍掌。拍掌时手臂应尽可能张开（以不费力为度），5个手指也张开。拍掌，直到手臂有点酸，手掌发热、微麻为止。从坚持的第三天起，大便就会很正常并且很通畅了。

药物治疗

如果便秘特别严重，应尽快就医，在医生指导下使用通便药物，切不可随意使用泻药。因为很多泻药都有引起子宫收缩的可能。有些泻药有一定的毒副作用，可能影响胎儿的生长发育。

哪些药物应该禁用

治疗便秘时，不要口服润滑性的泻药，如蓖麻油、液状石蜡等，因为它们会影响准妈妈肠道对营养成分的吸收，容易使胎宝宝得不到营养保障。

大黄、番泻叶、火麻仁等导泻药物刺激性过强，可引起子宫收缩。

果导类药物可以对肠壁产生强烈刺激，稍微过量就会引起腹痛，甚至盆腔出血，应该禁用。

孕5月 胎动的美妙滋味

小贴士

便秘容易导致准妈妈排便时间过长。为避免腹压升高和下肢血液回流困难，有便秘症状的准妈妈排便时最好使用坐便器。

第140天
准爸爸胎教：为妻儿送上温暖的祝福

孕程过半，胎动渐强，这是一个值得纪念的时刻。经过了前半程的艰辛，接下来准爸爸和妻子几乎每天都能体会到与胎儿同在的幸福滋味了。准爸爸可以动动小心思，想一想可以为妻儿制造什么样的小惊喜，送出自己的祝福和爱意吧。

制作祝福卡片

1.先把卡纸对折，再在表面抠出一个自己喜欢的形状，然后在周围画上一些美丽的图案。

2.把贺卡翻开，在里面写上自己的心愿以及祝福语，最后别忘了写上你的名字哦。

3.还可以从报纸、杂志上剪下妻子喜欢的图案或者有纪念意义的图文，粘在贺卡上。

小贴士

如果准爸爸没有太多时间陪妻子，也没有太多时间来学习新式美食哄她开心，还可以在生活上多体贴，让她时时感受到你的关心，比如下班顺便带点菜回家；回到家不管多累也先和妻子聊几分钟；路过商店时想一想是否有妻子中意的小礼物等。相信准妈妈的心里会因为这些点点滴滴而非常高兴。

学做可爱的娃娃饼干

一款可爱的娃娃饼干一定会打动妻子的心，让她心情大好。动一动手，过程不会比想象的复杂哦。

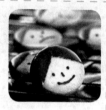

材料： 低筋面粉100克，黄油、牛奶巧克力各50克，鸡蛋一个，糖40克，盐适量。

做法：

1.黄油软化后，加糖、盐，用打蛋器打至均匀、顺滑(不需要打发)。

2.鸡蛋液分三次加入黄油里，并用打蛋器搅打均匀（每一次都要让鸡蛋和黄油融合以后再加下一次）。

3.筛入低筋面粉，揉成一个光滑的面团（揉成面团即可，不要揉太久）。

4.把面团放在案板上擀成厚约0.3厘米的薄面片，用直径5厘米的切模切出一个个的圆形面片。

5.把切出来的面片摆放在烤盘上，放入预热到190℃的烤箱，烤到饼干表面呈微金黄色。

6.牛奶巧克力装入碗里，隔水加热并且不断搅拌，直到巧克力完全溶化。

7.饼干烤好冷却以后，拿起一块饼干，在溶化的巧克力里蘸一下，转个方向，再蘸一下，这样，娃娃的头发就做好了。依次蘸好所有的饼干，并把蘸好的饼干放在冷却架上。

8.把剩下的巧克力装进保鲜袋，在保鲜袋的前端剪一个小口，在饼干上画出娃娃的眼睛、鼻子、嘴巴。等到巧克力凝固，可爱的娃娃饼干就做好了。

孕 **6** 月
散发醉人的孕味

摆脱了怀孕头几个月的各种不适感，日渐隆起的肚子不仅在别人看来有些孕味，而且你自己也开始享受怀孕的迷人感觉。舒适的孕6月，不妨吃点喜欢的食物，做点感兴趣的事，你的孕期可以更加缤纷多彩。

你的身体发生了什么奇妙的变化：

第21周

到本周，准妈妈的体重比孕前将增加4千克～6千克，子宫上升到肚脐上方，把手放在肚脐上1.3厘米的地方，将可以摸到子宫底。

由于孕期激素的影响，准妈妈的小腿可能会有点儿水肿，准妈妈要避免久坐或久站，这样可以保证血流畅通，避免水肿。

第22周

随着子宫的增大，准妈妈身体的重心发生了变化，突出的腹部使重心前移，为了保持平衡，准妈妈不得不挺起肚子走路。越来越重的身体，以及子宫日益增高压迫到肺部，会让准妈妈在上楼时感到吃力以及呼吸相对困难。

准妈妈现在可以察觉到腹部有挤压感，这是子宫在规律地收缩，为以后的分娩做准备。此外，由于孕激素的作用，准妈妈的手指、脚趾和全身关节韧带变得松弛，这也会使准妈妈觉得有些不舒服。

第23周

在这周，子宫扩展到了肚脐上方约3.6厘米处，准妈妈的体重估计已经增加5千克～7千克了。此后，准妈妈的体重还会保持每周250克左右的增长速度。

第24周

现在子宫已扩张到肚脐以上了。由于乳房的膨胀和腹部的扩张，准妈妈的皮肤被进一步拉伸，可能会有发痒的感觉。脸上和腹部的妊娠斑更加明显并且增大。

小贴士

在别人看来，准妈妈活动不像以前那么灵活了，但很多准妈妈本人却大多感觉不到自己有多大的变化，可能走得还会很快。如果你自己并不觉得身体笨重，尽可能按照自己的意愿行事。不用过分休养，过分休养既不利于胎儿发育，也不利于顺利分娩。

第141天

本周变化：整个身体非常协调

现在，胎宝宝身体的基本构造进入最后完成阶段，从外观上看，鼻子、眼睛、眉毛、耳朵、嘴巴都各归各位，形状已经完整，整个身体看上去也是非常协调。

小胎宝宝的身上覆盖了一层白色的、滑腻的胎脂，滑溜溜的。这层胎脂可以保护胎宝宝的皮肤，以免在羊水的长期浸泡下受到损害。不少宝宝在出生时身上都还残留着这些白色的胎脂。有意思的是，胎宝宝的味觉器官正逐步完善，味蕾已经形成了，所以胎宝宝现在也能有味觉了。准妈妈应注意不要偏食，品尝多品种各种食物的味道，这对宝宝出生后形成不偏食的饮食习惯有一定的帮助。

胎宝宝即使睡着了，也在不停地活动着。这些活动有助于刺激胎宝宝身体和智力的发育。吸吮拇指是小胎宝宝喜欢的游戏，幸运的话，照B超的时候也许可以看到小胎宝宝吸吮拇指的可爱模样。

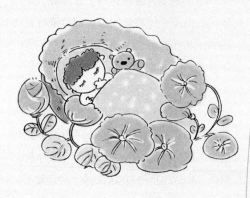

宝宝心声

为了使声音能够被更好地传导，我的中耳骨开始硬化。现在我的听力已经达到一定的水平了，不信妈妈来个测试吧。那是汽车发动的声音，这是洗衣机脱水的震动声……太吵了，还是妈妈的歌声最好听。不过我现在还记不住什么东西呢，再好听的歌声听过也忘记了，所以妈妈一定要经常唱，等到我记忆力增强了，我就能记住啦。等我出生之后，说不定我就能记得哪首歌是在妈妈肚子里听过的哦。

有了强壮的肌肉做后盾，我现在的精力特别旺盛，变得非常爱动，平均每小时能动50次呢。如果我动得特别欢，那是我想和爸爸妈妈做游戏了，爸爸妈妈一定要满足我哦。

小贴士

包围着胎宝宝的羊水每3～4小时就会通过你的身体完全地置换一次。因此你需要多喝水来帮助羊水更换，让胎宝宝生活得更舒适。每天都要记得喝水，不要一直等到口渴。

第142天
学会缓解孕期水肿

一般情况下，准妈妈在孕期的体重平均增加12.5千克左右。这些增加的体重实际上有2/3以上是液体，而皮肤下面疏松的组织间隙是这些液体潴留的最好场所。

妊娠中晚期时，随着子宫一天天增大，压迫到了骨盆静脉和下腔静脉，使得腿部的血液不能顺畅回流，部分液体就渗透到了其他的组织中滞留下来，准妈妈的下肢会出现水肿。

水肿一开始仅仅是脚踝部的皮肤发紧、发亮，手指按下去皮肤出现凹坑，逐渐向上蔓延到小腿、大腿，使准妈妈特别容易感到疲劳。妊娠最后10周左右最容易出现水肿，但很多准妈妈在孕5月以后就有水肿现象了。

水肿与体位也有关系

准妈妈的体位与水肿的形成也有很大关系。比如，夜晚准妈妈睡眠时如果取仰卧位，增大的子宫就会压迫下腔静脉，阻碍下肢的静脉血液往心脏回流；坐或站立时会阻碍髂总静脉回流，这些都会引起下肢静脉血液淤滞，导致静脉压增高。当静脉里的压力增高到一定程度时就会迫使血管内的液体跑到皮肤下的组织间隙中，在皮下形成凹陷性水肿。

应对下肢水肿的好方法

1.妊娠中晚期尽量少取站立姿势，不要久坐不动，不要经常盘腿而坐，也不要步行走远路。

2.不得不久站或久坐时，最好每隔半小时就站起来走动走动，活动一下腿脚，促进静脉血液回流。

3.站立时注意不时地变换姿势，可以先让一条腿的膝盖稍弯曲一些，然后另一条腿也这样做，使腿部得到轮流休息。

4.上班时注意在工作间找一个合适的地方坐下来，把腿抬高一会儿，减轻下肢静脉的淤血。

5.睡眠或平时躺卧时取左侧卧位姿势，减轻增大的子宫对下腔静脉的压迫，增加回心血流量。

6.饮食上注意控制盐分摄入，盐里的钠离子会加重水在组织间隙中的潴留，使水肿不容易消退。

7.秋初的老鸭可以滋阴清热、利水消肿，很适合体质燥热、容易水肿的准妈妈。

8.水肿严重的情况下，准妈妈可以购置两双医用弹力袜，每天起床后穿上，晚上睡觉时则应该脱下。

小贴士

如果孕期水肿到了腰部以上，甚至手部都出现水肿，可能是营养不良或者是妊娠高血压疾病的表现，应该尽快到医院检查治疗，排除病理性可能。

努力营造和谐、舒适的工作环境

除了一些有特殊疾病的准妈妈不适合上班外，大部分准妈妈都能继续工作，而且工作所获得的成果能让准妈妈更有成就感，不至于陷入自怨自艾的产前忧郁症中。但准妈妈的体力毕竟比不上没有怀孕的人，要学着将工作环境变得更轻松、舒适。

记得活动活动身体

1.建议每工作1~2个小时就花10~15分钟休息一下，并起来活动活动或伸展四肢。

2.中午最好休息半个小时，可找个椅子稍微斜靠着休息10~20分钟，或者准备一个躺椅，侧躺休息，对恢复体力有很大的帮助。

预防水肿与静脉曲张

1.如果必须长时间坐着工作，应该垫高双脚，偶尔双脚动一动，以促进下肢血液循环，避免足部水肿。

2.如果必须长时间站着工作，应穿着弹性袜，注意弹性袜的穿法是早晨起床前先穿好再下床。应尽量每小时找个空当小坐片刻，将双脚抬高。

3.回家后务必抬腿半小时，可以躺在床上或坐在沙发上，将双腿放在茶几上，以预防静脉曲张、足部水肿，并解除双脚疲劳。

容易忽视的细节

1.穿舒服、合适的衣服和鞋子，使活动、走路较为轻松。

2.注意坐姿，避免弯腰驼背。

3.多喝水，可在办公桌上放个大杯子，一次装满，避免走动太频繁。

4.想上厕所时要马上去，千万不要憋尿。

5.准备小点心或水果，肚子饿了可以吃。

调节工作环境中的人际关系

工作环境中的人际关系好坏也会极大地影响准妈妈和胎儿的身体健康。有人的地方就会有矛盾，有明争暗斗，准妈妈如不小心已经卷入人际矛盾不可挣脱，唯一的办法是进行自我调节，一切想开。

怀孕期间万事应该抛开，切不可因为一点儿小事就耿耿于怀、气急败坏、心胸狭窄，否则对胎儿的身心会十分不利。古人认为准妈妈郁火盛，孩子就会得胎毒、长痘疹、得癫痫，或变得"暴狠""诈为"。

工作中人际关系的好与坏其实还是能靠自己来调理的，准妈妈遇事想得开、多让一步，吃点儿小亏不在意，就没什么大烦恼了。

小·贴士

目前还没有科学证据表明使用电脑会导致出现出生缺陷或流产，但准妈妈工作期间应该每隔一两个小时就走动一下。

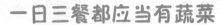

第144天
一日三餐都应当有蔬菜

蔬菜是人体所需维生素C、β-胡萝卜素、叶酸、钾和膳食纤维的良好来源，是维生素B$_2$、铁、钙、镁等营养素的较好来源，是健康饮食的重要组成部分，准妈妈多吃蔬菜还有助于控制体重、缓解便秘。

每天蔬菜要吃够量

《中国居民膳食指南2007》建议，成年人每天吃蔬菜300克~500克（6两至1斤），准妈妈的蔬菜推荐摄入量与此相同，一日三餐食谱都要有蔬菜。当准妈妈出现体重增长过快或血糖异常时，在控制谷类、油脂和肉类摄入的同时，还要加大蔬菜摄入量，每天500克以上。

保证绿叶蔬菜的占比量

不同种类的蔬菜，营养价值有差异，其中深色蔬菜营养价值比浅色的更高，《中国居民膳食指南2007》建议，每天蔬菜要有一半是深色蔬菜。

深色蔬菜主要包括：绿色蔬菜如菠菜、油菜、绿苋菜、茼蒿、芹菜、空心菜、菜心、莴笋叶、芥菜、西蓝花、生菜、小葱、韭菜、萝卜缨、青椒、蒜薹、荷兰豆、四季豆、豇豆、苦瓜等；红黄色蔬菜如西红柿、胡萝卜、南瓜、红辣椒等；紫色蔬菜如茄子、紫甘蓝等。在深色蔬菜中又以绿色叶菜营养价值最高。在孕期膳食结构中，绿色叶菜应该占50%，达到每天250克。

菌藻类和薯芋类也很重要

除深色蔬菜外，菌藻类蔬菜（如蘑菇、香菇、木耳、银耳、海带、紫菜、裙带菜等）、十字花科蔬菜（如甘蓝、西蓝花、油菜、大白菜、萝卜等）也因营养价值较高和（或）有特殊保健价值而被《中国居民膳食指南2007》推荐。

还有一类蔬菜值得强调——薯芋类，薯芋类主要包括马铃薯（土豆、洋芋）、红薯（甘薯、地瓜）、芋头、山药、莲藕、荸荠等。它们具有蔬菜的一般特点，但又与其他类蔬菜明显不同——含较多淀粉，其含量在10%~25%。淀粉含量高，这是谷类食物的特点。所以，薯芋类兼具蔬菜类和粮食类食物的特点，既是粮食，又是蔬菜，大致的推荐数量是每周250克~500克。

小贴士

准妈妈应当尽可能全地摄入各种蔬菜。对那些面临体重增长过快压力的准妈妈来说，可以将薯芋类蔬菜作为主食，代替谷类来食用。当然，对于体重增长正常的准妈妈，只用作为蔬菜食用即可。

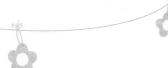

第145天
吹空调的科学方法

孕妇通常比一般人更怕热，夏季来临时，准妈妈往往喜欢待在有空调的房间里。空调使用不当会给准妈妈和胎儿造成很大伤害，吹空调一定要多注意方法。

吹空调容易带来的危害

1.热伤风。温度设置过低会造成室内外温差过大，准妈妈从室内走到室外时会因为不适应气温急剧变化而患"热伤风"，出现流鼻涕、鼻塞、发烧、头痛等症状。

2.着凉。孕妇毛孔比较疏松，容易受风，稍有不当就会使准妈妈着凉。

3.感染。空调是很容易积尘的电器，积尘和尘土中的细菌、螨虫容易使准妈妈受到感染导致头痛、头晕、浑身乏力，引起鼻炎、咽喉炎等呼吸道疾病，影响孕期的身体健康。

怎样吹空调才更健康

1.如果长时间不开机，或者放置了很久再使用，那么在使用前要彻底清洁空调，避免细菌、螨虫等飞扬。

2.温度设定在25℃~28℃最佳，室内感觉微凉就可以了，室内外温差太大的话，稍不注意就容易着凉。

3.避免坐在空调的出风口，将出风口调成扫风模式时，要避免椅子或者床放置在出风口附近，应错开。

4.空调房应经常开窗换气，一般开机

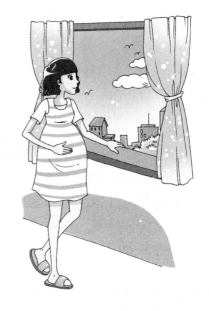

1~3小时后关机，打开窗户将室内空气排出，然后再继续使用。

5.晚上最好穿一件薄棉长袖上衣，晚上睡觉则要盖上空调被，不能将肚子裸露在外面对着吹。

6.为了防止感冒，一定注意出汗多时不要吹风扇或者空调，而要等到汗收了之后再吹。

⭐ 小贴士

和使用空调一样，使用电扇也不能在出汗时直接吹，最好将电扇调成摇头旋转，并且放在离人体较远的地方，风量也不宜太大。无论是空调还是电风扇，最好都不要整晚使用。

孕 6 月 散发醉人的孕味

157

第146天
孕期感冒了怎么办

怀孕后，准妈妈一般都比平时爱出汗，而且身体免疫力较低，所以特别容易感冒、发热。平时要做好预防，一旦患病，则要认真对待。

了解感冒

感冒可以分为普通型感冒和流行性感冒：

绝大多数感冒为普通型感冒，是上呼吸道的急性炎症，又称为"上感"。感冒90%由病毒感染所致，少数为细菌性炎症，好发在冬春季节。人体着凉后抵抗力下降，就很容易发生感冒，常见症状有咳嗽、嗓子痛、流鼻涕、发热等。

流行性感冒是一种由感冒病毒引起的呼吸道传染病，传染性强，往往症状较重，严重时可危及生命。

感冒的治疗重点

感冒后，准妈妈要注意休息，大量喝水，促使感冒尽快痊愈。保持上呼吸道清洁也很必要，可喝些淡盐水，吃清淡、易消化、刺激性小的饮食有利于治疗。

此外，要特别注意的是不能持续高温，高温可引发宫缩，导致流产，即使没有流产，高温超过39℃持续较长时间，还可能导致胎儿畸形。

重感冒起病较急，容易出现体温升高过快的情况，应迅速采用物理方法降温，

效果不佳时还要用药控制。不过，用药一定要取得医生的同意，不能自行决定。

要提醒的一点是，孕期感冒发热虽然不能随便吃药，但任其发展对胎宝宝产生的危害可能更大，所以不要拖延或硬抗，一定要积极治疗。

感冒的预防措施

1.保持身体干燥，一旦出汗，尽快用毛巾擦干，避免见风着凉感冒。另外，要注意防寒保暖，适时增减衣物。

2.注意室内卫生，注意通风，并在室内悬挂湿毛巾或放置加湿器，保证湿度，给呼吸道舒适的环境，这样可以有效减少感冒发生。另外，要勤换床上用品，最好一周换一次，避免细菌积聚。

3.加强自我保护意识，人流密集的地方不去，做孕检的时候戴口罩。如果家人感冒，要隔离。另外，外出回家后、打喷嚏、咳嗽或擤鼻涕后要立即用肥皂洗手，用流动水冲干净。

小贴士

流行性感冒具有高度的传染性，孕妇和儿童往往是易受感染人群，一旦有流感流行，药物要用在被传染之前，多喝水，保持上呼吸道清洁，提高自身防御能力。

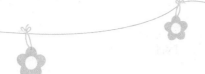

抚摸胎教：和宝宝玩踢肚游戏

这个月，胎动越来越明显，此时不仅是准妈妈自己，准爸爸甚至也可以用手感觉到胎宝宝的存在了，此时可以做一些抚摸胎教，慢慢发展到跟胎宝宝玩踢肚游戏。

玩踢肚游戏的好处

胎宝宝在母体内有很强的感知能力，准父母与胎宝宝做游戏不但可以增强胎宝宝活动的积极性，而且有利于他智力的发育。

"踢肚游戏"是特别适合这个时期胎宝宝的胎教法，准爸爸、准妈妈用手掌轻轻拍击胎宝宝，以诱引他用手推或用脚踢的回击，通过这种游戏达到胎教的目的，让胎宝宝感知准父母的喜悦，获得更多的互动。

据专家测定，经过踢肚游戏胎教法训练的胎宝宝出生后，学习站立和走路都会快些，动作也较灵敏，而且不爱啼哭，相比未经过这种胎教训练的胎宝宝更活泼可爱。

踢肚游戏的方法

在做踢肚游戏的时候，准父母先轻轻抚摸腹部，与胎宝宝沟通一下信息，当胎宝宝用小手或小脚给以"回敬"时，则轻轻拍打自己被踢、被推的部位，然后等待胎宝宝再一次踢打准妈妈的腹部。一般胎宝宝会在1~2分钟后再踢，这时再轻拍几下，接着停下来。准父母拍的位置如果变了，胎宝宝会再踢向改变的位置。须注意改拍位置离原胎动的位置不要太远，游戏时间也不宜过长，一般每次10分钟左右即可。

这种踢肚游戏最好在每晚临睡前进行，此时胎宝宝的活动最多，时间不宜过长，以免引起胎宝宝过于兴奋，导致准妈妈久久都不能安然入睡。

培养踢肚游戏时的默契

踢肚游戏中的默契和配合需要慢慢培养，并不是开始就有的，做踢肚游戏前通常需要经过一段时间的抚摸训练。

从感觉到胎动起，准妈妈可用手在腹部顺着一个方向直线运动，从腹部的左边抚摸到右边，再从右边抚摸回左边，从上边到下边，再从下边到上边来回抚摸，不要打圈。来回几次后，就在抚摸时加一些轻轻的按压和拍打动作。当感觉到胎动时，可用手摸摸他，看他是否会作出反应。

小贴士

胎宝宝需要玩游戏，伸懒腰、打哈欠、调皮地用脚蹬准妈妈的肚子，这些都是他的好游戏，并且他会感到很满足。科学家们认为胎宝宝完全有能力在准父母的训练下进行游戏活动。

第148天
本周变化：皱巴巴的小老头

胎宝宝的身体现在已经比例协调，但是因为脂肪较少，全身皮肤红而多皱，所以整个身体显得皱皱巴巴，像一个小老头。只有等胎宝宝体重上升到一定程度，皮下脂肪才会将皮肤绷紧，让胎宝宝呈现出圆润光滑的可爱模样。对于现在的胎宝宝来说，最重要的任务就是从准妈妈处摄取丰富的营养，增加体重，并使身体各器官发育得更完善！

胎宝宝也逐步变成有意识、有感觉、有反应的人了。如果他正在睡梦中，大声的声音会把他吵醒。当他醒着时，就像是个小运动健将，平均一个小时要动50次，差不多是一分钟就要动一次，如果听到喜欢的音乐，他会变得更加活跃。他喜欢听来自外界的音乐、谈话，特别是准妈妈温柔的声音。

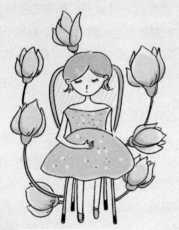

宝宝心声

我几乎隔一小会儿就会把拇指放到嘴里吸吮一下，有时我一高兴还会将每个手指逐个吸吮一遍，还有很多动作我都没有来得及记下来。爸爸妈妈，我今天做了什么特别的动作没有呢？

孕期已经过去一半了，爸爸还记得是在哪一天看到我的第一张B超照片的吗？妈妈第一次感受到胎动是在什么时候呢？帮我记住这些特别纪念日吧，将来我可以拿去跟其他小朋友炫耀一下：看，我有多么棒的爸爸妈妈，他们记录了我成长的一切！

小贴士

现在开始，有不少准妈妈会考虑做B超排畸检查了，一般要做小脑、上唇、心脏、脊柱等筛查。往后几周都是做排畸检查的好时机，此时胎儿足够大，但又还有舒展的空间，不至于挡住某些部位照不清。目前已经有了四维彩超，看得会更清楚一些。

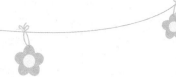

轻松告别腹胀不适

从怀孕初期到中期，很多准妈妈会出现腹胀现象，有时还会有食欲不振、便秘、失眠等症状，这是常见的孕期不适症状。

孕期腹胀的三个主要因素

1.激素水平变化。孕激素使胃肠道平滑肌松弛、蠕动无力，肠胃排空时间延长，胃肠道内的食物在细菌作用下发酵，就会产生大量气体，使准妈妈产生饱胀感。

2.子宫压迫肠胃。随着胎宝宝的不断成长，逐渐增大的子宫自然会压迫到准妈妈的胃肠道；胃肠在受到压迫下，便会影响其中内容物及气体的正常排解，从而引起腹胀。

3.便秘。怀孕以后，准妈妈活动量要比孕前减少许多，所以导致胃肠的蠕动减弱。再加上过多高蛋白、高脂肪的摄入，造成了粪便更容易在肠道内滞留，引起便秘而使腹胀感更加严重。

预防、减轻腹胀的方法

1.少量多餐。每次吃饭记得不要吃太饱，不妨将一日三餐改为一天吃五六顿，以减少每餐的进餐量，给自己的肠胃减负。

2.少吃产气食物。太甜或太酸的食物、辛辣刺激食物、豆类及豆制品、蛋类、油炸食物、红薯、土豆等食物应少吃或不吃。

3.细嚼慢咽。吃饭时尽量不说话、吃东西时要细嚼慢咽、避免用吸管喝饮料、不要经常含酸梅或咀嚼口香糖，避免多余的气体进入腹部。

4.多喝水。每天至少要喝1500毫升水，促进排便，预防便秘。每天早上起床后先喝一大杯温开水（可加入一勺蜂蜜），效果更佳。

5.增加运动量。可在饭后30分钟至1小时内到户外散步20～30分钟，以帮助排便和排气。

6.按摩腹部。温热手掌后，从右上腹部开始，按顺时针方式循环按摩腹10～20圈，每天2～3次。按摩时要力度不要太大，并注意避开腹部中央子宫的位置。用餐后不宜立刻按摩。

7.适当饮用酸奶有利于肠道内正常功能的恢复，对消除胃肠胀气有益。

8.多吃富含膳食纤维的食物，如蔬菜（茭白、韭菜、菠菜、芹菜等）、水果（苹果、香蕉等）及粗粮食品，能帮助肠道蠕动，促进排便，缓解胀气。

小贴士

人的情绪与胃肠功能息息相关，因此保持良好的情绪对于身心健康都是非常有益的。准妈妈精神要愉快，睡眠要充足，也可以促使胃肠功能性紊乱逐渐好转。

孕6月 散发醉人的孕味

第150天
孕期宜吃低脂肪肉类

肉类是优质蛋白质、脂类、维生素A、维生素D、维生素E、维生素B$_1$、维生素B$_2$、维生素B$_6$、维生素B$_{12}$、铁、锌、钾、磷、镁等营养素的良好来源，因而也是准妈妈平衡膳食的重要组成部分。

为什么吃肉容易脂肪超标

广义地讲，肉类包括畜肉类（如猪肉、牛肉、羊肉等）、禽肉类（如鸡肉、鸭肉等）、鱼类、海鲜以及动物内脏，人们平时喜欢的牛排、猪排骨、肥牛、肥羊、嫩猪肉等，普遍含有比较多的饱和脂肪酸和胆固醇。

人们爱吃排骨，它看起来是瘦肉，但脂肪含量高达25%；人们爱吃烤鸭，它通常是肥鸭的肉，脂肪含量高达40%；人们爱吃鸡翅，口感嫩嫩的，脂肪含量高达20%；吃涮肉，人们很难接受低脂肪的纯瘦牛肉或瘦羊肉，而是喜欢高脂肪的肥牛和肥羊。所以吃肉往往会造成脂肪，特别是饱和脂肪摄入量超标，继而导致肥胖、心脏或血管疾病等。

低脂肪肉类的选择

孕期肉类的推荐摄入量是比较大的，为了避免摄入过多的脂肪，应注意选择低脂肪的肉类。低脂肪肉类主要指猪精瘦肉，里脊肉，瘦牛肉、瘦羊肉、鸡胸肉、兔肉等。

此外，在烹调肉类的时候，建议把肉眼可见的脂肪剔除掉，如肥肉、肉皮、鸡皮、鱼子等，这也是减少脂肪摄入的有效方法。

最好和非肉类搭配食用

准妈妈在吃肉的时候最好能和豆类和豆制品一起食用，并补充足够的膳食纤维（麦片、糙米、玉米面、绿叶蔬菜等）。

肉类与富含植物蛋白、植物脂肪的豆类、豆制品一起食用，可以降低血液中的胆固醇，增加多不饱和脂肪酸的含量，减少动脉硬化等疾病的发病率。

膳食纤维能够减少食用肉类后，脂肪、胆固醇在肠道内的吸收，有降血脂、降低胆固醇的作用。还能有效地预防便秘，是肉食的较好搭配。

吃肉要注意控制好量

孕早期每天肉类的摄取量在100克～150克为佳，孕中晚期要比孕早期每天多摄入蛋白质15克～25克，而每周所摄入的肉类中最好包括200克～300克的鱼肉。

小贴士

吃肉应以鲜肉为主，少吃罐头、腌肉或是火腿、香肠。因为经过加工的肉类中B族维生素损失比较多，而且还有可能含有亚硝酸盐，食入过多会使组织缺氧，甚至中毒。

最新怀孕分娩一日一课

给开车准妈妈的五点安全提示

怀孕后反应一般都会变得迟钝，而驾驶汽车需要全神贯注，这会让准妈妈感到更加疲劳，紧张、焦虑也不利于胎儿。驾车时长久的坐姿，也会影响准妈妈身体的血液循环。为了避免各种意外，准妈妈最好不要自己开车。必须自己驾车时一定要注意安全。

孕早期和孕晚期不宜开车

孕早期由于早孕反应比较严重，准妈妈常会恶心、呕吐、疲倦，而开车需要高度集中注意力，这种情况显然是不适合开车的。而到了孕晚期，准妈妈的腹部已经变得很大，极易撞上方向盘，造成损伤。

每次都要系上安全带

有些准妈妈认为系安全带会压迫到胎儿，因此驾车或乘车时选择不系，其实这是不正确的。只要方法得当。

系安全带的细节：

1.安全带的肩带应置于肩胛骨部位，而不是紧贴脖子。

2.安全带的中部要从胸部中央穿过，腰带应置于腹部下方，固定髋部，不要压迫到隆起的肚子。

3.身体姿势要尽量坐正，以免安全带滑落压到胎宝宝。

不要长时间开车

开车时长时间处于单一姿势，坐的时间过久，会使得准妈妈腰部承受太大压力，导致腹压过大，可能引发流产。同时，长时间处于震动和摇晃之中，对准妈妈来说过于疲劳，可能会引起胎动异常和腹痛。因此，每开一段时间车就要下车适当活动一下，以保持良好的血液循环。

不开"斗气车"

路上的交通状况复杂，有时难免会受到其他车辆的"欺负"，这时准妈妈要控制自己的情绪，千万不要与他人赌气，否则会气伤身体，而且开"斗气车"也容易发生交通事故。

布置舒适的车内空间

驾驶位的座椅椅面要调成前高后低的状态，靠背也要向后略微倾斜，这样在制动时准妈妈就不会滑落。开车时要穿舒适的平跟鞋，并在脚下铺一块柔软的脚垫，同时准备一些舒适的靠垫放在后背。另外，还要带好手机并保持电量充足，在遇到危险情况时可以及时求助。

小贴士

在乘坐由他人驾驶的车辆时，准妈妈最好不要坐在前排。司机后面的座位和后排中间的座位才是最安全的选择。

孕6月 散发醉人的孕味

第152天
容易忽视的室内污染

环境的优美与清洁对准妈妈心情、气血健康都会有帮助，对胎儿身心的健康也更有益。除了打扫与装扮居室，还要注意清除隐藏在室内的污染。

室内化学污染

新家具、新地板和瓷砖、刷墙时使用的涂料与胶水中往往会含有苯。这是一种易使人得癌症、白血病等疾病，易使胎儿畸形的有毒化学物质，一定要注意。

如果是新居，最好装修完将屋子空晾三五个月再住进去，备孕及怀孕期间不要住进新装修或正在装的房子。

室内光、电、磁污染

现在，家里的电器设备非常多，人们往往毫不在意地过着早上一起便开电视听新闻、开灯，上班路上一路都在听音乐，在办公室里一天都使用电脑，晚上回家便坐在沙发上看电视、听音乐，或者坐到电脑前上网，直至深夜的生活。

这样的一天，接受的光、电磁波辐射量实在不少，对准妈妈和胎儿有不利影响。所以，怀孕后准妈妈心里时刻要想到胎宝宝，不能一整天都泡在电子设备里。

居室太潮湿

屋子或附近环境如果太潮湿，对准妈妈、胎儿不好，最好想办法避免。因为环境过于潮湿，容易滋长细菌病毒，人容易得病。

南方的梅雨季节，家中的桌子也会长毛，雨季墙壁会滴水珠，最好买个抽湿器经常干燥一下屋子，或者经常开窗通风以驱走湿气。

另外，现在有不少公共场所采用完全密闭形式的窗户，比如不少商场，尤其是一楼以上的几层商场，往往没有开启的通风窗户；有的机场候机厅、图书馆、学校教室、阅览室、豪华写字楼内的会议厅、办公室等也是只有没法开启的窗户，这使室内容易积聚人和物排出的废气，新鲜空气却没法流进来，对准妈妈、胎儿健康不利，所以最好避免去这样的场所。

居室条件实在太差、无法获得较好的通风透气条件的可多到室外活动，只要天气许可就出去晒晒太阳，呼吸呼吸新鲜空气，或到附近的树林、小花园、田野散步，感受感受室外的美和明亮。

> **小贴士**
>
> 漂亮的家庭环境固然好，但更应当注重是洁净舒适、不易滋生细菌，更在于准妈妈是否心情愉悦满足，整齐干净的房间，即便点缀野花，或是自制的小装饰品，也能显得舒适宜人。

最新怀孕分娩一日一课

与和煦日光亲密接触

每个人都应适度晒太阳，胎宝宝最喜欢的亮度为透过妈妈腹壁、进入子宫的微弱光线。在晴朗的日子，准妈妈不妨出去散散步，和日光做一下亲密接触。

阳光带来什么样的好处

迅速发育的胎宝宝需要足量的钙，而适度的日晒可以促使皮肤产生维生素D，促进体内钙的吸收和利用，帮助你和胎宝宝补钙。

维生素D对胎宝宝大脑发育也有重要作用。研究表明，适度晒太阳可以让胎宝宝更聪明。

阳光会让准妈妈阴霾的心情明亮起来，在一个闲适的午后，听着舒缓的音乐晒晒太阳，会平和准妈妈的情绪，让心绪更宁静。

阳光照在皮肤上，会使皮下血管扩张、血流旺盛，增加有毒物质的排泄和抵抗力，还会使唾液和胃液的分泌增加、肠胃蠕动加强，促进食欲和消化。

胎教也需要阳光

日光浴时，准妈妈可将手放在腹部，轻轻地对胎宝宝说："小家伙，你知道现在的天气多好吗？"适量的光线和妈妈温柔的声音，对胎宝宝而言，是一种最舒服的刺激。

在进行阳光浴时，准妈妈撩开衣服让阳光直射到自己肚子上，可以让胎宝宝直接感受到阳光的温暖。

健康地享受日光浴

晒太阳，冬天每天一般不少于1个小时，夏天不少于半个小时，特别是长期在室内工作的准妈妈。

日光浴的时间选择在上午7时～9时，下午4时～6时。

进行日光浴时，适量多喝水，在室内进行日光浴，也要注意湿度，避免室内过度干燥。

不过，准妈妈现在皮肤敏感，过度日晒会带来损伤，进行日光浴时一定要注意防晒。

1.当日光过于暴烈时，可以在家里隔着玻璃晒太阳，玻璃可以隔断部分紫外线，更安全。

2.外出时戴上浅色遮阳帽及遮阳眼镜，让身体而不是脸部照射在阳光下。

3.在身体暴露部位涂上安全性能高、以物理防晒为原理的防晒霜。

4.在户外活动时，选择在树荫下活动，既可避免烈日照射，又能让自己接受适当的阳光。

小贴士

上班的准妈妈每天早出晚归，比较少能自由地接触阳光，要多给自己创造晒太阳的机会，最好在上午9点左右或者下午太阳不太晒的时候到窗户边走走，午休时不可在烈日下暴晒。

情绪胎教：品味点滴小·幸福

有人说，痛苦只不过是一种感觉而已，当你要去感受痛苦的时候它才存在。

幸福也是如此，对愿意去感受它的人来说，身边处处都是幸福的存在。

怀孕给准妈妈带来的幸福感是非常独特的体验，做了妈妈的人，通常会更容易感到幸福。

小宝贝带来的幸福体验

小生命的到来一定让你看到了更多的幸福，当发现一个小小的生命那么执着地生存着，你会庆幸吧，在与他相处的每一天里，你都似乎忘掉了烦恼和琐事，只是尽情地享受着、感恩着。

当宝宝开始在你肚子里动起来时，你心里的幸福、骄傲感一定是油然而生的，那种作为一个女人，一个妈妈的感觉，令你感到神奇，那可能是你初次体会到当妈妈的幸福。

每当想到自己越来越大的肚子里装着一个一天天长大的小人，想到他正在调皮地啃脚趾头，想要和你玩时就会手舞足蹈起来，弄得你的肚皮这里鼓一下，那里又鼓一下时，你的幸福感一定是满满的。

生活中的各种小幸福

怀孕后，准妈妈有了更多特赦的放松机会，不上班时可以睡到自然醒，老公每天变着花样给买各样的水果，香蕉、苹果、梨似乎从来没有断过，总是找机会带自己出去玩，夫妻之间的情谊是最甜蜜的幸福感觉。

亲戚朋友们拿出了自家的孕妇装、婴儿床、宝宝旧衣服，给准妈妈打气，不厌其烦地分享怀孕的种种经验，这是平时体验不到的关怀。

出门在外，更多的人对你露出友善的笑容，公交车上人们主动给你让座，甚至当你走在路上，还会有许多人投来羡慕的目光，这是多么奇妙的感觉。

家人每天张罗丰富可人的三餐，一家人一起吃饭，其乐融融。妈妈经常打电话嘱咐你不要忘记吃饭，要多吃点儿好的，早早地就给宝宝做了好多小衣服小鞋子，这样的小幸福是不是每天都在上演呢？

……

生活中有太多太多令人感动的事情，这些小小的幸福就像阳光般照在准妈妈的身上，每天都有那么多，感受到这些，相信你的心情会很好，宁静而安详，胎宝宝也会很开心。

小·贴士

珍视拥有的东西，多和家人、朋友建立密切的联系，抽时间和他们相处在一起，对于准妈妈来说，幸福的感觉会更容易感受到。

第23周

第155天

本周变化：有了微弱的视觉

这周的胎宝宝身长大约20厘米，体重大约455克。由于皮下脂肪尚未完全产生，皮肤呈现半透明，透过皮肤可以清晰地看到毛细血管，血管的红色使整个身体都呈现出红色。另外，他肺部的血管也正在形成，呼吸系统正在快速建立，呼吸能力在不断的吞咽锻炼中进一步增强。

胎宝宝的视觉能力也在进步，视网膜逐渐形成，具有了微弱的视力，可以模糊地看见东西。准妈妈可以多吃一些含维生素A丰富的食物，帮助胎宝宝视力发育。

现在胎宝宝的心跳每分钟有120～160次，非常有力。如果准妈妈的腹壁较薄，

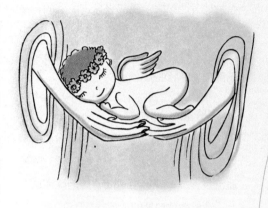

直接将耳朵紧紧贴着腹部，就可以比较清晰地听到胎心搏动。

孕6月 散发醉人的孕味

宝宝心声

妈妈怀孕后，要懂得心疼自己哦，比如做家务时，就要有所选择，因为并不是所有的家务都适合妈妈来做。那些需要伸展肢体及弯腰、下蹲等容易压迫到肚子的家务，妈妈还是不做为好，如搬运、提拿重物，擦玻璃等，爸爸会把这一切安排妥当的。而像买菜、洗菜、做饭、用洗衣机洗衣服、叠衣被之类的家务，不需要太大的肢体动作，也不用多大的力气，不会太累，可以适当做一点。

如果可以，真希望我也能给妈妈帮帮忙。

小贴士

这个阶段体重增长较快，大约每周增重300克。准妈妈要注意饮食和加强锻炼，不要使体重增加太多、太快。胎动次数在这周也会增加，更加明显，你可以和胎宝宝做做游戏，当胎动出现时，一边说话一边抚摸他。

第156天
预防与缓解静脉曲张

静脉曲张的表现是血管在接近皮肤表面的地方凸起来，看起来弯弯曲曲的，呈现蓝色或紫色，最易发生在腿部，也会出现在外阴或其他位置，痔疮实际上就是直肠部位的静脉曲张。

静脉曲张的原因

1.怀孕时体内荷尔蒙改变，增加的黄体素造成血管壁扩张，再加上怀孕时静脉血流量骤增，使得原本闭合的静脉瓣膜分开，造成静脉血液的逆流。

2.增大的子宫压迫盆腔静脉和下腔静脉，使得下肢血液回流受阻，造成静脉压升高。

3.怀有双胎、多胎或体重超重。

4.有家族遗传倾向，血管先天静脉膜瓣薄弱而闭锁不全。

静脉曲张对准妈妈的影响

静脉曲张不会有不太舒服的感觉，也不会对准妈妈和胎宝宝的全身循环造成影响，但是它会使准妈妈感到发胀、酸痛、麻木和乏力，也不太美观。

如何预防与缓解静脉曲张

1.坚持不穿紧身衣服、不喝酒、睡觉左侧卧、控制体重、不提重物。

2.不管坐着、睡着，都尽量让腿部高一些，坐着时在脚底垫盒子或凳子；睡觉时在小腿下垫枕头，帮助腿部的血液能顺利流回心脏。另外坐着的时候不要跷二郎腿，避免下面的腿压力过重。

3.长时间坐和站着会让血液循环不畅，无论是工作还是闲居都要适当活动，并坚持锻炼，坚持散步对缓解静脉曲张预防效果很好。

4.经常做下肢的屈伸活动，可以调动小腿肌肉泵的作用，增加静脉血的流速，促进下肢静脉血的回流，减少下肢静脉的压力，使静脉瓣膜得到适当的休息。具体方法是：仰卧床上，抬高双下肢，使两腿交替屈伸，做像骑自行车一样的动作。子宫增大后，不便仰卧时可以侧卧，活动一侧下肢，然后翻身，改为另一侧侧卧，活动另一个下肢。

5.穿着渐进压力式的医疗级弹性袜，每天起床时先穿好弹性袜再下床。刚开始可以穿弹性袜，适应之后再穿效果较佳的30毫米～40毫米汞柱的弹性袜。或者也可以用弹力绷带简单包扎双下肢。

小贴士

静脉曲张不可热敷，高温可使血管扩张，加重曲张程度。另外，产后在床上多做屈伸踝关节的小运动也有助于预防与缓解坐月子期间静脉曲张。方法是：先用力向下伸脚，然后用力将脚背弯曲，反复进行。

第157天
鱼和海鲜营养多

在肉类食品中，相对而言，鱼类和海鲜中所含脂肪和胆固醇要少一些，尤其是饱和脂肪酸更少，主要是不饱和脂肪酸。而且，鱼类和海鲜的脂肪中还含有在其他食物中难得一见的"ω-3型长链多不饱和脂肪酸"，即DHA和EPA，这些特别的脂肪酸不仅有利健康，还会促进胎儿大脑和视神经的发育。

吃肉首选鱼类和海鲜

很多权威机构给出的膳食指南，包括我国卫生部发布的《中国居民膳食指南2007》，都建议人们"首选鱼类和海鲜"，一般建议孕中期和孕晚期鱼类和海鲜的每日摄入量为100克～150克。

孕期怎样吃鱼更健康

1.海洋鱼类的DHA含量高于淡水鱼，其中金枪鱼的DHA含量最高，其次是鲱鱼、秋刀鱼、沙丁鱼、鳗鱼、花鲫鱼、带鱼、鲤鱼、鲈鱼、比目鱼等。我们经常食用的鲢鱼、胖头鱼和鲶鱼中也含有比较丰富的DHA，可以作为DHA的主要食物来源。

2.有害物质会通过生物富集作用不断向处于食物链上层的生物体内集中，因此鲨鱼、金枪鱼、剑鱼、旗鱼、鲭鱼、方头鱼等大型鱼最好不要吃。

3.为了规避重金属超标，建议准妈妈每周只吃1～2次鱼。

4.利于保存鱼肉中DHA的烹调方式依次是：蒸、烤、炖，炸鱼中的DHA流失最多。

孕期怎样吃海鲜更健康

1.海鲜应尽量吃新鲜的，活海鲜现宰现做最好，尽量少吃冰冻的。

2.切记不要吃生海鲜，烹制海鲜一定要煮熟烧透，不要吃半生不熟的海鲜类食物，避免寄生虫感染。

3.烹煮海鲜应掌握好时间，宜做熟为度，蒸煮时间不宜过长，否则不仅影响口感，还会使蛋白质变性，降低其营养价值。

4.吃之前一定要洗净，去净鳞、腮及内脏，无鳞鱼要用刀刮去表皮上的污腻部分，因为这些部位往往是各种有害物质的聚集地。

5.每周吃1～2次海鲜、每次不超过100克比较合适；即使很喜欢吃，每周吃的次数也不要超过4次，每次的食量也不要超过100克。

小贴士

鸡、鸭、鹅等禽肉类理论上比畜肉类好一些，但就国内目前的情况来看，鸡肉、鸭肉的安全性不及猪肉，滥用激素、抗生素等药物的问题在禽类养殖业尤其严重，因此，一般将禽肉类和畜肉类合并推荐。假如膳食中缺少鱼类和海鲜，那么畜禽肉类的摄入量则应增加。

孕6月 散发醉人的孕味

第158天
如果你是喜欢游泳的准妈妈

如果准妈妈喜欢游泳，怀孕后不要放弃这项运动。游泳能够让孕期更加轻松充实，而且让准妈妈攒足耐力，促进顺利生产。

游泳的益处

1.游泳让全身肌肉都参加了活动，能促进血液流通，使胎宝宝更好地发育。另外，通过游泳，还可以控制增长过快的体重。

2.水的浮力能够减轻身体负担，从而缓解或消除孕期常有的腰背痛症状，并促进骨盆内血液回流，消除瘀血现象，有利于减少便秘、痔疮、四肢水肿和静脉曲张等问题的发生。

3.游泳还可以改善情绪，对胎宝宝的神经系统有很好的影响。

4.游泳对于肺活量的锻炼很有作用，让准妈妈在分娩时能长时间地憋气用力，缩短产程。

5.可以自然地调整胎宝宝臀位。

游泳要循序渐进

如果怀孕前就一直游泳，在孕早期没有什么特殊状况的话，准妈妈可以继续下去。如果基本不运动，那么即使现在到了孕中期，也仍然能够开始游泳，只是开始时要慢慢来，游泳前后充分活动身体，逐渐热身和放松，不要累着自己。

如果不确定是否可以游泳，为了安全起见，可以先问问医生的意见。但是，有流产、早产、死胎史、阴道出血、腹部疼痛，或患心脏病、妊娠高血压疾病、耳鼻喉方面疾病的准妈妈都禁止游泳。

游泳时需要注意的事情

1.选择卫生条件好、人少的游泳池。水温在29℃~31℃为宜，并能避开阳光的直射。留意一下当地是否有由专业教练开办的孕妇游泳班。

2.下水前先热热身，这能让你的肌肉和关节做好准备，并慢慢提高你的心跳速度。

3.在泳池边小心点儿，不要摔倒。

4.选择自己感觉舒服的划水方式，只要仰面漂浮在水上，双腿慢慢蹬水就可以得到很全面的锻炼，如果盆骨前部的耻骨联合部位感觉疼痛，那就要避免蛙泳。

5.游泳时动作不宜剧烈，时间也不要过长，一般不宜超过1小时。如果精力允许，可以隔天游一次，以达到最佳效果。

6.上岸时注意擦干身体，避免感冒。

小贴士

整个孕期，准妈妈都需要充足的水分，平时应随身携带一杯水，运动时则要准备更多的水。在开始做运动前，最好能喝上一杯温开水；在锻炼期间，每20分钟喝一杯；在结束运动之后，再喝上一杯。

矫正副乳的·小·方法

副乳是一种先天性的乳房发育畸形，有完全副乳和不完全副乳两种。完全副乳有乳腺组织和乳头形成，并可像正常乳房一样受内分泌激素影响。不完全副乳仅有乳头而没有乳腺实质，或没有乳头，仅有两侧对称的局限性凸出或皮肤色素沉着。副乳多发生于正常乳房的下内侧，或在正常乳房上方近腋窝处。

副乳一般对身体没有什么影响，也不妨碍怀孕和哺乳，只不过当副乳较大时会在一定程度上影响美观。

手臂绕圈消副乳

将双手向身体两侧平抬，手掌与手臂呈90°角，然后以肩膀为中心点，做绕圈的动作。绕圈的过程中要保持手臂伸直，不要弯曲，往前、往后各绕30圈。做的时候你会感觉腋下及手臂外上侧发紧，这说明你的方法正确。这时候不要停下，继续坚持做。每天做2～3次，坚持1～2个月就会初见成效。

推捏法除副乳

捏法：身体站直，双手自然下垂，可以看到胸部到腋下之间的凸出部分，用中指和大拇指以适当的力量反复揉捏，左右各30下。

推法：身体站直，双手自然下垂，可以看到胸部到腋下之间的凸出部分，用手握拳以指关节的力量，将凸出的副乳由外向内推，左、右各30下。

注：右胸以左手动作，反之左胸则以右手动作。

用内衣调整

选择可以完整包住乳房的内衣，将溢在外面的副乳尽量往罩杯里拨，晚上睡觉的时候最好也穿内衣睡，长期坚持也能起到矫正副乳的作用。

利用矿泉水锻炼

准妈妈双手各拿一瓶矿泉水，将身体立正站直，正握矿泉水于腹部前方，与身体平行后拉起矿泉水至下巴处，然后再放下至原处，做15～25次，称为一轮，每日做3～5轮。

小·贴士

如果准妈妈长期穿不适合的内衣，慢慢地，罩杯的边缘或肩带仿佛将胸部的脂肪隔断了一样，形成了副乳，所以无论是孕前还是孕期，准妈妈都要注意穿合身的内衣。

孕6月 散发醉人的孕味

第160天
烹调用油应多样化

中国菜少不了食用油，不同食用油所含维生素等营养成分不同，所含脂肪酸的比例也不同，遇热后稳定性也不同，要学会科学、巧妙地吃油。

烹调用油不要太单一

调查显示，我国大部分家庭不但烹调油用量太大，而且品种过于单一，不是大豆油，就是花生油，要不就是菜籽油，这种做法很不科学。

《中国居民膳食指南2007》建议，应经常更换烹调油的种类，食用多种植物油。目前市场上的食用油大致可分为四类：

1.大豆油、花生油、菜籽油、玉米油、葵花籽油等产量较大的烹调油，它们以含亚油酸（ω-6型多不饱和脂肪酸）为主，亚油酸占50%~70%，油酸和亚麻酸含量较少。

2.油茶籽油（山茶油）和橄榄油，它们以含油酸（单不饱和脂肪酸）为主，油酸含量为70%~80%，亚油酸和亚麻酸含量很少。

3.亚麻子油（亚麻油）和紫苏油。它们以含亚麻酸（ω-3型多不饱和脂肪酸）为主，亚麻酸含量占50%~60%，亚油酸和油酸含量很少。

4.芝麻油、核桃油、南瓜子油等，它们多与第一类植物油相仿，但突出特点是维生素、矿物质或植物化学物质含量丰富，营养价值很高。

孕期膳食结构中应包括以上四类烹调油，以实现烹调油多样化，在烹调油多样化的基础上，适当增加橄榄油、油茶籽油、亚麻籽油、芝麻油等的摄入比例。

交替使用与混合使用

烹调油多样化可以通过两种途径实现：

一是交替食用各种烹调油，即用完一瓶A种植物油后，换用B种植物油，之后再换为C种植物油，也可以早餐用A种植物油，午餐用B种植物油，晚餐用C种植物油。

二是混合食用各种烹调油，即在大瓶（或塑料桶）装的A、B、C种植物油中各取少量，混合在一个小油壶中，摇匀后烹调使用。

孕期不提倡用动物油

动物油脂如猪肉、奶油等含有较多饱和脂肪和胆固醇，营养价值远不及植物油。孕期不要用动物油烹调食物。有人主张"素油（植物油）和荤油（如猪油）搭配食用"，不论其搭配比例是多少，都不符合《中国居民膳食指南2007》的推荐。

小贴士

由于无法保证调配比例和产品质量，建议准妈妈最好不要用市场上售卖的"食用调和油"代替自己"调和"的多种食用油。

好书推荐：《小王子》

本书的主人公是一个来自外星球的小王子。书中以一位飞行员作为故事叙述者，讲述了小王子从自己星球出发前往地球的过程中所经历的各种历险。

作者圣埃克索佩里

《小王子》的作者圣埃克索佩里是一名法国飞行员。他是法国最早的一代飞行员之一，退役后进入拉泰科埃尔航空公司，期间出版了小说《南方邮件》《夜航》《人类的大地》，从此在文学上声名鹊起。

第二次世界大战期间，圣埃克索佩里重入法国空军。法国战败被纳粹占领期间，他侨居美国，在这期间，写出《空军飞行员》《给一个人质的信》《小王子》（1943）等作品。

1944年，圣埃克索佩里重返同盟国地中海空军部队，在一次飞行任务中，他驾驶飞机驶上湛蓝的天空，从此一去不复返。

小王子的世界

作品通过这个小王子的经历，阐述了对社会上不同类型的大人的看法和批评，提出了一些发人深思的问题。作者特别借小王子之口赞颂了情谊和友爱，希望人们发展友情、相互热爱。在作者看来，爱就要像小王子住的星球上的火山一样炽热，

爱情就要像小王子那样兢兢业业地为玫瑰花铲除恶草。

精彩书摘

这些大人就爱数字。当你对大人们讲起你的一个新朋友时，他们从来不向你提出实质性的问题。他们从来不讲："他说话声音如何啊？他喜爱什么样的游戏啊？他是否收集蝴蝶标本呀？"他们却问你："他多大年纪呀？弟兄几个呀？体重多少呀？他父亲挣多少钱呀？"他们以为这样才算了解朋友。

你4点钟来，那么从3点钟起，我就开始感到幸福。时间越临近，我就越感到幸福。到了4点钟的时候，我就会坐立不安，我就会发现幸福的代价。

这就像花一样。如果你爱上了一朵生长在一颗星星上的花，那么夜间，你看着天空就感到甜蜜愉快。所有的星星上都好像开着花。

小贴士

读《小王子》，准妈妈一定会被这种以孩子的眼光看待世界的态度所感动，多么天真、幼稚，可爱又纯洁、真诚。它也许能让准妈妈想起自己曾经也是个孩子，简单、无忧无虑。将这份简单又纯净的感觉带给胎宝宝吧。

孕6月 散发醉人的孕味

第162天

本周变化：呼吸功能日益完善

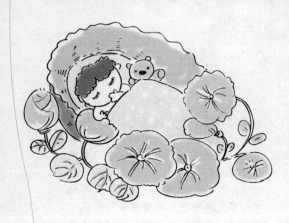

相比上个孕周，胎宝宝在本周体重增加较多，体重将增加到约540克，占据了准妈妈子宫内越来越多的空间，但是看上去仍然显瘦，皮肤表面的小皱纹还是很多。

胎宝宝肺部血管更加丰富，胎宝宝的肺里面，负责分泌表面活性剂（一种有助于肺部肺泡更易膨胀的物质）的肺部细胞也正在发育。如果胎宝宝在此时出生，在医生精心照料下他不是完全没有可能存活，但存活的可能性较小。大脑发育进入了成熟期，其功能也进一步发展，对听觉、视觉系统接收到的信号都有了意识。

宝宝心声

我已经长大这么多了。随着我的长大，妈妈的肚子就像是公共财产，任何一个人都会过来摸两下，是因为我很美好吗？还是人们都很好奇：一个小人是怎么在另一个人的肚子里一点一点长大的呢？这是一个可以好好思考的问题。

但是有时候，妈妈，我真的不喜欢被这么多陌生的手摸来摸去，尤其是在我睡觉的时候。

妈妈常常担心自己吃进去的食物会被身体吸收了，照顾不到我的成长。其实完全没必要担心。我可是很聪明的，我会主动通过脐带和胎盘，从妈妈身体里吸取养分的。谁叫我现在还不能自己消化食物呢。妈妈的身体对我也是最宠爱的，所有的好营养总会第一时间先用来满足我的需求。妈妈，您太伟大了。

小贴士

随着子宫和胎宝宝的长大，你的睡姿显得越来越重要。特别是到了孕晚期，不良的睡姿不仅会影响到子宫的位置，还会增加子宫对周围组织及器官的压迫，影响子宫和胎盘的血流量。所以，准妈妈要注意睡姿啊。

妊娠糖尿病与"糖筛"

妊娠糖尿病是孕期出现的糖尿病，是怀孕期间体内不能产生足够水平的胰岛素而使血糖升高的现象，可能引起胎宝宝先天性畸形、新生儿血糖过低及呼吸窘迫症候群、死胎、羊水过多、早产、孕妇泌尿道感染、头痛等，不但影响胎宝宝发育，也危害准妈妈健康。

如何防治妊娠糖尿病

妊娠糖尿病一般在妊娠28周左右出现，在大龄准妈妈中更普遍，大多数在分娩后就消失。妊娠期间只要被控制住，对于胎宝宝和母体都是没有危险的。

准妈妈只要控制好饮食、体重及进行有规律的锻炼，就能减少妊娠糖尿病的发病危险。尤其是肥胖的准妈妈，平时更应注意适当锻炼身体、控制体重增长。

一旦发生妊娠糖尿病，准妈妈应在医生的治疗、指导下，让血糖回到正常值，确保妊娠安全。

糖尿病筛查是必要的

妊娠糖尿病如果得不到及时有效的控制，可导致母婴死亡。做糖筛是必要的。有些准妈妈本身属于高危人群，比如年纪超过30岁，孕前有糖尿病或以往妊娠中患过糖尿病，直系亲属中有人患糖尿病，生育过4千克以上的巨大儿，孕前体重超标或孕后体重增加过速、过多等，一定要做糖筛。

一般的糖筛安排在孕24～28周，此时体内各种导致糖尿病的因素最活跃，不容易漏诊。高危的准妈妈要早一些，在孕20周左右。

做糖筛的时候，要注意以下两点：

1.空腹抽血，一般都安排在早上8点～10点半，过时就不做了，所以准妈妈要早点到医院找医生，并且早上什么都不要吃，口渴只能喝少许水。

2.遵医嘱在抽血前1小时喝下半杯溶解了50克葡萄糖的水，在1分钟内喝完。从喝完后开始计时，1小时后抽血。如果路程太远，超过1小时，考虑在路上就将糖水喝下，自己看好时间。

一般在孕24～28周做过糖筛了，就不需要再做糖筛。但如果出现了总是感觉饿、体重增加较快、羊水较多、胎儿偏大时，应怀疑糖代谢可能出了问题，需要医生结合其他情况判断。糖筛如果有问题，还会继续做糖耐量检查以进一步确认。

小贴士

若出现极度干渴，小便频、量大（区别于早期怀孕的小便频多、量大），疲乏（这可能很难区别于怀孕疲劳）等症状，准妈妈则可能患上了妊娠糖尿病。

孕6月 散发醉人的孕味

第164天
孕期爱出汗是正常的

很多准妈妈发现自己怀孕后变得怕热和容易出汗，还有的准妈妈感觉从某个月起突然变得多汗了，常常是稍微一运动就大汗淋漓，这是怎么回事？有什么解决的办法吗？

☑ 孕期爱出汗的原因

怀孕后准妈妈多汗是因为妊娠期血中皮质醇增加，肾上腺皮质功能处于亢进状态，再加上准妈妈基础代谢增高，自主神经功能改变，引起血管收缩功能不稳定，皮肤血流量增加，于是出汗增多。

特别是即将足月分娩的准妈妈，新陈代谢较旺盛，食物的摄入量与废物的排泄量明显增加，血液循环加快，导致皮下血管扩张以加速散热，所以更容易出汗。

出汗多的一般是汗腺较多的部位，比如手脚掌心、腋窝、外阴及头面部。如果准妈妈的皮肤汗腺分泌旺盛，出汗也会随之增多。

准妈妈觉得热是很正常的，孕期多汗也是正常现象，无须担忧，只要注意日常保健即可。

☑ 孕期多汗怎么护理

1.怀孕以后要注意及时补充水分，多吃蔬果，用来补充汗中流失的钾、钠等离子，保持体内电解质的平衡。

2.出汗影响身体卫生，准妈妈要常换洗衣服，勤洗温水澡。

3.避免过多的体力活动，以免增加出汗。

3.不要因为怕出汗就长时间地待在空调房间里，这对于身体的血液循环极为不利。而且当准妈妈出汗较多时，不要马上吹电风扇或空调。

4.当身体出汗过多时，为了避免脱水，要及时增加饮水量，以喝20℃左右的新煮白开水为好；或补充一些淡盐水，最好不要喝甜饮料或者刺激性的饮料。

5.天气过于炎热时，尽量保持卧室凉爽，脱掉衣服，仅留下那些必需的——包括孕妇胸罩和托腹带，来支撑你的乳房和腹部。如果你觉得脚冷，可以穿上短袜。另外，别忘了在床边准备好拖鞋和浴袍，或者方便穿脱的衣服，以便你晚上去卫生间时可以随时穿上。

6.宜穿宽松肥大、利于散热的衣服，内衣要穿棉织品以利吸汗，尽量避免穿人工合成的材料，因为它会锁住皮肤周围的湿气，使人觉得潮湿和寒冷。

小贴士

出汗时，人体内的氯化钠、氯化钾、尿素、乳酸等代谢废物随汗液排出体外。因此，可以说，孕期多汗是一种保护性的生理反应，有益于身体健康，并不是病态。

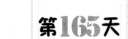

第165天
备一把坚果在手边

坚果风味独特，深受人们的喜爱，是最常见的零食之一。坚果的营养价值较高，含丰富的蛋白质、维生素E、B族维生素、叶酸、钾、镁、锌、铜和膳食纤维。对准妈妈和胎宝宝而言，坚果是值得推荐的零食。

坚果的种类

坚果种类较多，大致可分成两类：

一类是高脂肪、高蛋白，很少碳水化合物的坚果，如花生、西瓜子、葵花子、南瓜子、腰果、松子、杏仁、核桃、开心果、松仁、榛子等；

另一类是高碳水化合物，低蛋白、很少脂肪的坚果，如板栗、莲子、白果等。

吃坚果一定要控制食量

尽管坚果是必不可少的食物，但也绝非多多益善，因为多数坚果含有大量脂肪。比如，100克炒花生仁含有44.4克脂肪，大概相当于45克花生油或豆油。葵花子、杏仁、榛子、西瓜子、南瓜子、松子、核桃、腰果等坚果中的脂肪含量与花生相比，也有过之而无不及。其中，葵花子含50%的脂肪、核桃含60%的脂肪、松子则含70%的脂肪。过多摄入高脂肪的坚果易致肥胖。

因此，《中国居民膳食指南2007》建议，每周吃50克坚果是适宜的。50克坚果

（以可食部计）相当于大小适中花生仁66粒，或大杏仁37粒，或开心果76粒，或葵花子5把（成年女性手掌），或西瓜子5把。

孕期坚果食用量可适当增加，如每天10克～20克（每周75克～150克）。不过，此时要减少同等重量油的摄入。尤其是那些孕前即肥胖或者体重增长过快的准妈妈，更应如此。

坚果类美食推荐：核桃酪

原料：核桃仁200克，江米100克
调料：白糖、水淀粉各适量
做法：

1.核桃仁泡软，用竹签挑去里面的膜，洗净；江米淘洗干净，浸泡2小时。

2.炒勺上火，放入适量花生油烧热，下核桃仁炸酥，捞出凉凉后和泡好的江米一起加水磨成浆。

3.炒勺上火，放入适量清水和白糖烧沸，撇去浮沫，倒入江米核桃浆搅开，烧沸后撇去浮抹，用水淀粉勾薄芡即成。

孕6月 散发醉人的孕味

小贴士

市面上的坚果口味多种多样，有人喜欢咸味的，有人喜欢奶油味的，有人喜欢绿茶味的，有人喜欢五香味的。面对不同口味的坚果，准妈妈要少吃那些口味较重的坚果，口味越重，食盐添加往往越多。

第166天

如果准妈妈已经过胖

在孕中期，体重的控制很重要，准妈妈每周体重增加不超过500克才合理，如果体重增长速度超出了这个范围，就属于超重，需要及时加以控制。

有的准妈妈一直过重，容易导致营养过剩，让准妈妈和胎宝宝都变得肥胖，增加患妊娠并发症（高血压、糖尿病）的风险，过大的胎宝宝会增加分娩的难度，这种情况也要注意控制。

用蔬菜代替高糖水果

水果含有大量糖分，吃太多容易发胖，并可能引发妊娠糖尿病。所以，准妈妈不妨用一些口感较好的蔬菜来代替高糖水果，或者与水果混合在一起食用。比如把番茄、黄瓜当作水果吃，或者用黄瓜汁兑水果汁饮用，或者将胡萝卜与苹果混合打成果汁等。

尽量采用清炖的方法来烹饪肉类

烹饪肉类时，如果采用红烧的办法就很容易摄取过多热量，因为"红烧"时会加入大量的料酒、糖、酱油，这些调料也具有很高的热量。所以，怀孕期间可以多用清炖的方法来烹饪肉类。如果想吃烤的也可以，但是注意不要用明火烤肉，而使用烤箱。

多用豆类、玉米、甘薯等充当主食

调整主食的结构，适当在主食中增加豆类和杂粮，比如蒸一碗杂粮饭。或者，用红薯、玉米、芋头当作主食，这样可以多吸收一些膳食纤维，有利于肠蠕动，缓解孕期经常发生的便秘现象，也是保持体重缓慢增加的好办法。

改变进餐顺序

喝水→喝汤→吃青菜→吃饭和肉类。这样的进餐顺序可防止准妈妈摄入过多的主食和肉类。

将晚餐时间提前，并坚持饭后散步

准妈妈可以把吃晚餐的时间提前一个小时，吃过晚餐后稍微休息下即可以外出散步30～45分钟，既可以消耗一定热量，还有助于自然分娩。

每餐只吃七八分饱

所谓七八分饱，是指还留有一些余地，没吃饱，本来还可以再吃，远没有吃到"撑"的程度。尽量使用容量较小的餐具、容器盛装食物，避免产生必须吃完的暗示。

> **小贴士**
>
> 要注意隐藏在零食（如薯条、小点心、膨化食品、蛋黄派、饼干等）、坚果类、面条汤料、冰激凌、咖啡伴侣等食物中的脂肪。实际上，几乎所有"香喷喷"的食物都含有较多的脂肪和能量。

脐带绕颈无须过分担心

脐带的一端连于胎儿的腹壁脐轮处，另一端附着于胎盘。胎儿借助脐带悬浮于羊水中，通过脐带血循环与母体进行交换，获得氧气和所需营养物质，同时排出胎儿体内的废物。

胎儿在准妈妈的腹中可不那么老实，在空间并不大的子宫内，胎儿会翻滚打转，经常活动。有的胎儿动作比较轻柔，有的胎儿特别喜爱运动，动作幅度较大时有可能会发生脐带缠绕。

☑ 脐带绕颈不用过分担心

多数准妈妈都对脐带缠绕有恐惧感，担心胎宝宝有危险，其实出现这种情况不用过分担心。即使在准妈妈被告知有脐带缠绕的迹象时也不要慌，一定要冷保持静，以免因惊恐使母体产生不良性激素，影响自己和胎儿健康。

其实，胎儿是非常聪明的，当他感到不适时，会采取主动方式摆脱窘境。脐带缠绕较紧时，他就会向别的方向运动，寻找舒适的位置，左动动、右动动，当他转回来时，脐带缠绕就自然解除了。当然，如果脐带绕颈圈数较多，胎儿自己运动出来的机会就会少一些。

即使临近分娩，如果脐带绕颈不紧并有足够长度，胎心监护也很正常，是可以进行顺产的。只有在脐带绕颈过紧，脐带相对过短，胎头不下降或胎心明显异常时，才考虑是否需要手术。

☑ 脐带缠绕会不会勒坏胎宝宝

脐带绕颈一两周的情况很常见，脐带绕颈松弛，并不会影响脐带血循环，也不会危及胎儿健康。据资料统计：脐带绕颈的发生率为20%～25%，也就是说，每4～5个胎儿中就有一个生下来发现是脐带绕颈的。有很多绕了3圈，甚至还有7圈的，孩子也都很好。

当然，任何事情都有意外，如果脐带绕颈过紧可使脐血管受压，致血循环受阻，因此细心数胎动、坚持产检都是很必要的。

☑ 如何及时发现脐带缠绕

1.孕期检查发现胎位经常变化，即头位或臀位经常转换时，应该警惕脐带缠绕。

2.若脐带缠绕过紧，会导致宝宝缺氧，而宝宝缺氧最早期的表现是胎动异常，即胎动会明显减少或异常增加。

小贴士

在每次做B超后，准妈妈可以看一看胎头及颈部纵切面，如果胎儿颈后方有"V"形压迹，则表示脐带绕颈一周，绕两周的话会显示"W"形状，如果不止两周，就可能看到波浪形的压迹了。

孕6月 散发醉人的孕味

父亲的菜园

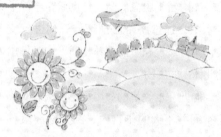

一条新修的公路，使我家失去了四季翠绿的菜园。我们的心情都不大舒畅，没有了新鲜的蔬菜，对一个普通的农家来说，就像婴儿断了奶。

终于有一天，父亲望着饭桌上总也盛不满的菜碗，说要重新开一块菜地。全家人投去诧异的目光——要知道，在我们这里要找一块可以当菜园的地，是相当困难的。望着我们困惑的神情，父亲坚毅地说："我们去开一块新的菜地！"

于是，在我家后面的山坡上，父亲选择了一块相对平缓的坡地，作为菜园的基地。每天天还没亮，父亲就扛着锄头、挑起箕畚上山去，直到傍晚，才挑着一担柴草回家来。一个星期过去，展现在我们面前的，是有三四分翻过的黄土地。

父亲还没来得及整理他新辟的菜园，一场暴雨说来就来了。那天，父亲正在吃午饭，把碗一丢，抓起铁锨就冲进了暴雨中……可是，山坡菜地里那薄薄的一层泥土已经被大雨冲了个一干二净，露出大块大块狰狞的岩石来。

父亲没有气馁，他在坡地的边缘砌了一道矮墙，再从山脚下把土一筐一筐挑上去，盖住了那可怖的岩石。父亲的双肩红肿，脚板也磨起了泡。看着新菜园终于被开出来了，父亲笑了。

春天到了，父亲在他的新菜园里，种上了豌豆。望着这一块贫瘠的土地，我问父亲："豌豆真的能长出来吗？"

父亲摸摸我的后脑勺，信心十足地说："当然能！"

我似信非信地点点头。没过多久，菜园里长出了一片绿绿的豌豆。

就在我做着吃香喷喷的炒豌豆的美梦时，父亲却把那一片豌豆全翻在泥土里。我有些疑惑不解。父亲说："我们不能光顾眼前。也真难为了这片荒地，它是拼了命才养出这一片豌豆来的。就这样榨干它，以后就别想吃瓜吃菜了。这一季豌豆就用来肥土吧。"

在父亲的精心伺候下，原本贫瘠的死黄土，变得黑亮。远远望去，父亲的菜园就像一块碧绿的翡翠，春有菠菜、莴笋；夏有黄瓜、茄子；秋有辣椒、南瓜；冬有萝卜、白菜。一年四季，都是一片诱人的翠绿。

小贴士

父亲的菜园，是一道由责任、辛劳、坚毅、热爱筑成的风景，可欣赏可品尝，如翡翠般美丽，更如翡翠般珍贵。相信这篇文章也会给准爸爸一些别样的心情和感悟。成为了一名准父亲，多和胎宝宝分享一下自己的心情吧。

最新怀孕分娩一日一课

孕 7 月
"带球"活动乐趣多

盼啊盼，盼啊盼，不知不觉中，肚子已经成了你梦寐以求的形状。虽然每天"带球"活动，但还没有感觉到特别累，反而因为肚中的小生命而觉得生活更加有趣。多多锻炼身体吧，运动的好处会日渐显现。

你的身体发生了什么奇妙的变化：

🌱 第25周

准妈妈的子宫已经发展到足球般大小了！感觉到子宫的顶部在肚脐至胸骨的中间了吗？腹部愈加沉重的准妈妈，腰腿疼痛更加明显，肚子、乳房上的妊娠纹也逐渐增多。

由于黄体酮分泌的变化，以及子宫压迫胃部，准妈妈的胃排空减慢，同时幽门肌肉松弛，会导致酸逆，所以，现在的准妈妈最好实行少吃多餐，同时避免油腻、辛辣之物。

🌱 第26周

准妈妈子宫的顶部也已经上升到了肚脐以上6.25厘米的地方。用手抚摸的时候，准妈妈可以感觉到子宫位置的变化。

准妈妈可能会睡眠不好，心神不宁。这是准妈妈对分娩期日渐临近导致的忧惧不安而产生的反应，准妈妈要学会放松。

🌱 第27周

进入本周之后，准妈妈的体重增长幅度加大。子宫接近了肋缘，因此准妈妈有时候会感觉气短。

🌱 第28周

准妈妈的子宫每一天都在增大，子宫顶部大概超过肚脐7.6厘米或更多了。体重也比孕前增加了8千克~11千克。准妈妈偶尔会觉得肚子一阵阵发硬发紧，这是假宫缩，不必紧张。同时，由于腹部迅速增大，准妈妈会感到很容易疲劳，脚肿、腿肿、痔疮、静脉曲张等都有可能出现。

小贴士

由于腹部越来越沉重，并且高高隆起，你会发现自己的动作开始有些笨拙，走路时也开始挺腹撑腰，呈现出十足的孕妇体态，不要感觉难为情，这正是值得骄傲的呢！

第25周

第169天

本周变化：再次进入大脑发育高峰期

此时胎宝宝从头部到臀部长约22厘米，重约700克，皮下脂肪虽然还是不多，但整个身体却显得饱满多了。子宫里的空间较前段时间已经有些小了，但整体上来讲还不影响他的活动，他仍可以伸胳膊、踢腿，翻身或者滚动。

胎宝宝大脑细胞迅速增殖分化，体积增大，这标志着胎宝宝的大脑发育进入了第二个高峰期。在接下来的4周时间里，胎宝宝的脑沟脑回将逐渐增多，脑皮质面积也逐渐增大，几乎接近成人大脑。相应的，小胎宝宝的意识越来越清晰，对外界

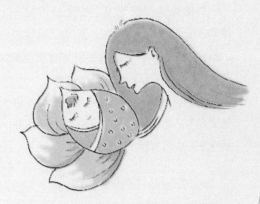

刺激也越来越敏感，准妈妈的任何动静都有可能引起他的反应，此时做胎教能得到比较明显的回应。

宝宝心声

　　我的体重在快速增加，为了跟上我的成长，我的小房子——子宫也在快速增大，把妈妈的肚子顶得圆鼓鼓的。为了给我的小房子腾空间，妈妈的内脏都要靠边站啦，这会让妈妈变得更辛苦。所以，爸爸，妈妈现在很辛苦，就请你给她更多的关心和呵护吧。

　　妈妈，其实无论何种形式的胎教，都是通过妈妈的感受传递给我的，所以胎教不必拘泥于形式，把自己弄得紧张兮兮的。只要妈妈开心，并将满满的母爱传达给我，这就是给我的最好胎教了。

小贴士

　　孕期补充DHA和EPA对促进胎宝宝大脑和视网膜的发育意义非常重大，即使到宝宝出生后，也要坚持补充DHA和EPA，因为宝宝在6岁之前脑神经元突触都在不断增长，需要DHA和EPA来提供能量。

孕7月 "带球"活动乐趣多

183

第170天

享受数胎动的乐趣

数胎动是判断胎宝宝安全与否的一种非常简便而直观的手段。胎动正常就表示胎盘功能良好，输送给胎宝宝的氧气充足，胎宝宝在子宫内愉快地生活着。

另外，准爸爸帮助准妈妈数胎动，也是家庭生活中的母子和父了之间的关系开始逐渐形成的表现。

☑ 学会数胎动并每天坚持记录

胎动一般开始于怀孕4个月，在24周后会非常明显，一天有两个高峰，一个在19～21时，另一个是在23时至凌晨1时，早晨最低。

每天选取早、中、晚3个固定的时间，各数1个小时的胎动（如早上起床前的1小时，中午午休的1小时，晚饭后的1小时）。然后把3个小时胎动的次数相加乘以4，即为12小时的胎动次数。然后将计算结果记录在表格上。如果难以做到每日测3次，至少也要测晚上临睡前的那次。

胎宝宝持续不断地动算作一次胎动，如果中间有停顿且间隔时间超过3分钟，则算作另外一次。当然，如果是受到准妈妈咳嗽、呼吸等动作影响所产生的被动性运动，则不算胎动，不在记录范围之列。

☑ 胎动多少算正常

一般情况下，明显胎动平均1小时不少

于3次是正常的，但由于胎宝宝的个体差异大，有的12小时多达100次以上，有的只有30～40次。只要胎动有规律、有节奏且变化不大，就说明胎宝宝发育是正常的。

☑ 胎动异常怎么办

胎动情况	原因	对策
突然减少	准妈妈发烧，胎盘血液供应不足	多喝水，多吃新鲜蔬菜水果；少去人多、空气污浊的地方；保持室内空气流通，注意休息，避免感冒
突然加快	准妈妈受到严重外力撞击	减少大运动量的活动；少去人多拥挤的地方，以免被撞到
突然加剧后又很快停止	准妈妈有高血压或胎宝宝脐带绕颈、打结引起缺氧	患高血压的准妈妈要定期去医院做检查；放松心情，避免紧张；感觉不良时及时就诊

小贴士

胎动只能作为反应胎宝宝安危的一个标志，至于胎宝宝的生长发育情况或有无畸形等，则需要结合其他检查方法或医疗仪器来作出判断。

最新怀孕分娩一日一课

你是否也遭遇了胃部不适

怀孕后，激素使消化道肌肉变松弛，子宫压迫消化道，二者的共同作用使肠胃蠕动变慢，消化不良使胃排空速度变慢，进而使胃酸在胃里逗留时间延长，并返流到食管，这样准妈妈出现消化不良和胃灼热这样的胃部不适问题就很普遍。

消化不良与胃灼热的感觉

孕前从来没有过消化不良或者胃灼热情况的准妈妈，可能都不明白到底是什么感觉，容易忽略，以致不能及时调整。

消化不良的具体感觉是胃胀满，吃一点就感觉饱了，长时间不吃也不感觉饿，包括食欲不好，也都是消化不良导致的。

胃烧灼也叫做烧心，具体感觉是胃部麻乱，像喝了醋一样，又热又麻，喉咙也有被烧灼到的感觉，这是孕期正常的生理反应，不用太紧张。但是当胃烧灼严重时，情绪也会受影响，并最终影响到睡眠，这时需要及时就医。

缓解胃灼热

准妈妈出现消化不良和胃灼热的时候，没有医生的允许不要吃药，先从日常饮食、生活习惯上着手调整。

1.少吃多餐，一餐吃不完的食物先放着，聊聊天、说说话，过一会消化了一些之后再吃即可，消化压力会减轻些。

2.随身携带零食，让胃酸一直有用武之地，胃烧灼感也会轻一点。

3.坚持细嚼慢咽，减轻肠胃负担。

4.吃完饭后不立即上床睡觉，要保持上身直立较长的时间，最少30分钟，以便让胃中的食物得到初步消化。

5.牛奶有保护胃黏膜的作用，睡前喝一杯，可以有效减轻胃烧灼感。

6.睡觉时尽量将头部垫高，以防胃酸逆流。

会引起胃灼热的食物

酸性水果：橘子、橙子、西红柿等含酸味多的食物很容易引起胃灼热。

油腻、高脂食物：煎炸等油腻食物消化时所用的时间比较长，很容易引起食物和胃酸的倒流。

甜食：蛋糕、巧克力、冰激凌、糖果等食物很容易令人有饱足感，同时也需要一定时间让胃部进行调整和适应。

刺激性食物：茶、咖啡、醋、辣椒等食物容易刺激胃黏膜，同样会引起胃灼热。

小贴士

体内孕激素越高，越容易产生胃部灼烧感，加上增大的子宫会顶向胃部，因此胃灼热感会随着孕期推进而增强，需要准妈妈多加注意，学会调整。

孕7月 「带球」活动乐趣多

第172天
火腿肠与烤肉要少吃

火腿肠及烤肉是很多人钟爱的食物，但准妈妈一定要认清它们的特质，不要因为其独特的口感而忽略了它们会带来的问题。

火腿肠类肉制品存在的问题

各种各样的火腿肠类制品因其外形漂亮、口感好、食用方便深受人们的喜爱，但其营养价值实在不高，大部分火腿肠并不是用纯鲜肉加工的，而是用的猪皮、内脏、鸡皮、鸡胸肉、鸭肉、植物蛋白、动物脂肪等廉价原料，以及肉类本身并不含的淀粉。

为了具有良好的弹性和鲜嫩口感，加入"增稠剂"（如卡拉胶之类）和"水分保持剂"（如三聚磷酸钠）；为了保持鲜

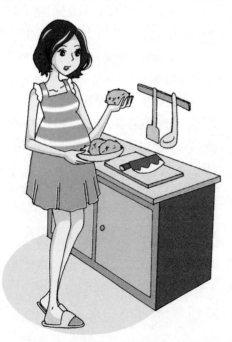

艳的红色，添加发色剂亚硝酸钠、D-异抗坏血酸钠等；为了颜色更漂亮，添加色素，如红曲红、苋菜红、诱惑红、辣椒红和胭脂虫红等；为了延长保质期，加入防腐剂，如乳酸链球菌素、丙酸钠、山梨酸钾等；为了具有鲜美滋味，添加盐、糖、香辛料以及"增味剂"（如味精、核苷酸等）。火腿肠类肉制品不但营养价值低，还是食品添加剂之集大成者。

烧烤类肉制品存在的问题

烧烤或熏烤肉类，如烤羊肉串、烤牛排、烤鸡翅、烤肠等，会产生多种有害物质，主要有多环芳香烃和杂环胺等。多环芳香烃是最早被认识的，至今也是最重要的、数量最多的化学致癌物，一共包括400多种具有致癌作用的化合物，其代表成分是苯并（a）芘。在动物实验中，苯并（a）芘不但会致癌，还会毒害胚胎，造成畸形。杂环胺也具有类似的致癌性和致畸作用。

烧烤肉类有时加热不均匀，内部没熟透，细菌或寄生虫没有全部杀死，有导致食源性疾病的可能。

很多烧烤店不但卫生状况堪忧，而且用硝酸盐和亚硝酸盐浸泡肉类，以使肉色鲜艳、口感良好。因吃烤肉而发生亚硝酸盐中毒的事件时有发生。

第173天
三维彩超与四维彩超

在孕7月左右时做三维彩超或者四维彩超，就是大家俗称的大排畸。那么，三维彩超和四维彩超有什么区别，该如何选择呢？

三维和四维B超与二维B超的区别

如果怀孕早期做过B超，通常是二维B超，B超单上的图片看上去比较灰暗模糊，不容易看清宝宝的形状，因为这种B超是通过透视宝宝的身体而查看内部器官，需要医生专业的判断。

三维B超和四维B超照片则会令人感到惊喜，因为图片显示的是宝宝的样子，可以看到覆盖在内部器官上的皮肤，还能看到嘴和鼻子的形状，看到打哈欠或伸舌头等动作。

如果不是排畸以及留作纪念的需要，则三维以及四维彩超是不必要的，因为它们需要专门的传感器和软件，因此费用较高，而且医学上的优越性也十分有限。即便是做彩超，医生通常也是通过没有转化的黑白超来做判断，普通的黑白超不会在短时间内被彩超代替。

三维彩超与四维彩超的区别

三维彩超与四维彩超本质上并没有很大的不同，都是基于普通彩超的观察，然后通过特殊的中转仪器转换成土黄色的胎儿照片或者录像，作为排畸检查的科学依据，也可以为胎儿做写真集，留下特殊纪念。

现在很多医院引进了四维彩超设备，四维彩超相比三维彩超，四维彩超多了一个时间轴。三维彩超是某个时间点上胎儿的静态图像，而四维彩超则能够让医生和准妈妈在显示器上直观地看到胎儿的动态影像，更方便、更清晰、更全面，如果截图保存下来，就是一幅三维图。

什么时候做三维或者四维检查最好

三维和四维彩超是排畸检查的重要依据，也可据此观察胎儿活动与形态，因此在胎儿长得足够大，但胎儿头部又没有下降到骨盆时做三维或四维彩超最合适。这个时间段通常是24～30周。为了不错过这个时机，准妈妈需要在产检时提前预约或者提前一个月左右单独预约，尤其是身在大城市的准妈妈。

小贴士

并不是每个准妈妈都能在做彩超时顺利看到胎儿的脸，如果他的脸正好朝外，羊水又很充足，那么就能清晰地拍到脸部照片，假如不是，就看得不太清楚了。这时医生往往会建议准妈妈出去走一走，或等上几天再来。

孕7月 『带球』活动乐趣多

第174天
生男与生女趣谈

从怀孕那一刻起，每一位准妈妈都会迫切地想要知道肚子里是男孩还是女孩。生男生女是一个经久不衰的话题，大自然的这个谜题让怀孕散发着无限魅力，在各种过来人经验的猜测中，准妈妈不但可以打发无聊时光，而且与肚子中孩子的感情也与日俱增。

判断生男生女的方法有很多，可以借助科学的检验，也有许多民间口口相传的经验之谈。准妈妈看一看，乐一乐，但无论是男是女，都是自己的宝贝！

科学上怎样检测性别

1.验血：通过寻找血液中Y染色体DNA片断来判断是否为男孩。这种方法目前只在国外或者香港才可以做，在我国是不允许的。

2. B超：通过看胎儿的生殖器官来判断，一般要到16周以后才能看清。这种方法准确率很高。另外，男宝宝的准确率比女宝宝高。如果不是医学需要，医生虽然能看出性别，也不会透露给准妈妈。

3.羊膜穿刺术：刺取羊膜主要是为了诊断胎儿是否有染色体方面或神经管的缺陷，也可知道胎儿的性别，通常在怀孕16～20周实施。这种方法准确度可达99％，但是有1％的流产概率。如果不是必要，医生不会建议做穿刺术。

丰富多彩的民间经验

1.清宫表：家里的老人家通常都收藏一份与此类似的表格，会热心地帮助小辈算一算。

2.孕吐与胃口：没有孕吐，孕吐较轻为男，反之为女；早上害喜为女，反之为男；喜酸、咸、肉食为男，喜辣、甜食为女。

3.看孕2个月以前的B超数据：如果长和宽的相差在一倍以上男孩可能性大，长和宽相等女孩可能性大。也有看形状的，像茄子或长条状的为男，圆圆的是女。

4.看肚子：当肚子隆起时，如果肚皮硬，像充足了气的篮球，为男孩，如果肚皮软，像大西瓜，则为女孩，侧面看肚子尖尖，为男孩，肚子圆圆则为女孩；显怀早为女孩，反之为男；肚子靠下为男，靠上为女。

5.看身体感觉：乳房发展迅猛多为女孩；乳晕颜色更深更可能是男孩；精神状态较好多为男孩；皮肤变好多为女孩；肚脐突出可能是男孩，不突出为女孩。

小贴士

以上只谈到一部分生男生女的趣味经验，现在人们还流行通过星座看生男生女等，不一而足。希望这些有趣的方法可以安抚准妈妈对生男生女的躁动感，收获好心情。

第175天

语言胎教：用各种方式表达"我爱你"

什么是最好的胎教？最好的胎教莫过于用自己的真心对爱人和宝宝表达："我爱你"。今天，不妨来试试用尽可能多的方式来表达"我爱你"。

用家乡话表达"爱"

如果生活中使用普通话居多，那么抽空和胎宝宝讲一讲家乡话也是不错的语言胎教。家乡话是每个人心底一片柔软的海洋，用家乡话，你可以纵情表达自己，肚里的孩子以及自己的爱人会是最贴心的听众。

有的爸爸妈妈总觉得说"爱"比较难为情，那么不妨换一种说法，或嬉笑或委婉，全凭自己的性子。

写下繁体的"愛"字

愛

在繁体字"愛"中，有一个"心"。怀孕后，每一个准妈妈都会用心为胎宝宝来安排生活，让他体会到自己对他深深的爱，这种付出将给宝宝向未来世界迈出第一步的勇气和力量。

"妈妈（爸爸）爱你"的手语表达

妈妈：一手伸食指贴在嘴唇上。（爸爸：一手伸拇指贴在嘴唇上。）

爱：一手轻轻抚摩另一手拇指指背，表示一种"怜爱"的感情。

你：一手食指指向对方，正确的手语表达"你"的时候是指向对方。

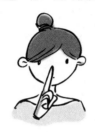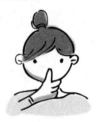

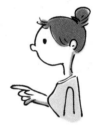

画一个满满的爱心

今天在胎教日记上画一颗心吧，按照自己此时此刻的心愿和想法来装饰它，或者给它涂上中意的颜色，留下多姿多彩的一个小小纪念。

小贴士

在整个孕期，准妈妈都要充满爱心和信心，让胎宝宝感受到爱的暖流。如果准妈妈自己觉得枯燥，或是感到不自信，这种不良心情会直接影响到孩子，即使坚持做胎教或以后做早教，也收效甚微。

第176天

本周变化：听觉神经系统几乎发育完全

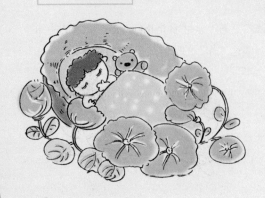

小胎宝宝的身体比例十分匀称了。随着骨骼的钙化，脊柱比以前更强壮，不过现在还不足以支撑起胎宝宝的身体。子宫的空间相对还够大，小胎宝宝仍可以在里边尽情打滚，所以，如果目前B超发现胎宝宝是臀位并不需担心，他很可能一会儿就调整成头位了。

听觉神经系统几乎发育完全，他除了可以听到准妈妈心跳的声音和肠胃蠕动时发出的咕噜咕噜的声音外，还能听到一些大的噪声，比如吸尘器发出的声音、开得很大的音响声、邻家装修时的电钻声，这些声音都会使胎宝宝躁动不安。

肺仍在成熟发育中，小胎宝宝已经学会了吸气、呼气，当然，现在呼吸的还不是空气，而是羊水。

宝宝心声

每天我都在一片"呼哧呼哧"的声音中醒来，当然，我也是听着它们入睡的哦，这是妈妈身体里血液流淌的声音，也常常有来自妈妈肚皮外的声音，也许还有心脏跳动的声音吧。总之，我喜欢它们。我总是花大把的时间静静地聆听。有时候它们像一首歌儿一样欢快；有时候又有点陌生；要是来得太突然，保准会吓我一跳呢；当我困了，它们就像摇篮曲……

妈妈，多给我听听你的声音吧，这样我每天的生活就更丰富多彩啦。还有啊，我现在还会呼吸羊水玩儿呢，就是像妈妈呼吸空气一样，只是我的房子里还没有空气，所以我先吸羊水来锻炼自己。

小贴士

怀孕后你的全身重量都要靠脚来支撑，因此一双合脚的鞋非常重要。你可以到孕婴店购买孕妇专用鞋，而且孕前期（0～6个月）和孕后期（6～10个月）要换穿不同的鞋。

第177天
节假日里的注意事项

遇上节假日，气氛与平时不一样，准妈妈需要多注意下面这些问题。

饮食做到"四个一"

节日期间，准妈妈不要暴饮暴食，不要吃太多主食或甜食，饮食要少油、低盐，蔬菜要多吃，水果要适量。

孕中、晚期的准妈妈，每天摄入量以"四个一"为佳：鸡蛋一个、牛奶一杯、主食一斤（500克）、蔬菜水果一斤（500克）。

娱乐活动要克制

节日期间活动较多，准妈妈要安排好休息，减少应酬，不要下厨久站，或长时间聊天。更不要久坐通宵达旦打牌、搓麻将，这样会阻碍下肢静脉回流，肌肉处于紧张状态，引发疲劳，影响宝宝生长发育，更严重的会导致妊娠高血压疾病，危及自己及胎儿的生命安全。准妈妈应该在晚上九十点就寝，中午保持1~2小时午休。

穿衣首选要保暖

准妈妈的健康是第一位的，保暖是过节穿衣的第一原则，不要在节日期间贪图好看而忽视了保暖。

防止吸二手烟

春节期间登门访客较多，即便待在家中，准妈妈也免不了要招待客人。一旦发现有客人打算抽烟，及时礼貌地劝阻，或者提早收起家中的烟灰缸，暗示室内不可吸烟。

保持室内空气流通

在节假日里，家里如果来了不少客人，也可能会有客人抽烟，所以准妈妈一定要经常开窗通风，以保持室内空气新鲜。

注意性生活

有的夫妻在平时可能处于两地分居的状态，节假日好不容易团聚，但是要提醒准妈妈，在恩爱时一定要注意分寸，孕期前3月和最后3个月尽量不要有性生活，孕中期性生活不要过于激烈。

打扫卫生的问题

放假了，准妈妈可能想来个大扫除，但是准妈妈千万不要去清洁那些死角的卫生。如果准妈妈吸入了那些死角的灰尘，有可能会患上呼吸道疾病或发生过敏反应。

保持适当的运动

不要因为放假而放弃了运动，在节假日里也应保持适量的运动，千万不要长时间坐在沙发上看电视。

孕7月 "带球"活动乐趣多

小贴士

准妈妈担心鞭炮声会不会对胎儿造成影响，其实子宫里的羊水会对外界的声音起到很好的削弱作用，鞭炮声一般不会对胎儿听力造成伤害。至于鞭炮响时胎动就频繁，可能是因为准妈妈自身害怕鞭炮声，你听到鞭炮声时情绪不稳定，胎儿也会跟着动。

191

第178天
小心美味糕点中的反式脂肪酸

"反式"是相对"顺式"而言的，在天然食物中，绝大部分脂肪酸都是顺式脂肪酸，反式脂肪酸少之又少。但在氢化植物油中，反式脂肪酸占10%～60%（氢化程度不同，反式脂肪酸含量变化很大）。

目前，反式脂肪酸已经非常明确的害处是造成血脂异常，增加患冠心病的危险性。还有研究发现，反式脂肪酸能通过胎盘以及母乳转运给胎儿和婴儿，并影响其生长发育。另有报告说，反式脂肪酸能增高乳腺癌、糖尿病的发病率。

《中国居民膳食指南2007》建议："远离反式脂肪酸，尽可能少吃富含氢化油脂的食物。"卫生部于2010年4月发布的与婴幼儿食品有关的国家标准（GB10765、GB10767、GB10769、GB10770）规定，婴幼儿食品"不应使用氢化油脂"。

什么是氢化植物油

氢化植物油具有卓越的加工性能，它不容易被氧化，保质期长；呈固体或半固体状态，适合造型；会起酥，口感更香滑，故又称"起酥油"；性质稳定，特别适合反复油炸食品，不至于被氧化破坏，目前已广泛应用于各种需要添加油脂或油炸的食品中，比如饼干、油条、麻花、面包、蛋糕、小零食等。另外，薯条、薯片、沙拉酱、巧克力、咖啡伴侣（奶精、植脂末）、速溶咖啡、奶茶等也都广泛使用氢化植物油。

世界卫生组织（WHO）建议限制反式脂肪酸摄入，每日不超过1%总能量，大致就是2克。孕妇更应减少反式脂肪酸摄入，比2克还要少。

学会发现反式脂肪酸

目前，国内相关食品均没有标示反式脂肪酸的含量，但消费者仍然可以从食品的配料表上发现反式脂肪酸。

如果含有"起酥油""植物起酥油""液态酥油""氢化植物油""部分氢化植物油""人造奶油""奶精""植脂末"等成分，那么该食品就含有反式脂肪酸，在购买时应尽量避免。

另外，如果某添加油脂的食品在标签配料表中没有注明是豆油、花生油、菜子油或者某一种具体的植物油，而是笼统地标注"食用植物油""精炼植物油"或"植物油"等，都应该小心一点。

小贴士

减少反式脂肪酸摄入最重要的措施是多选用天然食品，尽量少吃口感很香、脆、滑的多油食物，包括过度加热或反复煎炸的食物。

半数以上的准妈妈在孕期会发生腿部抽筋，多发生于怀孕7个多月后，或是在熟睡醒来后，或是在长时间坐着，伸"懒腰"伸直双腿时，还有的在半夜睡梦中。大多数人认为这是缺钙了，其实不然。

缺钙不是腿抽筋的唯一原因

如果缺钙，在后半夜血钙水平最低时，就容易发生小腿抽筋，在孕中期以后比较多见，但这并不是唯一原因：

1.子宫增大压迫下腔静脉，使得小腿肌肉的血液供应不足，也会引起小腿抽筋。

2.有时候晚上保暖不好，腿部受凉引起血管收缩同样会引起半夜腿抽筋。

3.孕期体重逐渐增加，双腿负担加重，腿部的肌肉经常处于疲劳状态也容易抽筋。

这几种小腿抽筋比起来，由着凉引起的比较好区分，因为只是偶然现象，是否缺钙则需要通过化验或者试验才能确定。

预防腿抽筋的方法

坚持改善腿部血液循环对各种原因引起的腿部抽筋都有缓解作用：

1.不要长时间地站着或坐着，并且最好整天都穿着长裤，以保证腿部的血液循环。

2.每天晚上睡觉前，多活动小腿肌肉，可以以脚后跟为中心，脚掌向左或右摇摆画扇形，也可以使劲将脚趾向小腿的方向勾回，每个动作做10次，直到感觉小腿的肌肉被充分拉伸、活动了。

3.睡前按摩小腿肌肉，如果自己够不着了可以让准爸爸来完成这个工作。

4.将腿部抬高，在小腿处垫枕头，有促进血液循环、纾解肌肉紧张的功效，一定程度上可预防小腿抽筋。

怎样缓解腿抽筋

小腿部发生抽筋之后不要紧张，先用手揉揉抽筋的部位，疼痛略微缓解后，扶着东西站起来慢慢溜达一会儿，让肌肉放松，待几乎感觉不到痛以后即可再次上床睡觉。

如果抽筋很厉害，根本无法起来活动，可以用那条未抽筋的腿使劲儿压住抽筋的腿的膝盖，让这条腿紧贴床面，然后将抽筋的这条腿的大脚趾用力伸展，使劲向小腿方向勾回，能有效缓解痛苦。另外，也可以让准爸爸一手将你的小腿抬高，并按住膝盖，一手抓住你的脚掌，用大拇指将大脚趾向脚背方向按压，让小腿肌肉充分拉伸，效果也很好。

孕7月
『带球』活动乐趣多

小·贴士

小腿抽筋严重的往往一夜要发作好几次，在第一次发作之后，建议起床做一下运动，可起到缓解疼痛和预防的作用。

第180天
如果准妈妈一直过瘦

刻意保持身材、控制体重的人，通常缺乏必要营养素的。对于瘦弱的准妈妈来说，体重指数BMI小于18时，营养状况也可能不良。还有一些人的瘦弱是由疾病造成的，如月经过多导致的贫血、肠胃疾患导致的营养吸收不良、甲状腺疾病导致代谢过高或过低等。

妊娠会消耗身体的营养，营养不足常常导致准妈妈自身缺钙、贫血、心脏负担加重，同时也会导致胎儿营养先天不足和体重过低。

瘦弱的准妈妈怎样科学增重

1.身材消瘦的人大多肠胃功能较弱，一餐吃得太多往往不能有效吸收，反而会增加肠胃负担，引起消化不良，可以把每天的进餐次数改为4~5餐。不过，不要增加每餐的饭量，避免增加肠胃负担。

2.可以适量吃一些高蛋白质、高热量的饮食，如乳酪蛋糕、小西点、小蛋糕等，用循序渐进的方式逐步提高各种营养物质的摄入。

3.建议在日常饮食中，适当增加坚果、肉类等油脂含量较高的食物，有意识地增加饮食热量的摄入，达到逐渐强壮的目的。

4.在烹调食物的时候，巧妙地添加些坚果、芝麻等高营养高热量的食物进去；蔬菜尽量炒来吃而不是凉拌；吃米饭时可以撒些芝麻；喝牛奶时可以撒些麦片等。

5.保持良好的精神状态，避免精神焦虑会而导致生活不规律、过度劳累、睡眠不足，这样一来，身体消耗多于摄入，不易增重。

6.每天积极参加适度的运动，不仅能改善肌肉状态和增加体重，还会让体能更好，同时胃口更好。不要吃饱了就坐着或躺着，这样不利于消化。

不可猛吃水果来增重

瘦弱的准妈妈要多吃蔬菜、水果，但有些准妈妈钟爱水果，于是每天吃很多水果，这是不可行的。虽然水果中维生素的含量比较丰富，很适合孕期食用，但怀孕期间，尤其是身体纤瘦的准妈妈不要过量食用水果。

因为水果中的纤维素含量比较低，吃多了会影响蔬菜的摄入，但却无法取代蔬菜的作用。最重要的是水果中的糖分普遍高，比如葡萄、西瓜、香蕉等，食用过量，很可能诱发妊娠糖尿病。

小贴士

因体重增加，身材偏瘦的准妈妈关节负担相对重，孕期更容易腰酸背痛，甚至小腿抽筋，可以多给予热敷或按摩，同时注意摄入足量的钙。

第181天
腹围大小的秘密

妊娠期间，子宫的增大是有规律的，表现为宫底升高，腹围增加，一般从怀孕20周开始测量。以下是孕中期之后的腹围参考标准，准妈妈可以做对照：

孕月	腹围下限	腹围上限	标准
5	76厘米	89厘米	82厘米
6	80厘米	91厘米	85厘米
7	82厘米	94厘米	87厘米
8	84厘米	95厘米	89厘米
9	86厘米	98厘米	92厘米
10	89厘米	100厘米	94厘米

腹围大小并不决定胎儿大小

怀孕期间，腹围的大小跟营养的关系不是太大，而是跟准妈妈本人的体形以及子宫的位置相关。

由于每位准妈妈的子宫位置可以向前倾、向后倾，再加上准妈妈高矮胖瘦各不相同，因此相同的妊娠月份肚子大小看上去不会都是一样。

胎宝宝的大小由医生根据子宫的高度、腹围、腹部检查来评估，如医生确实觉得准妈妈的"肚子"小，会建议准妈妈做B超检查进一步评估胎宝宝的生长发育；如果胎宝宝一切正常就没问题，不必过于担心。

胎儿体重与准妈妈营养相关

胎宝宝的体重增加与准妈妈的营养摄入密切相关，但准妈妈体重增长并不意味着胎宝宝体重增长。

临床上，一些准妈妈的体重增加不少，但是胎宝宝体重却不足。如果通过检查排除了准妈妈和胎宝宝的疾病因素，就是因为准妈妈在孕期摄取了过多高热量食物，饮食不均衡所致。

胎儿发育迟缓的原因

胎宝宝宫内发育迟缓的原因有多种：

1.40%的胎宝宝宫内发育迟缓来自双亲遗传因素，尤以准妈妈遗传影响较大。

2.准妈妈营养不良，尤其是蛋白质和能量不足，或缺乏微量元素等。

3.慢性血管疾病可影响子宫胎盘血流及其功能，胎宝宝因长期缺血和营养不良，造成宫内发育迟缓。

4.准妈妈有严重贫血、多胎妊娠、严重心脏症、产前出血等并发症状可导致胎宝宝宫内发育迟缓。

5.准妈妈的年龄、生活环境等也是影响胎宝宝发育的大小的因素之一。

确诊为胎宝宝宫内发育迟缓的准妈妈，不必过于惊慌，只需在医生指导下进行休养、治疗即可。

小贴士

准妈妈应尽量选择健康、天然的食品，如蛋、新鲜蔬菜、鲜奶、鱼、瘦肉等。如果能坚持做些适当的运动就更好了。

孕7月 『带球』活动乐趣多

195

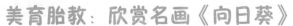
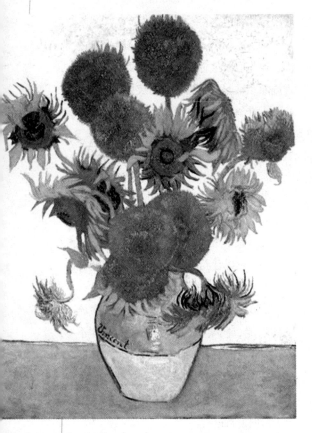

名称：向日葵
作者：文森特·威廉·梵高
年代：1888年夏末～1889年
目前收藏地：伦敦国家画廊

《向日葵》不是传统的描绘自然花卉的静物装饰画，而是一幅表现太阳的画，是一首赞美阳光和旺盛生命力的欢乐颂歌。画家以大胆恣肆、坚实有力的笔触，把向日葵的花蕊画得火红火红，就像一团炽热的火球；黄色的花瓣就像太阳放射出耀眼的光芒一般，厚重的笔触使画面带有雕塑感，耀眼的黄颜色充斥整个画面，引起人们精神上的极大振奋。

在法语里面，向日葵的意思是"落在地上的太阳"，人们往往把它看作光明和希望的象征。相信这幅画能给准妈妈一种温暖的感觉，使准妈妈内心充满激情地去面对孕期的任何困难。这种感觉传递给胎宝宝，一定能塑造胎宝宝阳光向上、不畏艰难的性格。

小贴士

在欣赏这幅画作前，准妈妈不妨先看一看实际生活中向日葵的样子，了解一下向日葵的特点，或者看看向日葵的摄影作品，这样欣赏画作时能有更多美好的想象。

第27周

第183天

本周变化：能够记住声音和味道了

本周，胎宝宝发育得较大了，体重约1000克，头到臀部长约24厘米了，身体几乎可以碰到子宫壁，所以活动不那么自由了。

脑组织快速增长，大脑已经发育到开始练习发出命令来控制全身机能的运作和身体的活动的程度。同时，神经系统和感官系统的发育也较显著。不过总体来说，各部分功能还不完善，发育的空间还很大，需要继续努力。

另外，胎宝宝的耳朵神经网已经完成，听觉得到了进一步的发展。而此时准妈妈的腹壁变得较薄，趴在准妈妈的肚皮上甚至可以听到胎宝宝的心跳声。外界很

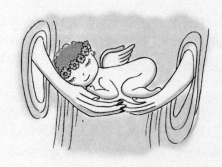

多声音都可以传到子宫里，当声音传到子宫里，胎宝宝会分辨并记忆这些声音。记忆最深刻的恐怕是准妈妈说话的声音。嗅觉也已经形成，胎宝宝逐渐会记住准妈妈的味道。听觉和嗅觉记忆是宝宝出生后寻找妈妈的最基本依据。

宝宝心声

又是新的一周，又一种新的体验方式，这次是听觉和嗅觉。是的，我能听到更多的声音了，甚至还能分辨记忆，我还会逐渐记住妈妈的味道。

由于我长得更大了，我的小房子看起来就显得有点儿拥挤了，我不能像以前那样自由自在地在羊水里翻腾了。妈妈如果感觉我动得比以前少了，也不要惊讶。不过这种变化是逐渐的，如果我的动作突然减少或加快，或者拼命踢妈妈的肚子，相信我，我不是顽皮捣蛋，而是因为外面太嘈杂了，让我觉得难受了。

还有，如果妈妈生病或者不舒服了，我也会蔫蔫的，没劲儿做运动了。所以，妈妈一定要保持健康哦。

小贴士

这个时期要特别注意预防痔疮，多喝水、多吃新鲜水果和蔬菜、适度运动、不久坐都可以减少痔疮的发生。

孕7月 「带球」活动乐趣多

第184天
给双胞胎准妈妈的小叮咛

怀双胞胎的准妈妈处于超负荷状态，如果不加注意，容易发生许多并发症，因此需要给予特别的照顾。

日常保健上的小叮咛

1.双胎妊娠时易患妊娠高血压疾病，严重危害孕（产）妇及宝宝的生命安全。建议双胞胎准妈妈多去医院做产前检查，以便及早发现病情，早期治疗。

2.同普通准妈妈相比，多胞胎准妈妈更容易受到怀孕的压力，其反应也大得多。要好好照顾自己，多休息，保持心情愉快。每天的睡眠时间应不少于10小时，睡眠以左侧卧位为宜。

3.孕育双胞胎会使子宫过度膨胀，子宫难以拉长到适应双胎过大生长的程度，往往难以维持到足月而提前分娩。因此，准妈妈在孕后期应注意休息，避免早产的发生。建议双胞胎准妈妈在妊娠24周以后减少活动，30周后在家休息，35～36周即可提前住院待产。

孕期营养上的小叮咛

1.双胞胎准妈妈的负担比普通准妈妈重得多，两个胎宝宝生长所需营养量较大，因此准妈妈应调节饮食摄入的量与质。怀双胞胎的准妈妈大约需比一般准妈妈增加10%的膳食摄入，包括主食、肉类和蔬果等。

2.双胞胎准妈妈的血流量比平时高出70%～80%，双胎妊娠合并贫血发病率约为40%，所以，双胞胎准妈妈尤其要注意多吃含铁较多的食物，如猪肝和其他动物内脏，以及白菜、芹菜等。

3.双胞胎准妈妈要多补钙。"一个人吃，三个人补"的双胞胎准妈妈，将需求更多的钙质来满足自己和两个胎宝宝生长发育。平时多喝一些牛奶、果汁，多吃各种新鲜蔬菜、豆类、鱼类和鸡蛋等营养丰富的食物。

4.对怀双胞胎的准妈妈来说，喝水至关重要，脱水会导致宫缩提前出现，早产风险大大增加。建议怀双胞胎的准妈妈每天饮用2升水（包括汤水、饮料），最好随身携带一个大号水壶，方便随时喝水。

5.双胎妊娠时易患妊娠高血压疾病，因此，准妈妈平时在饮食上要严格控制食盐的摄入，并保障充分的睡眠和休息。

小贴士

双胞胎分同卵双胞胎和异卵双胞胎，同卵双胞胎由同一个细胞得来，因此性别相同，性格和容貌酷似；异卵双胞胎由两个不同的细胞得来，因此相貌、性别、性格都有差异。约75%的双胞胎都属于异卵双胞胎。

第185天

炎炎夏日应格外注意饮食卫生

夏季天热，吃冷食的机会多。炎热的天气也容易影响准妈妈食欲，一定要多注意饮食卫生。

准妈妈不宜贪吃冷饮、冷食

一方面，怀孕期间准妈妈的胃肠蠕动变慢了，消化功能降低，而大量食用生冷食物，如雪糕、冰牛奶等，会刺激胃黏膜，引发胃部的不适、疼痛、功能紊乱，甚至是患上胃炎症，影响准妈妈对营养的吸收，继而影响胎儿的生长发育。

另一方面，雪糕、冰激凌等冷饮通常含较高的脂肪，但营养含量极低，对于本身代谢能力变弱的准妈妈来说，贪吃冷饮的后果很可能是引发肥胖、高血脂等。

往严重了说，贪吃生冷食物还可能引起血管收缩，影响胎盘供血。身体状况不佳的准妈妈若是吃冷饮过多，有可能会诱发宫缩，引起早产。

因此，建议准妈妈不要吃直接从冷冻室、冷藏室取出的食物，少吃雪糕、冰激凌等冷饮。一般的冷饮都要放到常温方可食用。

夏天可吃点清凉饮食开胃解暑

俗话说："孕妇过三伏，腹中揣火炉。"在妊娠期，准妈妈由于新陈代谢旺盛，产热本就比常人多，体温约升高0.5℃，因此，夏季准妈妈比一般人更怕热。而一旦赶上三伏天，则高温天气很容易使准妈妈脱水或中暑而影响胎儿发育。那么，夏天准妈妈怎样吃才能消除暑热、补充营养呢。

早餐应该品种丰富，量充足；中午应该荤素兼备，膳食平衡；晚上尽量清淡，不要吃得太多。将绿叶菜、红萝卜、白萝卜、小黄瓜等，作为凉拌的材料制作菜肴，能够补充所需要的维生素，也能增强食欲。

推荐菜谱

早餐	蛋花、豆奶、面包、香蕉
中餐	京酱肉丝、香菇肉汤、凉拌萝卜丝、西瓜
晚餐	西红柿蛋汤、凉拌豆腐、香瓜

建议：如果胃口不好，可以少量多餐。

除了正餐之外，准妈妈还可以多吃些水果加餐，可以起到清热解暑、生津解渴的作用。

小贴士

适宜的室温有利于准妈妈休息、睡眠和增进食欲，也有利于胎教和促进胎儿健康的生长发育，因此炎热的夏天，准妈妈不要拒绝使用空调或者电扇，还要注意室内通风。

孕7月 "带球"活动乐趣多

第186天
根据生物钟来安排一天的生活

在一天中的各个阶段，准妈妈身体的反应都是不一样的，有的时候准妈妈会觉得很困，有的时候又会觉得精神很旺盛，这一切跟准妈妈体内的生物钟有着密不可分的关系。

在恰当的时间做恰当的事

上午10~11点：这个时间段内人可以最大限度地承受各种疼痛，适合从事繁琐的家务事或者工作上的难题。

下午1~2点：这段时间，刚吃完午餐，记忆力会有所减弱，适合小睡片刻。

下午3~4点：这段时间，身体各种机能处于最高运作阶段，最适合出门活动，不妨去公园或其他幽静的地方散散步。

下午5点：这段时间是一天中食欲最旺盛的时间，准妈妈可适当吃一些点心。

凌晨1点：这段时间是准妈妈最容易感受到阵痛的时间，尤其是到了孕晚期的最后1个月，那时要保持高度的警惕。

将生物钟调整到最佳状态

7：30：起床。起床后喝一杯水，可以补充晚上的缺水状态。

7：30~8：00：刷牙（早饭之前）。要么，就等早饭之后半小时再刷牙。

8：00~8：30：吃早饭。早饭一定要吃，且要吃好吃饱。

8：30~9：00：避免运动。因为免疫系统在这个时间的功能最弱。

9：30：开始一天中最困难的工作，因为这个时候头脑最清醒。

10：30：让眼睛休息一下。如果工作需要使用电脑，则需隔一个小时就休息3分钟。

11：00：吃点水果。吃水果是避免体内血糖下降的好方法，同时能补充铁和维生素C。

12：00~13：00：吃午饭。

13：30~14：30：午休一小会儿。

16：00：喝杯酸奶。这有利于心脏健康。

17：00~19：00：锻炼身体。这个时间是运动的最佳时间。

19：30：晚餐少吃点。晚饭吃太多，会引起血糖升高，并增加消化系统的负担。

20：30：出去散散步，利于消化。

21：30：看会电视放松一下，有助于睡眠，但要注意，尽量不要躺在床上看电视。

22：00：洗个热水澡。

22：30~23：30：上床睡觉。如果早上7点30起床，那么在此时间段睡觉可以保证享受至少8小时充足的睡眠。

小贴士

生物钟是指生物在生长过程中机体自身对时间的记忆，比如一开始用闹钟每天早上6：00起床，可能一个月后早上6：00起床的时候已经不用闹钟了。

孕期更要注重滋养皮肤

受怀孕时体形变化及孕激素或者营养素缺乏的影响，准妈妈的皮肤或多或少会出现一些问题，需要注意防范。

 妊娠期容易出现的皮肤问题

皮肤出油：由于新陈代谢缓慢，皮下脂肪大幅增厚，汗腺、皮脂腺分泌增加，全身血液循环量增加，面部油脂分泌加重，皮肤变得格外油腻。此时，应多饮水，注意皮肤清洁。

色素沉着：面部会出现黄褐斑、蝴蝶斑；腹部及外阴部出现明显的色素沉着；乳头乳晕变黑。一般这类色素沉着在产后会逐渐消退，准妈妈没必要太担心。

出现妊娠纹：随着子宫的增大，腹壁被撑大，纤维断裂，因此出现了条纹状的妊娠纹。妊娠纹一旦出现就不会消退，应注意增强腹壁的弹力，在孕期加强防范。

滋养皮肤的营养素

营养素	对皮肤的作用	缺乏对皮肤的影响
蛋白质	保持皮肤的弹性和水分并使之娇嫩	皮肤干燥，严重的会导致胶原纤维无法得到足够的养分，发生断裂，形成妊娠纹
脂肪	使皮肤富有弹性	皮肤松弛，失去弹性
维生素A	保持头发和皮肤的健康，可改善角化过度，让皮肤保持细腻	皮肤会变得干燥、粗糙有鳞屑
维生素B$_1$	改善皮肤粗糙的状况	容易出现脚气病
维生素B$_2$	保持皮肤新陈代谢正常，使皮肤光洁柔滑、展平褶皱、减退色素、消除斑点	可引起痤疮，甚至皮炎、口角溃疡、口唇炎等
维生素B$_6$	使皮肤和头发更好	可引起周围神经炎和皮炎
维生素C	减轻皮肤色素沉着，防止黑色素生成	皮肤干燥、松弛，肤色暗沉、暗黄，容易出现妊娠斑
维生素E	能软化角质，延缓皮肤的衰老	皮肤发干、粗糙、过度老化等（如产生干纹）
铁和锌	摄入充足的铁能使脸色红润；摄入充足的锌能使皮肤光滑有弹性	皮肤干燥、苍白，嘴角容易有裂口

小贴士

孕期一定要选择温和、不刺激的护肤产品，比如纯植物油或纯矿物油的卸妆油、婴儿油，不含皂基的洁面皂、婴儿皂，适合敏感肌肤的洗面奶、洁面粉等。

孕7月

『带球』活动乐趣多

第188天
感觉孕期变"傻"了

俗话说"一孕傻三年"，意思是女性一旦怀孕，会出现记忆力衰退、丢三落四等现象。当然，并不是每个人都会有这样的状况；当类似状况发生的时候，其影响也由于个人体质和性格不同而表现不同。

怀孕为什么会"变傻"

准妈妈会"变傻"主要是由激素的变化引起的，尤其是妊娠的前3个月中，激素黄体酮稳步上升，甲状腺水平也开始下降。这种组合能够使准妈妈大脑"变傻"，导致准妈妈健忘，注意力难以集中，思维处理能力放慢，甚至出现头晕现象。

到了孕晚期，孕激素的影响开始显著减少，但雌三醇激素水平的提高会导致怀孕女性的大脑出现"临时记忆"问题。准妈妈会变得很难回顾最近发生的事件，以及反省自己的情绪变化。这同时也是为什么准妈妈孕期情绪变化多端的原因。

孕期健忘因人而异

一项研究显示：在怀孕中期，准妈妈的大脑功能优于没有怀孕的女性；而另一项研究数据却显示：孕中期是记忆力丧失最多的时期。从以上研究截然相反的结果我们可以看出：孕期健忘是一种偏主观的现象，因人而异。

怎样做可以减少健忘带来的麻烦

一般来说，准妈妈健忘、注意力难以集中等状况是孕期的自然现象，通常不会对准妈妈日后的生活产生不良影响。但经常丢三落四、忘东忘西也会给准妈妈带来一些小麻烦，所以采用一些方法来应对健忘还是很有必要的。

1.尽量休息好，满足睡眠需求。如果可以的话，白天让自己小睡一下。

2.放松心情，缓解压力。

3.保持摄入充足的水分。因为血液不断地流向增长的子宫，准妈妈需要保持水分，让血液更多地流向大脑。

4.多吃富含铁的食物，这样能让血液携带更多的氧气到达大脑。

5.定期、适度运动，这可以帮助血液流动，维持大脑的活动。

6.将每天需要用到的随身小物件如钥匙、钱包等放在同一个地方，让自己形成惯性。

7.养成大事小事记录下来的好习惯。

小·贴士

如果总是忘记重要的事情，可以试试将每天需要做的事情列一份表，必要时可以做几个备份，如果丢失了还可以从备份中找回。

准爸爸胎教：随时随地的小浪漫

现在准妈妈怀孕了，她可能关注你们的宝宝胜过关注你，如果你因此而沮丧就太不明智了，不如多花点儿心思来升温你们的感情。每天花一点时间问问自己："今天我将如何向她表达我的爱意？"让浪漫变成你们的第二天性，不要让抱怨占据你用来思考的时间。

坚持打扮自己

这似乎听起来很矫情，却是一个立竿见影的良方。每天梳齐你的头发，刷亮你的牙齿，每天洗一次澡或者淋浴一次，收起那些皱皱巴巴又过时的衣服，向准妈妈展示你的好形象。

自然而然的肢体接触

给准妈妈倒一杯水，或者坐在一起看看杂志和电视，这个时候别忘了多些肢体接触，比如拉着她的手，或者把你的手放在她的膝盖上，身体接触能给准妈妈带来无声的安全感和温暖感。

不吝啬赞美与温柔

当她不理会你而独自做自己的事情时，不妨坐在她身边，温柔地观察她的脸，看看她做的事情，或者你愿意的话，对她说出你的赞美之词："老婆，你真漂亮！"

做一个制造惊喜的人

关心准妈妈需要用某物来微妙流露或者表达，下次你们一起逛街时，如果你发现她的目光在她喜欢的什么东西上稍作停留时，留意记下来，停下来去商店里挑选给她。

关于生日、假日、周年纪念日，也是可以送点小礼物的理由。将挑好的礼物送给她，给她一个惊喜。

夫妻间的浪漫不在于有多昂贵，在于心意，假如你经常听到她哼唱哪个调子，可以弄清楚是什么歌曲，学会了唱给她听，或者下载这首曲子播放给她听。

准爸爸要多了解准妈妈的喜好，将你们之间有意义的日子和曾经想做的事情列出来，出其不意地给准妈妈来一点小惊喜，会让准妈妈觉得生活充满情趣。

用家务活感动她

保持家里整洁、干净、擦地板、打扫卫生间，如果以前这些家务琐事都是准妈妈在操办，她会立即感觉到你的呵护。

小贴士

十月怀胎不容易，为孕育胎宝宝准妈妈要付出很多的艰辛，准爸爸作为家里的顶梁柱，一定要做好准妈妈的坚强后盾，多担当一些，多付出一些，为准妈妈分忧。

孕7月 『带球』活动乐趣多

第190天

本周变化：睡眠变得有规律

胎宝宝的体重约1100克，从头部到臀部长约25厘米，几乎已经快占满整个子宫空间。

本周有一个重大变化：胎宝宝的眼睛可以睁开和闭合了，同时有了比较原始的睡眠周期，醒着和睡着的时间间隔变得比较有规律。在睡着的时候会做梦，醒着的时候会不停运动、玩耍，伸胳膊、踢腿都很平常，也经常把手指放到嘴里吮吸或用手抓脐带。

此时胎宝宝的内脏系统构造已经几乎与成人无异，功能也在快速发育，包括呼吸功能。虽然还不是很完善，但是胎宝宝如果在此时出生，他可以依靠呼吸机辅助呼吸，逐渐学会自主呼吸，生存的几率非常高（高达90%）。

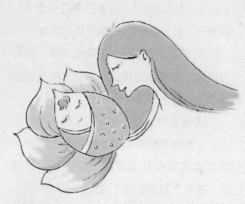

宝宝心声

我最喜欢妈妈睡觉的时候朝左侧侧卧着，妈妈这样睡的时候，我的小房子对妈妈的身体压迫最小，这样不仅妈妈会觉得舒服，我也会感觉非常自在。爸爸，如果妈妈晚上睡不着，请代我给妈妈端上一盆洗脚水泡泡脚吧，再热上一杯牛奶给妈妈喝，那样妈妈马上就能睡得更舒服了。

现在我开始做梦了，奇怪的梦。

妈妈不要惊讶，做梦是很正常的，在孕期的最后3个月，我潜意识里的东西会浮出水面，制造一些交织着恐惧、焦虑以及缺乏安全感的梦境，然后，我会从湿润且安静地包裹着我的羊水里醒来。有些梦挺吓人的，但它们基本上都无害，妈妈不要担心哦。

小贴士

怀孕后不但吃、穿、用会有变化，日常的姿势也要有所改变，这样不但自己会少些劳累，对腹中的胎宝宝也有好处。无论坐、卧、行走，只要遵从"慢、平、稳"的基本原则就OK！

怀孕后，准妈妈的皮肤会变得非常敏感，极易被晒伤，如果不注意防晒，就会在皮肤上留下妊娠斑。最好的防晒办法是避免在阳光强烈的时候出门，但在一些不得不出门的时候，准妈妈一定要做好防晒工作。

孕期防晒要点

1.避免在上午10点到下午3点这一阳光强烈的时间段出门。出门时，一定要带上防紫外线伞或戴遮阳帽，来遮挡阳光。

2.有阳光时外出应穿质地柔软、吸湿、透气性好的白色、浅色或素色棉织品衣服，以减少对紫外线的吸收。

3.阳光强烈的时候仅靠防紫外线伞是无法完全阻挡紫外线的，还要涂抹防晒霜。

4.夏季少吃光敏感食物，如芹菜、香菜等。在阳光的照射下，光敏感食物会令皮肤发红，甚至肿胀，脸上的黑色素迅速增加、沉淀，导致皮肤变黑。

怎样挑选防晒霜

1.SPF值（防晒指数）越高防晒的效果越好，但SPF值越高，刺激性就越强，容易导致肌肤干燥。所以建议准妈妈选择SPF值低一点、刺激性小一些的防晒产品。

2.孕期不要使用兼具防晒美白功效的防晒品，它们大多含有害金属元素如汞、铅、砷或使用了大量研细的钛白粉。皮肤长期吸收，容易导致神经系统失调、肾脏损坏，甚至影响胎儿发育。

3.避免具有速效嫩肤功效的防晒品，当防晒用品中添加少量的激素时，会使皮肤变得饱满润泽，但大量使用后会出现干涩、起斑等现象，长期使用激素防晒产品，会使细胞受损，令皮肤老化。

有助于防晒的食物

番茄：富含抗氧化剂番茄红素，每天摄入16毫克番茄红素，可将晒伤的危险系数下降40%。

柠檬：含丰富维生素C，能够促进新陈代谢，延缓衰老，美白淡斑，收缩毛孔，软化角质层及令肌肤有光泽。

坚果：含有维生素E，不仅能减少和防止皮肤中脂褐质的产生和沉积，还能预防痘痘。

鱼：科学研究发现，一周吃3次鱼可保护皮肤免受紫外线侵害。长期吃鱼，可以为人们提供一种类似于防晒霜的自然保护，使皮肤增白。

小贴士

凡是防晒产品，对身体或多或少总有些副作用，因此，不管涂的是哪种防晒霜，一回到家中就应立即将防晒霜洗掉。

孕7月 "带球"活动乐趣多

205

第192天
理性看待糖和甜食

人对甜味的偏好与生俱来，甜食不单纯限于吃起来甜的物质，主要指的是碳水化合物，它提供热能，维持心脏和神经系统正常活动，节约蛋白质，具有保肝解毒的功能，是准妈妈和胎宝宝不可缺少的营养素。不过，食用甜食要适量，每日食糖量应控制在50克之内。

☑ 摄入甜食过多的危害

1.吃甜食越多，血液中葡萄糖浓度就越高，血糖超过正常值时，糖在身体内分解产热，就会产生大量的丙酮酸、乳酸等酸性代谢废物，使血液从正常的弱碱性变成酸性，并且形成酸性体质。这种体质是导致胎儿畸形与围产期婴儿早夭的原因之一。

2.甜食吃多了以后，会造成渴的症状，会饮用大量的水，增加心脏和肾脏的负担。

3.会影响其他营养物质的摄入，比如说脂肪、蛋白质，甚至一些其他蔬菜的摄入，造成营养物质的偏失。

4.甜食的热量也比较高，过量摄取，很容易造成肥胖，或导致腹中胎宝宝过于肥大。

5.准妈妈吃甜食过量可以引起高血糖。无论是糖尿病患者妊娠，还是妊娠后有高血糖，都容易继发各种感染。

☑ 饮食中常见的糖

1.天然食物中的糖

在天然食物中，有不少食物因含糖量高而具有甜甜的口感，如各种水果、蜂蜜、甘蔗、甜菜等。这些食物中的糖完全是健康的，准妈妈可以放心地选用。

2.提纯或制取的糖

随着食品加工业的发展，各种提纯或制取的糖如蔗糖（白糖）、果糖、麦芽糖、果葡糖浆、麦芽糖浆等大量涌现，并广泛用于食品，以制造出甜味。

饼干、面包、糖包、豆沙包、汤圆、麻团、八宝粥、蛋卷、派、米饼、米花糖、爆米花、果冻、果脯、蜜饯、果酱、麦片、芝麻糊、豆浆粉、核桃糊、早餐奶、风味奶以及各种饮料等，都含有添加的糖。

在适量（例如每天不超过30克）食用的情况下，这些添加的糖并无害处。但对于孕前即肥胖或体重增长过快的准妈妈，这些加糖甜食须加以限制，尽量少吃。

第193天
孕期腿疼痛不是病

进入怀孕中期，准妈妈的小腿和大腿的后面可能会发生疼痛，与坐骨神经痛相似。

腿疼痛主要因怀孕而起

孕期腿疼痛的原因，主要是妊娠期间受卵巢松弛激素的影响，使腰椎附近韧带较正常松弛。另外，由于脊椎过度前凸，使椎间盘受到异常挤压，因而导致疼痛。如果准妈妈同时还患有下肢静脉曲张，则疼痛会更加剧烈。

如果准妈妈感觉腿部疼痛，应首先想到是怀孕导致的，尽量减少身体的负荷，少做或不做重体力劳动，并保持正确的站姿、坐姿与行走姿势。

如果是因为缺钙引起的

缺钙引起的腿痛表现为双腿痉挛、抽筋引发的疼痛，这种情况下，准妈妈应该增加休息时间，卧床时可将双腿垫高，同时要多吃一些含钙的食品，如牛奶、酸奶和奶酪等，也可在向医生咨询后吃一点钙片。

如果是水肿引起的

水肿引起的腿痛表现为腿部有水肿，建议准妈妈坐下时把腿抬高，放在椅子或者高度适宜的桌子上，以减轻对血管造成的压力。睡觉时采取左侧卧的姿势，这样静脉血液容易回流心脏，改善血液循环。

不要忽视身体之痛

怀孕后除了容易腿痛外，有的准妈妈还会遭遇身体其他部位的疼痛，这些情况下要注意的事情是：

1.头痛：在孕5月以后突然出现头痛，若同时伴有血压升高和水肿严重的情况，要警惕子痫先兆，一定要尽快看医生。

2.胸痛：好发于肋骨之间，像神经痛，可能是缺钙导致，也可能是膈肌抬高所致，可咨询医生。

3.腰背痛：多是因为准妈妈为调节身体平衡，过分挺胸而引起的脊柱痛，在晚上及站立过久时疼痛加剧。经常变换体位，适当减少直立体位可改善疼痛状况。

4.骨盆区痛：骨盆韧带在妊娠末期处于被压迫、牵拉状态，常引起疼痛，稍用力或行走时疼痛会加重，卧床休息后可减轻。

5.臂痛：疼痛感像蚂蚁在手臂上缓慢爬行，这是子宫增大，压迫脊柱神经导致的。平时注意避免做牵拉肩膀的运动和劳动，疼痛可减轻，分娩后就会消失。

小贴士

也有的准妈妈孕期没有疼痛感，但大多数准妈妈会有疼痛感，这与身体是否强壮关系不大，主要受胎儿发育及个人体质影响，所以多应用缓解方法是比较有效的。

孕7月 『带球』活动乐趣多

207

第194天
在床上可做的小·运动

孕7月的时候，运动的目的主要是舒展和活动筋骨，以稍慢的体操为主，比如简单的伸展运动：坐在垫子上屈伸双腿；平躺下来，轻轻扭动骨盆等简单动作。

这样轻缓的小运动能加强骨盆关节和腰部肌肉的柔软性，既能松弛骨盆和腰部关节，又可以使产道出口肌肉柔软，同时还能锻炼下腹部肌肉。

准妈妈可以充分利用躺在床上的时间来做这些小运动，既能舒缓情绪，又可以锻炼身体，益处多多。每次做操时间在5~10分钟就可以了。

扭动骨盆

仰卧，屈膝，双膝并拢。双膝带动大小腿左右摆动，像用膝盖画半圆形似的，慢慢有节奏地做动作，双肩贴紧床。

然后将一条腿伸直，一条腿弯曲，弯曲膝盖的腿朝向伸直的腿倾倒，带动同侧腰臀部离开床，但肩部仍然贴着床，对侧臀部仍然贴在床上，似翻身样。

左右腿交替这样做，反复10次，一天做2~3回。能锻炼骨盆关节，同时加强腰部肌肉的力度及柔软性。

振动骨盆

仰卧位，屈膝，两手平放在身体两侧。向上挺腹，弯背成弓形，数次再复原。每回做10次，早晚做。振动骨盆可放松骨盆和腰的关节。

伸展腰部

1.仰卧，一腿伸直，双手抱另一条腿膝盖（弯曲），尽量用膝盖贴胸前，腰及肩背贴向床面。这个动作一松一紧做5下，然后换另一条腿做。

2.仰卧，双手抱膝，使双膝弯曲至胸部，默数5次，再慢慢放平双腿。

做这两个动作可使腰部关节、肌肉放松，减轻腰痛。

凯格尔运动

凯格尔运动是增强骨盆底肌肉力量的练习，方法是平躺在床上，双膝弯曲，把手放在肚子上，帮助确认自己的腹部保持放松状态，然后收缩臀部的肌肉向上提肛。

如果准妈妈有小便失禁的情况，也可以在打喷嚏或咳嗽时，尝试做凯格尔运动。

小·贴士

这时的孕妈妈体重增加，身体负担很重，这时候运动一定要注意安全。本着对分娩有利的原则，千万不能过于疲劳。在运动时，控制运动强度很重要：脉搏不要超过140次/分，体温不要超过38℃，时间以30~40分钟为宜。

如果B超胎龄与实际不符

在B超单子上会显示当前胎龄，很多准妈妈发现B超单上的这个胎龄与当前实际胎龄不符，于是比较担心，怕胎儿发育出现问题。

 ## 胎儿大小与实际胎龄不符的原因

胎儿大小是通过B超检查得到的，实际胎龄则是根据准妈妈生理周期计算而得的，所以可能有出入。

如果在孕30天左右验过孕确认怀孕，或者在孕40天左右做过B超确定胚胎在宫内，或者在其他时候产检都正常，那么在孕后期检查出的胎儿偏小或偏大的结果就基本是准确的，否则就要怀疑是生理周期出了差错，一般两者相差1～2周考虑为正常。

胎儿大小与实际胎龄不符，大多数是胎儿发育小于实际胎龄，比如实际孕周37周+3天，而B超检查却发现胎儿大小只有35周，也有少数的胎儿比实际胎龄要大一些。

若胎儿确认偏小，原因很多，如准妈妈营养不良、脐带过度扭转、胎盘功能不佳、胎儿营养吸收不良等。另外，准妈妈患妊娠高血压疾病或者妊娠糖尿病时，也可能出现胎儿偏小的现象。

胎儿大小与实际胎龄不符怎么办

当检查结果显示胎儿大小与实际胎龄不符时，准妈妈先不要着急，问问医生，看看医生是怎么建议的。

通常，医生会根据以往的检查结果做判断，到了孕后期，还会结合胎盘的成熟情况来评估。如果判断为生理周期问题，就会考虑以B超实测结果为依据，重新评估胎儿发育情况，并重新估算预产期。

如果判断为胎儿发育问题，特别是大小与胎龄相差3周以上，胎儿偏小的情况下，可能会要求住院输液治疗，并增加摄入高营养食品，比如孕妇奶粉等。胎儿过大的情况下，则会要求饮食调节，控制高热量食物的摄入，避免形成巨大儿。

就大量案例来说，胎儿大小与实际胎龄不符一般没有什么严重后果，孩子都能健健康康地出生长大，所以检查出这样的结果也不需要太担忧。以后坚持产检，确定体重在合理增加、胎儿也在不断成长就可以了。

小贴士

有时候，B超单上会出现"B超未见"字样，准妈妈看见了心里往往咯噔一下，其实它的意思是这次B超暂时没有照到，可能是胎儿的身体挡住了某部分，也有可能是看不清楚，具体情况准妈妈可以咨询做B超的医生。

第196天
音乐胎教：肖邦乐曲两首

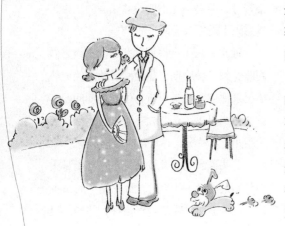

肖邦是波兰作曲家和钢琴家，历史上最具影响力和最受欢迎的钢琴作曲家之一，是波兰音乐史上最重要的人物之一，也是欧洲19世纪浪漫主义音乐的代表人物。

肖邦乐曲一：《小狗圆舞曲》

《小狗圆舞曲》是肖邦的代表作品之一，也叫降D大调圆舞曲，是肖邦在世时最后发表的圆舞曲，也是肖邦圆舞曲中最著名的一首。一起来体会一下《小狗圆舞曲》里悠然自得的快乐：

乐曲描写小狗飞快旋转追逐自己尾巴的样子，曲调健康活泼、悠然自得、诙谐有趣。全曲为简单的三段体。在四小节序奏后，主旋律以反复回转的形态出现，其速度之快令人目不暇接，中段则是甜美而徐缓的旋律，与第一段的急促形成鲜明的对立；第三段为第一段旋律的反复。

肖邦乐曲二：《雨滴》

《雨滴》是肖邦在1838年一个雨夜所作，当时他和情人乔治·桑正隐居在四季如春的地中海马尔岛。来听一听《雨滴》里的田园浪漫情怀吧。

乐曲的开始非常抒情，吟唱般的旋律伴着"雨滴"声，仿佛是远远的田园牧歌。"牧歌"的情绪微微地起伏变化，开始是沉醉在大自然中，慢慢地有些激动，仿佛是对大自然发出的感叹。

乐曲的中间部分略显奇特，它把人们引进神秘的境界，像一群人，在庄严的赞歌中缓缓前行。

结尾处，前奏的再现虽然只是一个乐句，却意味深长：音乐渐渐远去，"雨滴"慢慢地停下来，留在了听者美好的想象中，充满浪漫气息。

✏️ 趣味小故事

让《小狗圆舞曲》变得有趣的还有一件事，这首曲子是肖邦为他当时的女友乔治·桑的一条小狗所作。这条小狗特别喜欢飞快地转着追逐自己的尾巴，惹得女主人非常高兴，于是女主人要求肖邦用音乐表现出来，就这样《小狗圆舞曲》出现了。

孕 8 月
从容不迫的幸福感

　　胎宝宝在腹中日渐长大，你的肚子也随之更加膨隆。进入了孕晚期，多数准妈妈都已经和胎宝宝培养出天然的默契，学着放慢生活的节奏，调整姿势，即便身体逐渐笨拙，甚至出现水肿、胃灼热、便秘……相信你也能从容不迫地应对。

你的身体发生了什么奇妙的变化：

🌱 第29周

准妈妈的体重比孕前增加了8.5千克~11.5千克。子宫的顶部比肚脐高7.6厘米~10厘米，进一步挤压到准妈妈的内脏，便秘、背部不适、腿肿也会进一步加重。

由于胎宝宝的增大，准妈妈甚至可以感觉到胎儿的细微动作了。

🌱 第30周

由于胎儿近期体重的快速增加，准妈妈会觉得腰酸背痛，行动也越来越吃力。

准妈妈的子宫已上升到横膈膜处，这会让准妈妈感到呼吸困难，喘不上气来。准妈妈的消化系统也会因激素变化而运作变慢，尤其是胃部，吃饭后往往容易感觉不适。同时，准妈妈的关节会由于孕期体内激素分泌的变化而变得松散，脚部会增大。

🌱 第31周

胎儿不断地长大，几乎充满了整个子宫，这会让准妈妈的腹部变得有些紧张，肋下可能会觉得酸痛。

到本周为止，准妈妈的血容量比孕前增加了40%~50%，以保证供应给胎宝宝足够的养分，同时也为分娩时的出血做好了准备。准妈妈的子宫也在为分娩做准备，它的收缩更频繁，每次宫缩持续半分钟到1分多钟。

🌱 第32周

相比于上周，准妈妈的体重估计又增加了250克左右。日渐沉重的腹部会让准妈妈容易疲惫，不愿意走动，但是准妈妈为了在生产时候更加轻松些，还是要适当散散步，活动活动。

准妈妈的子宫已经超过肚脐大约12.5厘米。由于子宫压迫到横隔膜上的压力，还会继续让准妈妈感觉呼吸不顺畅。

小贴士

偶尔你会隐隐约约觉得肚子一阵阵发硬发紧，不要害怕，这多半是假宫缩，不是早产的征兆。如果你还是不太放心，可以去医院看一看。

第29周

第197天

本周变化：变得光润又饱满

这时胎宝宝的皮下脂肪已初步形成，看上去比原来显得胖一些了，整个身体光润、饱满了许多，皮肤也不再是皱巴巴的了，十分可爱。

内部器官在不断完善功能，躯干、四肢还在不断发育长大。大脑的沟回越来越多，数十亿的脑神经细胞正在形成。大量神经细胞的形成，让胎宝宝头部在继续增大，这让脑袋比其他部位显得重，因此大多数的胎宝宝在最后固定胎位的时候都是头朝下的。

有的准妈妈因自己的胎宝宝现在还是头朝上而担心临产时胎位不正。其实，这时的胎宝宝可以自己在准妈妈的肚子里变

换体位，有时头朝上，有时头朝下，还没有固定下来。此后两周左右胎位就会大体固定下来，准妈妈不必太担心。

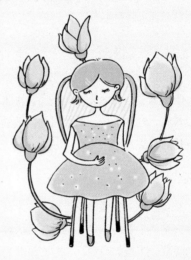

宝宝心声

长到现在，我已经算是"成品"宝宝了，硬件已经完全，接下来就是长肉肉和完善硬件的过程了。我会努力在出生之前长得再漂亮一些，这才不枉爸爸、妈妈为我所作的努力。

作为一个光吃光睡、不是生产的懒虫，我觉得很惭愧。妈妈的肚皮现在已经被我顶得硕大无比了，站着的时候甚至看不到脚了。妈妈，你不仅要为我提供营养，还要整天把我揣在肚子里走来走去，宝宝很感动。妈妈果然是这个世界上最可爱的人。爸爸就暂时排第二吧。

真不敢相信，妈妈的肚子还要再继续长大3个月，我真的是迫不及待想要见到爸爸妈妈了。我要亲口对爸爸和妈妈说：谢谢你们！

小贴士

本月准妈妈需要做一次葡萄糖耐量测试检查和确定是否贫血的血液检查。此外，从本月开始，准妈妈需要每2周进行一次产检，特别要注意妊娠高血压疾病的防治。

第198天
促好眠的晚餐好习惯

接近孕晚期，很多准妈妈会出现睡眠不好的问题，本来就存在睡眠问题的，越到怀孕后期，可能越发严重，调整睡前饮食习惯对促进睡眠很有好处。

晚餐不要吃太多，也不要太少

晚餐的量要控制，不能吃得太多、太少。吃得太多，会因为消化不良、胃胀而彻夜难眠，吃得太少，则会因为饥饿感、胃烧灼而无法入睡。

晚餐忌油腻，宜清淡

很多家庭习惯把晚餐安排得非常丰富，以补充早、午餐的不足，但这样做很容易影响睡眠。丰盛的晚餐，一方面是准妈妈会不自觉吃得太多；另一方面一般都比较油腻，难消化的食物居多。为此，准妈妈还是把营养丰富的食物尽量安排在早上和中午，晚上最好吃些清淡食物。

晚餐不吃胀气食物

豆类食物、包心菜、洋葱、绿花椰菜、球芽甘蓝、青椒、茄子、马铃薯、地瓜、芋头、玉米和添加了山梨糖醇的饮料及甜点都可能导致胀气，影响睡眠，晚餐或睡前都不要吃。

睡前不喝容易引起兴奋的饮料

咖啡容易导致失眠，人尽皆知，而且准妈妈一般都很自觉不会再喝了，但是还有些饮料如茶水、可可、巧克力也都含有咖啡因，会导致失眠，睡前也不能再喝了。

有助于睡眠的饮食小方法

1.凉凉一杯开水，倒一汤匙醋到杯子里，搅匀，临睡前半小时喝下，可以加快入睡速度，并让睡眠深沉、香甜。

2.莴笋能缓解精神紧张，把莴笋磨成浆汁，每次睡前倒一汤匙莴笋汁在一杯冷开水中喝下，镇静安神，有较好的催眠作用。

3.苹果在中医理论中有"益心气""和脾""注脾悦心"的功效，在睡前1小时吃一个苹果，可以助眠。

4.牛奶的助眠作用已经得到公认，其中含有色氨酸和天然吗啡类的物质，睡前1小时喝下就可安然入眠。

5.用适量粟米煮粥，将适量的莲子洗净、龙眼去壳、百合洗净，放入锅中一起熬熟烂，睡前食用可催眠。

小贴士

鲜梨皮、橘皮、香蕉皮等水果皮散发出自然的香味，可以让人心神安宁，晚餐后吃完水果的皮不要扔，装在一个不封口的小袋子中，放在枕边，也可帮助准妈妈安眠。

最新怀孕分娩一日一课

在产前几周宫缩现象会逐渐频繁起来，是正常现象，表明快要生产了，但是在孕中期也会有部分准妈妈会遇到频繁的宫缩现象，腹部变得非常硬，这多是假性宫缩。

假性宫缩一般都是外因引起的，比如准妈妈提或搬动了重物，从事了激烈的运动，过性生活等，腰及下腹部用力过度了，就会刺激子宫收缩。

假性宫缩频繁的准妈妈一般子宫非常敏感，稍受刺激就会宫缩，比如用手摸摸腹部都会发生宫缩。假性宫缩在稍事休息后就可缓解，所以准妈妈不必紧张。

预防、缓解假性宫缩

1.准妈妈不要走太多的路程，不要搬动重物，不要承受太大的压力，不要一个姿势保持太长的时间。

2.如果腹部变硬，发生假性宫缩，要尽快躺下来休息。躺下后，闭眼，用口或鼻子深呼吸放松腹部，假性宫缩很快可以缓解。

3.着凉也会引起子宫收缩，所以宫缩频繁的准妈妈要防止着凉。

注意区分早产征兆与假性宫缩

在孕36周以前发生的宫缩可能是假性宫缩，也可能是早产宫缩，准妈妈要注意区别。先了解早产宫缩和假性宫缩在频率、强度、时间间隔和宫缩位置上的不同：

	早产宫缩	假性宫缩
收缩频率	规则	不规则
收缩强度	逐渐变强	逐渐变弱，最后自行消失
收缩间隔	越来越短，1小时内可出现4次或4次以上	自行拉长，直至消失
疼痛位置	腰、背、整个子宫	下腹部
不适感觉	休息后没有缓解	休息后改善

另外，早产还有其他一些征兆，可以结合宫缩一起判断：

1.阴道有出血现象或者分泌物性状有变化，当分泌物变成粉红色、红色或者变黏稠、变稀薄。

2.腹部有一种下坠感，有用力向下推的感觉。

当有以上两种情形，而又伴随着规律宫缩、后腰痛等感觉，基本可以判断要早产，马上送医院是不会有错的。如果宫缩发生，休息后仍没有缓解的迹象，频繁且规律，即使没有疼痛感，也要尽快去医院。

小贴士

当腹部被撞击后要关注一下是否有宫缩，如果出现宫缩，但如果宫缩不规律，没有破水或出血，就不必紧张，胎儿很安全。

第200天
形成每日规律的作息

胎宝宝的生活规律是可以通过准妈妈的生活习惯来塑造的，如果准妈妈养成每日规律的作息，将来孩子出生后的作息也会更有规律。

值得深思的新生儿闹夜现象

常有新生儿的父母抱怨，宝宝晚上很迟才肯入睡，一般要闹到晚上11点，有的甚至更晚。半夜里小宝宝精神十足，将一家人都弄得精疲力竭。

如果详细询问母亲在孕期的生活作息规律，就会发现，相当数量的准妈妈喜欢过夜生活，比如上网、打麻将、打牌、朋友聚会，或者由于工作原因要加班熬夜。

总之，许多新生儿常常闹夜，与妈妈孕期玩得迟、睡得晚关系很大。

孕期生活习惯潜移默化的影响力

胎宝宝后期形成的活动习惯会在他出生后一段时间内留存，在中国、日本等国进行的对孕妇、新生儿调查发现一个值得关注的现象——妈妈孕期的生活习惯会潜移默化教给孩子。

在观察的相当数量的新生儿当中，有的宝宝刚出生几天，却经常在晚间哭闹不肯睡觉，每天只睡10小时，而正常的宝宝在这个阶段每天要睡18~20小时。这和孕期母亲的生活作息习惯有直接关系。有

的准妈妈晚上看电视、上网，到半夜才睡觉，导致宝宝的生物钟受妈妈的影响，睡觉也不正常。

更加重要的一点是，有的妈妈孕期挑食，比如不喜欢吃芹菜、蒿菜等一些有气味的蔬菜，结果这些神经激素也会直接传递给宝宝，在宝宝出生长大以后，也会同样对这类食物表现出反感的情绪。

养成规律而良好的生活习惯

如果准妈妈每日能早睡，每日能坚持一定的作息时间表，胎宝宝也会养成早睡和起居有规律的习惯，出生后会比较容易调整睡觉和醒来的时间，与大人相协调，并能更好地形成自己的生物钟规律。

每天早晨或傍晚，准妈妈最好能到户外散散步，呼吸呼吸新鲜空气，原因是孕晚期的胎宝宝长肉长骨骼迅速，需氧量会大增，准妈妈每天有一定户外活动不仅有利于胎宝宝养成好的生活习惯，也有助于胎宝宝的身体生长，并增加胎宝宝的生命活力和灵性。

小贴士

成功的胎教首先就要求准妈妈有良好的兴趣、爱好，健康的生活习惯，同时保持心情舒畅，给胎宝宝创造健康的成长环境。

孕晚期牙龈出血、肿胀

很多准妈妈在孕晚期都可能出现牙龈出血、水肿、脆弱的现象，水肿严重的时候就像牙龈和牙齿已经分离了一样，还有部分准妈妈甚至严重到了没法咀嚼、吃饭的地步。

这是因为准妈妈体内的雌激素、孕激素增加较多，牙龈的毛细血管扩张、弯曲、弹性减弱，以至于血液淤滞在牙龈，引发了牙龈炎，是正常现象，可以得到缓解。

勤刷牙、多漱口

得了牙龈炎后，要勤刷牙。有的准妈妈因为担心牙龈出血就减少刷牙次数，这是不对的，可能导致更严重的牙病。不过可以更换牙刷，选一个刷毛更加柔软、刷头有弹性、刷柄弯曲度比较高的产品。这样，刷牙的时候牙刷对牙齿和牙龈的刺激比较小，可减少出血现象。

准妈妈要学会正确有效地刷牙和使用牙线，有效刷牙可以去除口腔内70%的菌斑，还有30%滞留于牙间隙，可以通过使用牙线来去除。推荐使用"竖刷法"和"水平颤动法"。在刷牙的时间上，提倡"三三三刷牙法"，即每次在饭后三分钟之内刷牙，每颗牙的三个面——内侧、外侧、咬合面都要刷，每次刷牙不能少于3分钟。

另外，每次吃完东西都要漱口，可选用药物含量较轻的漱口水或淡盐水漱口，

尽最大可能保持口腔卫生。

减少吃零食及甜食

减少零食及少吃甜食和黏性大的食物，是降低牙病概率最有效的方法。准妈妈在孕期如果食糖过多，会消耗大量母体内的钙质，并累及胎宝宝，使其牙胚发育障碍，钙化不全，将来易患各种牙病。如果牙龈出血、肿胀，则更应控制零食及甜食的摄入，每天进糖量标准应该控制在50克以下，并且餐后记得及时漱口。

利用维生素C

孕期牙龈肿胀的另一个原因是牙龈毛细血管的通透性比较强，使得大量体液渗入，因此增强毛细血管弹性，降低通透性可以缓解牙龈肿胀。维生素C可以起到这样的作用，准妈妈可以多吃含维生素C丰富的新鲜水果和蔬菜或者服用维生素C片。

小贴士

牙病细菌可通过脐带进入胎宝宝体内，产生危害，严重时甚至可导致早产。准妈妈在整个孕期都要注意口腔健康，并坚持不在孕期拔牙，以免感染。如果牙龈肿胀已经到了影响进食的地步，就需要看医生了，以免耽误胎宝宝的营养供应。

孕月 从容不迫的幸福感

217

第202天
适合孕晚期的运动方式

运动不仅有益身体健康，也是很好的胎教方式，只要医生没有说准妈妈不能运动了，必须卧床静养，就可以继续运动。

孕晚期可以坚持散步

最适合的、可以经常做的运动仍然是散步，每天可以早、晚各散步一次。散步时间根据身体反应决定，累了就休息，不累就多走一会儿。腹部比较沉重的准妈妈，在散步时可以戴上托腹带，减轻负担，同时能帮助保持身体平衡。另外，最好有人在身边陪伴，并避免走坎坷不平的和下坡路，以防摔跤。

躺在床上时可以做放松肌肉的运动

1.全身放松：仰卧在床上，放一个枕头在膝下，双手平放，两眼微闭，全身放松，放慢呼吸频率，每吸一口气，全身就放松一次，持续进行10分钟。

2.腹式呼吸：姿势同上，吸气时腹部胀起，呼气时腹部收缩，每做5～6次就休息一下。做的时候切勿使劲，要自然松弛。

3.腹肌运动：仰卧在床上，双手放于腰下，脚屈起，脚掌贴床。吸气时腰部微微下压，呼气时全身放松。做10次。

4.纾解腰椎：双脚蹲在地上，双手支撑身体，头部、双肩及背部一起向下，使脊背弓起，然后抬起头来，双肩及背部随头部一起向上挺起，脊背挺直。做10次。

简单练练盘腿坐

盘腿坐练习可以增加准妈妈背部肌肉的力量，使大腿及骨盆更为灵活，并且能改善身体下半部的血液循环，使两腿在分娩时能很好地分开，更利于顺利分娩。具体方法是：

1.在地上垫上垫子，准妈妈轻轻坐下，保持背部挺直。

2.两腿弯曲，使脚掌相对，让脚尽量靠近身体。

3.两手抓住脚踝，两肘分别向外压迫大腿的内侧，使其伸展，注意不要压迫到腹部。

4.保持这种姿势20秒。

5.重复第2～4步数次。

准妈妈也可两腿交叉而坐，也许会感到更舒服，但在做的过程中要注意不时地更换两腿的前后位置，以免阻碍血液循环。

小贴士

在孕晚期，无论做哪种运动，都不能太费力，保证身心舒适最重要。在做完需要仰卧的运动后，准妈妈最好及时改为侧卧位，避免长时间仰卧。

语言胎教：说说拟声词

拟声词是很贴近生活的胎教素材，信手拈来，好学又好记，今天就来说一说拟声词吧。

读儿歌《我爱我的小动物》

我爱我的小动物

我爱我的小羊，
小羊怎样叫，
咩咩咩咩咩咩，咩咩咩咩咩；
我爱我的小猫，
小猫怎样叫，
喵喵喵喵喵喵，喵喵喵喵喵；
我爱我的小鸡，
小鸡怎样叫，
叽叽叽叽叽叽，叽叽叽叽叽；
我爱我的小鸭，
小鸭怎样叫，
嘎嘎嘎嘎嘎嘎，嘎嘎嘎嘎嘎；
我爱我的小狗，
小狗怎样叫，
汪汪汪汪汪，汪汪汪汪汪。

学学其他小动物的叫声

上面的儿歌中模拟了几种小动物的叫声，生活中还会见到许许多多的小动物，它们的叫声，准爸爸准妈妈也可以学一学：

母鸡怎样叫：咯咯咯
公鸡怎样叫：喔喔喔
麻雀怎样叫：喳喳喳
小牛怎样叫：哞哞哞
小猪怎样叫：噜噜噜、哼哼哼

鸽子怎么叫：咕咕咕
老鼠怎么叫：吱吱吱
青蛙怎么叫：呱呱呱
蜜蜂怎么叫：嗡嗡嗡

想一想生活中其他的声音

除了动物会发声外，一些自然现象以及日常生活中每天也会听到许多声音，它们都是可能被胎宝宝听到的：

下雨了：淅沥沥淅沥沥
打雷了：轰隆隆轰隆隆
水流声：哗啦啦哗啦啦
汽车声：嘀嘀嘀嘀嘀嘀
火车声：呜——呜——
飞机声：隆隆隆隆隆隆
自行车：丁零丁零丁零
救护车：哎哟哎哟哎哟
警笛声：嘀嘟嘀嘟嘀嘟
火苗声：噼啪噼啪噼啪
钟表声：嘀嗒嘀嗒嘀嗒
电话声：铃铃铃铃铃铃
喝水声：咕噜咕噜咕噜
敲门声：咚咚咚咚咚咚
拍球声：砰砰砰砰砰砰
风铃声：叮当叮当叮当
门铃声：叮咚叮咚叮咚

小贴士

小宝宝喜欢说儿化语和重叠的字音，这是幼儿语言发展的特点。用拟声词可以很形象地描述事物，有效锻炼胎宝宝的大脑，通常来说，也更容易被胎宝宝记住。

第204天
本周变化：胎位相对固定了

本周，胎宝宝的体重约1360克，头到臀距离大约为27厘米。由于现在的体形较大了，子宫里的活动空间相对变小，所以

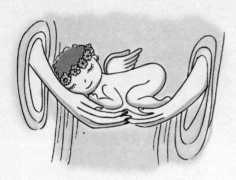

胎宝宝在子宫中的位置相对固定了，不会再像以前随意转动、翻身了。

主要的内脏器官基本已经发育完全，骨骼和关节也很发达了，免疫系统有了相应的发育。不过肺部的发育还有所欠缺，正在合成肺泡表面活性物质，这些物质可以帮助肺泡膨胀张开，是宝宝将来自主呼吸不可缺少的。

生殖器的发育正在进行，男胎的睾丸还没有进入阴囊，尚在腹腔中，但开始沿着腹股沟向阴囊下降。女胎的阴蒂突出，覆盖阴蒂的小阴唇还没有最后形成。

宝宝心声

我身上的绒毛开始脱落了。这个时候，我如果翻身，爸爸妈妈可以猜测到是我的哪个部位在碰妈妈的肚子。如果是比较平的面，可能是我的背；要是硬硬的小丘，也许是我的头；那像装满小塑料珠一样的软袋子是胎盘，它负责积蓄我成长中排出的废物。我可是一直独自占有它的哦。因为它，我得以吃独食。

我开始好奇外面的世界了，妈妈让我听的那些美妙的叫做音乐的声音，爸爸给我讲的那些有趣的故事，还有妈妈看到的那些美好的图画……这一切看起来、听起来都无比的新奇。还有明亮的阳光，隔着妈妈的肚皮我都能感受到它散发出来的温暖。

小贴士

此阶段是怀孕后负担加重的时期，容易出现一些并发症，尤其是有内外科疾病的准妈妈，更要防范病情的加重，所以一定要定期做好产检。

如果出现呼吸不畅

孕晚期，子宫膨胀的高度可达到24厘米~27厘米，以至于胃部以上的器官都被挤压和顶起，准妈妈经常会出现喘不过气来或有上气不接下气的感觉。

呼吸不畅会影响胎宝宝供氧吗

准妈妈胸闷气短，那么胎宝宝会供氧不足吗？

其实，准妈妈没必要担心胎宝宝氧气不足，此时准妈妈虽然感觉呼吸不畅，上气不接下气，但实际上呼吸变得又快又深，吸入的氧气是足够用的，呼吸不畅只不过表明肺没有足够的扩张空间而已，所以不用担心胎儿供氧不足。

怎样改善呼吸不畅的不适感

虽然胎儿不受影响，但气不够用的感觉还是会令准妈妈很不舒服，可以积极尝试一些能让呼吸顺畅的方法。

1.如果躺着呼吸困难，则尽量让肺部处在轻松的状态，平时休息，不要躺着，可以在座椅上坐直，挺胸，肩部向后放，让肺部放松；睡觉时将两个枕头摞起来垫高头部，这样喘气就会顺一些。

2.在做事或运动时呼吸困难，出现上气不接下气的状况，要立刻放慢动作，休息一下，或者调整动作节奏，直到呼吸感觉舒畅为止。

3.腹式呼吸感觉困难时，马上转换成

胸式呼吸，这样可以利用呼吸抬高胸廓，扩张胸廓，缓解呼吸困难的状况。具体这样做：先站起来，深吸一口气，同时两手臂向外伸向上举，抬头，然后慢慢吐气，同时双臂收回放在身体两侧，头俯向胸部。练习一会儿，呼吸困难的状况就会改变。为确保有更多的空气吸入胸部，可以在呼吸的时候检验一下：把两手掌放在胸部两侧，观察扩张程度，深吸气的时候，能感觉到肋骨把手掌向外推就可以了。

如果感觉胸闷

日益增大的子宫和胎宝宝压迫肺部、心脏、动脉，除了会令准妈妈感觉呼吸不畅外，还有的准妈妈会感到胸闷，这是因为大脑或脏器缺氧引起的，此时建议准妈妈这样做：

1.深呼吸。深呼吸可以吸入更多的新鲜空气，以供给体内各脏器充足的氧气，改善微循环和脏器的功能。

2.不穿紧身衣。过紧的衣服会阻碍血液循环，压迫胸肺部，严重时就会导致胸闷。

小贴士

尽量侧卧睡觉，或者在感觉不适时改换身体姿势，可以减轻大部分因为子宫压迫引起的身体不适感。

孕8月 从容不迫的幸福感

第206天
孕晚期的关键营养素

孕晚期，胎宝宝的生长发育速度加快，体重迅速增加，大脑增长达到高峰，同时，准妈妈子宫增大、乳腺发育增快，这时的营养摄入也很关键。

保证铁和钙的摄入

孕晚期比孕早期对铁的需求增多——孕晚期每日铁需求量为35毫克，如果准妈妈没有贫血症状，一般通过日常饮食就可以补充所需的铁；有缺铁性贫血症状的准妈妈，可在医生的指导下服用补铁剂。

孕晚期准妈妈对钙质的需求量明显增加，如果缺乏，胎宝宝就会从母体的骨、牙齿中争夺，使准妈妈出现不适，每天喝一杯牛奶，必要时可以遵医嘱使用钙剂。

不可忽视的蛋白质

在怀孕的最后几个月中，准妈妈很容易出现水肿现象，无论是什么原因引起的水肿，都应当控制钠的摄入，同时注意保证蛋白质摄入。合理的蛋白质摄入，可以提高血浆中白蛋白含量，改变胶体渗透压，将组织里的水分带回到血液中。

储备一定量的锌

分娩方式的确定与准妈妈的血锌水平高低密切相关。血锌浓度高，子宫收缩有力；血锌浓度低，则子宫收缩无力，使产程延长，增加准妈妈的痛苦和出血量。

因此，准妈妈在孕期，要注意补充足量的锌，使体内有一定量的锌储备。只需每天吃1~2个苹果即可以满足需要，其他含锌丰富的食物还有瘦肉、鱼类、蛋黄、葵花子等。

维生素C可以降低分娩的危险

分娩时羊膜过早破裂是最常见、最主要的危险，维生素C有利于保持白细胞中储存的营养，从而有利于防止羊膜早破。在孕晚期增加维生素C的摄入，将有利于降低分娩风险。维生素C广泛存在于各种蔬菜、水果中，如青椒、鲜枣、草莓、西红柿、橙子、橘子、猕猴桃等。

小小维生素K作用大

充足的维生素K能预防产后新生宝宝因维生素K缺乏而引起颅内出血、消化道出血等症状，预产期前1个月左右准妈妈尤其应注意每天多摄入些富含维生素K的食物，如菜花、白菜等，必要时可每天口服维生素K_1毫克。

小贴士

需要服用的营养素制剂的种类太多时，建议准妈妈将它们分门别类，并制作一个表格，贴在显眼的地方，每服用一次就记录在表格上，避免忘记，也避免重复服用。

最后阶段须小心性生活

进入孕8月,准妈妈的子宫已经膨胀得很大了,往后的孕期还能继续过性生活吗?需要注意一些什么事情呢?

孕8～9月性生活要小心谨慎

这段时间是胎宝宝发育的最后关键阶段,不一定要绝对禁止性生活,但在过性生活时要非常非常小心。

此时胎宝宝生长迅速,子宫增大很明显,胎膜里的羊水量也日渐增多,张力也随之加大,在性生活中稍有不慎,就可能导致胎膜早破,致使羊水大量地流出,使胎宝宝的生活环境发生变化,活动受到限制,子宫壁紧裹于胎体,直接引起胎宝宝宫内缺氧,引起早产。即使在胎膜破裂后勉强保胎,也有可能引起宫腔内感染,使胎宝宝在未出生之前就饱受各种细菌的袭击,引起新生儿感染。轻者可以给婴儿后天的发育及智力带来不良影响,重者危及生命。

孕晚期性生活注意事项:

1.注意体位,最好采用准爸爸从背后抱住准妈妈的后侧位。这样不会压迫准妈妈的腹部,也可减少准妈妈的运动量。

2.控制频率和时间,动作要轻柔,避免给予机械性的强刺激,以免引起子宫强烈收缩。

3.最好使用安全套,事前事后要清洁私处及双手,以减少感染的概率。

4.如果在性生活的过程中,出现了子宫强烈收缩、不正常出血、分泌物突然增多、严重下腹痛等现象,马上停止,并卧床休息。如果不能好转,应立即就医。

5.孕晚期准妈妈性趣短缺,如果准妈妈不愿意在孕晚期再过性生活,准爸爸千万不要勉强,否则不愉快的心情很容易让她的思想走极端。

孕10月严禁性生活

进入孕期的最后一个月,准妈妈的子宫已经变得很大,对外来的刺激非常敏感。尤其是孕36周以后,子宫口逐渐张开,随时会出现分娩征兆。如果这时进行性生活,很容易使胎膜发生破裂、羊水受到感染或子宫收缩而引起早产。因此,为了准妈妈和胎宝宝的安全,最后一个月一定要停止过性生活。夫妻亲热仅限于温柔的拥抱和亲吻。

小贴士

产后恢复性生活至少要等到分娩后1个月,此时新妈妈身体各方面基本恢复,过性生活也比较安全了。因为新妈妈的身体和孕前比发生了一定的变化,所以新爸爸一定要有耐心,重新认识和适应彼此。

孕8月 从容不迫的幸福感

第208天
孕期口腔怪味怎么消除

孕期很多准妈妈经常感觉口腔里有一股怪味，孕期的口腔异味也有可能是牙龈问题引起的，所以准妈妈在怀孕之前检查一下牙齿是非常必要的。

同时很多疾病也会引发味觉改变或口臭，如上呼吸道、喉咙、鼻孔、支气管、肺部发生感染的时候都会有此现象，而患有糖尿病、肝或肾有问题的准妈妈，也会有口腔出现异味的问题。

如果准妈妈有特殊疾病史，或发生口气及味觉显著改变的情形，应由医生诊治以做诊断鉴别。

一般情况下，口腔出现异味时，准妈妈可以通过这些方法来改善：

清洁舌苔

当嘴巴出现怪味时，在刷牙后可以顺便清洁一下舌苔，并彻底清除残留在舌头上的食物，这样有助于消除口腔内的异味。

时常漱口、喝水

准妈妈可以时常漱口，将口中的坏气味去除，也可以准备一些降火的饮料，或茶水、果汁等，以除去口腔中的异味，并且注意饮食前后的口腔卫生。

避免食用过于辛辣的食物

为了顾及准妈妈口味的改变和爱好，各式酸、甜、苦、辣的食物，孕期都可以酌量食用，但应避免食用过于辛辣的食物，以免令肠胃无法负荷，加重口腔异味。

坚持喝一点酸奶

酸奶可以降低口腔中的硫化氢含量，这种物质正是口腔异味的罪魁祸首。另外，酸奶中的一些成分还能有效阻止口腔中的细菌产生。

多吃蔬菜、水果

蔬果中都富含维生素C，能够使口腔形成一个不利于细菌生长的环境，从而达到清新口腔的效果。另外，蔬果可以促进排便，清洁肠道，消除口臭。

少量地嚼口香糖或吃小零食

为了减轻嘴里的苦味，少量吃一些酸梅、山楂、糖果或嚼香糖等并无妨害，但要注意自身是否有妊娠糖尿病的问题。如果本身血糖已经过高、准妈妈体重控制不当，再吃额外的甜食、点心时，就必须注意节制，以避免造成进一步的不良影响。

小贴士

定期检查牙齿对准妈妈来说非常必要，从安全性上考虑，应尽量避免在孕早期与孕晚期做牙齿治疗。孕中期时，如果准妈妈状况稳定，可进行一些牙科治疗，以免蛀牙或牙周炎到后期发生更严重的病变，影响准妈妈和胎儿的健康。

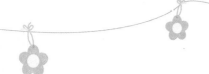

孕晚期出门要保护好肚子

进入孕晚期之后，身体不便，对环境的适应能力也降低，准妈妈应尽量少出门逛街，尤其是孕36周之后，随时都有破水的可能。如果在外的时间较长，走路、坐车过于劳累，就可能引起早产，比较危险。

虽然不建议孕晚期准妈妈外出，但总会遇到需要出门的时候，这时一定要注意保护自己，在外要提高警惕，注意安全。

坐公交、地铁要慢上慢下

在站台等公交车、地铁时，要尽量远离站台边缘，上车时不要和别人争抢，以免被挤到肚子，等其他人都上完了再把着车门的扶手慢慢地上车。

上车后请售票员帮忙找座位或直接请别人让座。如果没有座位时，尽量往车厢后部走，那里人一般相对较少，不会那么拥挤。

站立时一手把住车厢内的扶手，一手护好肚子。下车时，等车停稳后再扶着车门慢慢走下去。地铁内人多，空气流通也不太好，建议准妈妈少坐。

逛街时要躲车躲人

逛街时最好有人陪伴，可以是准爸爸，也可以是朋友。总之，准妈妈尽量不要自己一个人单独外出。

走在路上时注意用手护住肚子，或者在胸前挎一个包，用来挡住肚子，并时刻留心周围过往的人，万一有人不小心撞过来，可以及时躲闪。

过马路时千万不要和汽车抢行，一定要等绿灯亮了，两边的车全停下之后再起步前行。如果是很多人一起过马路，不要和他们挤，盯准一个人，跟在他的侧后方，让他为你"做掩护"，这样心理上感觉安全一些。

外出时尽量避开交通出行高峰期，通常上午8点左右、下午5点左右是交通最拥挤的时候。上班的准妈妈可以提早一点儿上班，推迟一点儿下班。

让人注意到自己是个孕妇

通常，大家只有在注意到你是个孕妇，而且是个怀孕时间已经不短的孕妇时，他们在经过你身边时才会留心不要撞到你，或者给你提供方便。以下两种方法可以让你更像孕妇：

1.穿着特征明显的孕妇装，宽松肥大的款式会把你的腹部衬得更凸出。

2.走路或站立时用手顶住后腰部，并用力向前推，使腹部更加前挺凸出。

小贴士

即便是以前不晕车的准妈妈，怀孕的整个孕程都可能因为汽油味感到恶心、呕吐，因此坐汽车最好准备几个塑料袋和湿毛巾。

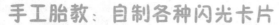

第210天
手工胎教：自制各种闪光卡片

闪光卡片就是用彩笔写上字母、文字、数字的纸片。制作卡片时，因为在色彩上很醒目，因此我们将它称作闪光卡片。闪光卡片可以帮助准妈妈强化意念和集中注意力，并让准妈妈获得明确的视觉感，从而获得比较好的胎教效果。

制作闪光卡片的方法

1.准备一些打印纸，一些彩色笔，可选择那些线条稍微粗一些的。另外，还要准备一支钢笔或黑色签字笔。

2.在卡片上写下想要教胎宝宝的内容，可以是数字以及用这些数字进行加法、减法、乘法、除法算式等，也可以是字母或者文字、图画。

3.要注意颜色搭配，最好主题用比较显眼的色彩，周围的色调可以是安静的自然色。

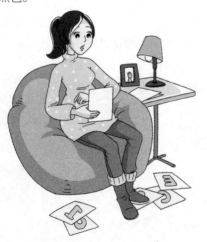

试试创意闪光卡片

准父母费心思做的闪光卡片是绝佳的早教用具，它的内容不用拘泥于字母、数字、图形、汉字等内容，还可以制作认物的卡片，比如水果、蔬菜、物品、动物、交通工具等，这在宝宝0~3岁也会非常有用。

如果准父母有不错的绘画功底，可以按照普通闪光卡片制作的方法，绘制出日常生活中常见的物体，比如对比鲜明的四季景色，春天画柳树、夏天画荷塘等。

假如准父母更加喜欢使用电脑绘制图片，效果也是一样的。还可以将闪光卡片的制作结合拍照来进行，比如将生活中每天会接触的事物拍出来，像香蕉、苹果、橘子、米饭等，然后将图片通过PS，加上一些自己的创意再打印出来即可。

闪光卡片做好后，还可以将它们打孔，然后用细绳穿起来，组成内容丰富、形式多样的挂图。它既是有新意的房间装饰品，将来还能抱着宝宝来瞧一瞧。

一系列的闪光卡片还可以装订成图画书，比如亲手绘制的各种图片，平时拍摄的一些纪念照片或者认物照片等。装订好的画册不仅可在怀孕期间作为胎教素材，而且在宝宝出生后也能让他自己翻阅、玩耍，可谓一举多得。

第31周

第211天

本周变化：进入快速增重期

本周之后，胎宝宝身高的增长减慢，但体重却开始迅速增加，皮下脂肪更加厚实，这是小胎宝宝在为即将到来的出生储备脂肪。从外观上看，胎宝宝身体表面的皱纹更少了，四肢也变得更长、更强壮，整体看上去越发可爱。

大脑反应更快，控制能力也有所提高。现在小胎宝宝已经能够熟练地把头从一侧转到另一侧。眼睛也是想睁开就睁开，想闭上就闭上，而且能够分辨明暗，也逐渐适应了光亮环境。当有光照进子宫，胎宝宝不会再像以前一样避开，而是把脸转向光源，追随光源。

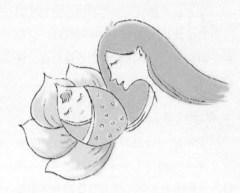

胎宝宝的肺部已经基本发育完成，呼吸能力也基本具备。如果宝宝现在出生，大多可以建立自主呼吸，并能适应子宫外的生活了。

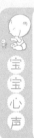

宝宝心声

我的免疫系统开始形成了，已经有足够的抵抗力了，这都是妈妈的功劳。我出生之后，我还可以从妈妈的母乳中吸收营养来增强自己的抵抗力呢！有妈妈和爸爸无微不至的呵护，我一定会身体壮壮、脑袋聪明！

不过，即便如此，医生还是告诉妈妈，我出生之后得打各种防疫针，因为像小儿麻痹症这样的疫苗，我自己的免疫系统是搞不出来的，所以，我迟早还是要挨针。不管了，到时候我就只管哭好了。

小贴士

每周1次用皮尺围绕脐部水平一圈测量腹围。孕34周后腹围增长速度减慢。如果腹围增长过快，应警惕羊水过多。

孕日月 从容不迫的幸福感

227

第212天
如果羊水过多或者过少

羊水由准妈妈血清经羊膜渗透到羊膜腔内的液体及胎宝宝的尿液所组成，它可保护胎宝宝免受挤压，防止胎体粘连，保护子宫腔内恒温恒压。

羊水过多怎么办

正常足月妊娠时，羊水量约1000毫升，羊水量超过2000毫升称为"羊水过多"。如果羊水量在数天内急剧增加超过正常量称为"急性羊水过多"。不过，大多数都是在较长时间内缓慢增加形成羊水过多，称为"慢性羊水过多"。

羊水过多的原因现在尚未完全弄清楚，临床观察到的原因胎儿畸形（无脑儿、脊柱裂等神经管畸形为多）最常见，其次为胎儿大脑发育不全，多胎妊娠，准妈妈患糖尿病、妊娠期高血压疾病和肾功能不全者也常合并有羊水过多。

一般羊水超过3000毫升，准妈妈会有不适感觉。急性羊水过多可引起准妈妈腹痛、腹胀、气短、不能平卧等不适，也可出现下肢、外阴部水肿及腹水。慢性羊水过多由于羊水量是逐渐增加的，上述症状较轻，准妈妈一般能够适应。

准妈妈发现腹部增大明显应及时到医院就诊，如确认胎宝宝畸形，应及时终止妊娠，并检查有无其他并发症如妊娠高血压疾病等。如胎宝宝无畸形，症状不重者，可以继续妊娠，但必须给予临床监测，酌情治疗，并注意防止胎膜早破。

羊水过少怎么办

羊水量少于300毫升称为"羊水过少"，最少的只有几十毫升或几毫升。此时胎儿紧贴羊膜，B超检查羊水指数平均小于3厘米。羊水过少与胎宝宝泌尿系统畸形同时存在，如先天肾缺陷。孕晚期羊水过少常与过期妊娠、胎盘功能不全并存。

羊水过少对准妈妈的影响较小，但对胎宝宝的威胁较大。羊水过少的产妇在分娩时子宫收缩疼痛剧烈，收缩不协调，宫口扩张缓慢，分娩时间长。

定期产前检查及B超检查可以发现羊水量的情况。如果出现羊水过少应及时到医院检查。准妈妈应密切注意胎动变化，医生应及时测定胎宝宝有无缺氧情况。一旦发现异常情况应考虑立即施行剖宫产，尽快娩出胎宝宝。如果发现胎宝宝畸形应立即终止妊娠。

小贴士

羊水在整个孕期是逐渐增加的，在孕早、中期，主要关注是否过多，妊娠晚期主要关注是否过少。

如何缓解恼人的痔疮

据统计，约有90%的准妈妈会在孕期受到痔疮的困扰。孕晚期更容易患痔疮，这时候增大的子宫对下腔静脉造成压迫，使血液回流受阻，容易形成局部的静脉曲张，加上此时盆腔组织松弛，痔疮很容易形成。

当感觉在肛门或者直肠附近有肿胀、瘙痒或剧烈疼痛等症状，或者便中带血，就可能是患上痔疮了。

便秘是痔疮的直接原因

痔疮本质上是静脉曲张，根本原因是下腔静脉受压造成的，直接原因则是便秘，所以最关键的是同步调理便秘。如果便秘缓解，排便时间缩短，每次能控制在3分钟以内，痔疮就可缓解或自行康复。

要养成好的排便习惯

1.排便时不要过于用力，太过用力会导致部分直肠脱出，加重痔疮。

2.如果患痔疮时有脱出，在大便之后将脱出物轻轻推送回去，然后在患处涂一些胶状油，可以帮助脱出物在人活动时自动回位。

3.大便后做好清洁工作，不要用力擦或蹭，可以用湿润的卫生纸、婴儿用纸或药用卷纸轻轻拍干。

4.便后起身前，可用较柔软的多层卫生纸夹在肛门处，半小时后再将纸取出。

这样做可使直肠静脉在人走动时迅速活跃还原，血液正常回流，减轻痔疮。

5.每天晚上用温水清洁肛门附近，或者用1%~2%苏打水坐浴。洗完后，用温湿的小毛巾垫在肛门处用手指顺时针按摩，可以促进血液循环，减轻痔疮症状。

每天做提肛运动

除了认真护理患处，还应该加强直肠肌肉锻炼，促进血液循环。每天做提肛运动20次，改善痔疮比较理想。提肛运动的具体方法是：思想集中，并拢大腿，吸气时收缩肛门括约肌；呼气时放松肛门。

注意生活小细节

准妈妈平时不要久坐，尤其是不要长时间坐在沙发上，久坐会加剧淤血程度，造成血液回流困难，诱发或加重痔疮。多吃蔬菜多喝水，少吃或不吃刺激性食物，每隔一两个小时起身活动活动，坚持散步等，都是有益的小细节。

小贴士

如果痔疮严重，可以找医生治疗。如有需要，医生会建议在患处敷冰袋，或使用治疗软膏、痔疮专用栓剂等。有炎症者除了使用抗生素外，还会施行直肠旁普鲁卡因封闭。

孕日月 从容不迫的幸福感

第214天
胎位不正时该如何矫正

胎儿在子宫内的位置叫胎位。正常的胎位应为胎体纵轴与母体纵轴平行，胎头在骨盆入口处，并俯屈，颏部贴近胸壁、脊柱略前弯、四肢屈曲交叉于胸腹前，整个胎体呈椭圆形，称为枕前位，医学上称之为"头先露"。这种胎位分娩一般比较顺利。

胎位不正一般指妊振30周后，胎儿在子宫体内的位置不是枕前位，常见的胎位不正有：胎儿臀部在下的臀位，胎体纵轴与母体纵轴垂直的横位，或斜位、枕后位、颜面位等。

胎儿位置不正，不易随着准妈妈的用力娩出，也不能自我调整位置以适应产道的变化，将给分娩带来程度不同的困难和危险，故早期纠正胎位，对预防难产有着重要的意义。

胎位不正应何时开始纠正

一般来说，如果是在孕7月前发现胎位不正，是不需要做处理的；但是在孕8月及以后，如果胎儿的头部仍未向下，则可采取一定的措施进行纠正，以期在分娩前能转为正常，但要注意有可能因此产生脐带绕颈；如果到怀孕36周时，胎位仍然不正的话，则需要提前决定分娩方式，并及早入院待产。

胎位不正如何纠正

1.如果胎宝宝是臀位，可以做膝胸卧位操进行纠正。膝胸卧位操的正确做法是：躺在硬板床上，胸膝着床，胸部尽量接近床面，臀部高举，大腿和床垂直，保持10分钟。每天早晚各1次，连续做1周，可以将臀位转为头位。这个动作不能在饱食之后做，以免呕吐。

2.试试更换睡姿，习惯左侧卧睡的准妈妈，换成右侧卧睡，而习惯右侧卧睡的则可以换成左侧卧睡。坚持7天，使不正的胎位得以矫正。

3.最后可以考虑外倒转术，这种做法需要医生操作。医生用手在腹壁上把胎宝宝的头慢慢转到骨盆腔里，再把臀部推上去，让胎宝宝转到正常的分娩体位。如果胎宝宝的臀、足已经伸入骨盆，倒转困难，就不能勉强。因为这种方式的胎位矫正是有一定风险的，比如胎宝宝脐带过短，则有可能出现胎盘早剥，引起胎宝宝生命危险。因此，对于胎位不正，如果用安全的方法也没有矫正过来，医生一般建议顺其自然。

> **小贴士**
>
> 适当而轻柔的运动，如散步、揉腹、转腰等，也有可能矫正胎位，孕晚期坚持适当的活动是很有益的。

第215天
诱人夜宵怎么吃

有的准妈妈怀孕后总是无法控制地想吃夜宵，但是又担心吃夜宵会发胖。可是怀孕了是"一人吃两人补"，吃点儿宵夜是不是也会给胎宝宝补充营养呢？

吃宵夜不利夜间睡眠

依照人体的生理变化，夜晚是身体休息的时间，吃下宵夜之后容易增加肠胃的负担，使肠胃在夜间无法得到充分的休息。有些准妈妈到怀孕末期容易产生睡眠的问题，如果再吃宵夜，也可能会影响睡眠质量，因此一般情况下是不建议准妈妈吃宵夜的。

吃宵夜可能带来体重问题

夜间身体的代谢率会下降，热量消耗也减少，因此容易将多余的热量转化为脂肪堆积起来，造成体重过重的问题。另外，如果孕期摄入过多的热量，造成母体过胖，可能会导致产后恢复能力变差，无法恢复到怀孕前的正常体重，而需要产后减重。

吃宵夜≠给胎宝宝营养

至于多吃是否能给胎宝宝更充足的营养，这是不一定的。根据调查发现，在怀孕末期有高达85%的准妈妈都过胖，却有94%的胎儿体重都没有相对增加。所以，准妈妈吃宵夜不一定会给胎宝宝更多的营养。

特别想吃宵夜怎么办

如果准妈妈真的想吃宵夜，也不需要一味克制，但必须先弄清是因为肚子饿，还是习惯性地想吃宵夜？

如果真是因为肚子饿了想吃夜宵，建议最好在睡前2~3小时吃完，且避免高油脂、高热量的食物，如油炸食品、垃圾食品等。因为油腻的食物会使消化变慢，加重肠胃负荷，甚至可能影响到隔天的食欲。可以做点清淡的粥喝，但不能吃得太饱。

宵夜的选择原则，尽量以清淡、易消化及低脂肪为主。多进食全谷类食物、蔬菜和水果；减少进食红肉类和精制的谷类；少油、少盐、少糖。

需要克制的是习惯性想吃夜宵，如果总也无法克制，不妨将每天的牛奶安排在睡前喝，配点全麦面包或者饼干。家里其他人如果有吃宵夜的习惯，最好能够适当调整，因为在这种气氛下，准妈妈可能会更难克制住自己。

吃了宵夜，准妈妈最好每天都能坚持做适量的运动，避免脂肪堆积，给怀孕和分娩带来不利。

> **小·贴士**
>
> 饼干当宵夜比较常见，在选择饼干时，准妈妈要多留意包装上的食品营养标识，尽量选择天然、少添加物的饼干。

孕日月 从容不迫的幸福感

第216天
细心·护理私密处

在妊娠期，受胎盘分泌的激素的影响，阴道黏膜有充血、水肿现象，外观呈紫蓝色，阴道皱壁增多，松软而有弹性，表面积增大，准妈妈要注意护理好私密处。

白带增多是正常现象

怀孕期间，体内激素分泌增多，刺激子宫腺体增生，阴道上皮细胞及宫颈腺体分泌旺盛，加上此时阴道黏膜的通透性增高，因此阴道分泌物比非孕期明显增多，这属正常生理变化，无须治疗。

关注阴道分泌物的性状

孕期正常的阴道分泌物呈白色糊状，无气味，也不会引起瘙痒。如果白带性状、气味改变，就很可能是患上了某种妇科疾病，要及时就诊：

1.如果白带较多、气味难闻或阴部瘙痒，就应该怀疑是否被细菌感染。

2.如果白带量增多并且呈乳酪状，伴有阴部剧烈瘙痒，可能感染了白色念珠菌。

3.如果白带恶臭并呈水状，阴部瘙痒或疼痛，可能感染了滴虫。

4.如果白带呈脓样且气味难闻，可能感染了衣原体。

保持私密处的卫生

1.每晚睡前或大便后应用清水冲洗外阴。切忌将手指伸入阴道内掏洗。也不要用碱性肥皂洗阴道，这样会使阴道呈碱性，利于致病菌的侵入与繁殖。用盆洗外阴时，应由前向后洗，注意不要把脏水灌入阴道内。

2.内裤应选用纯棉、透气的材质，注意每日更换，并及时清洗晾晒。每天洗完澡或者洗完私密处之后，别急着穿上内裤，可穿上宽松的长衫或裙子，等阴部干爽之后，再穿上内裤，这样可以让私密处更舒爽，还能有效地预防阴部瘙痒。

3.清洗私密处用的盆具要专用，不能用来洗别的东西。每次用完后将盆洗净擦干，收纳在干燥通风的地方。

4.不要经常使用护垫，否则会透气不良，容易滋生细菌。

5.如果阴部有发炎现象，在淋浴时，切忌使用肥皂或含有香精成分的刺激性用品，也不可使用过热的热水淋浴，以避免加剧红肿或瘙痒的症状。

小贴士

无论是否怀孕，女性都应该做好下半身的保暖工作，尤其是在秋冬季节，不要总穿低腰裤，或者穿裙子时只用丝袜来保暖。下半身着凉很容易使女性患上宫寒症，表现为手脚冰凉、性欲减退、白带增多，甚至引发盆腔炎。

美育胎教：欣赏电影《菊次郎的夏天》

片名：《菊次郎的夏天》
导演：北野武
编剧：北野武
语言：日语
片长：120分钟

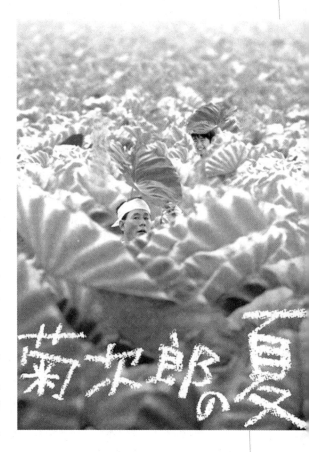

影片简介：

　　武田先生的一生在别人看来卑微而猥琐，遇上一个有一点儿犹豫的小男孩后，出于不愿意看见他不开心，于是努力安慰他，开始展现他的无赖式的笑料。我们能看到他从心底慢慢散发出的温情。

　　二人过得十分愉快，夏天就这么过去了。对小男孩来说，这是一个特别的夏天；对武田先生来说，这同样是一个特别的夏天，一个或许很容易被遗忘的夏天。

　　影片中的景色无可挑剔，从水中芦苇上的青蛙、吃着菜叶的毛毛虫，到蔚蓝色的大海、闪烁的星空、草香蝉鸣、漫山满眼的绿色，加上路上遇到的各种各样的人群，这是一幅孩子眼中的夏日风情画。

小贴士

　　美丽、感动、温馨、开心、笑容、情不自禁等词语也许是准妈妈看过这个片子会想到的。人生路上，幸福并不在目的地，而是在寻找幸福的路上。和胎宝宝一起品味《菊次郎的夏天》，细细品味孕育的时光，这就是人生最美的事情。

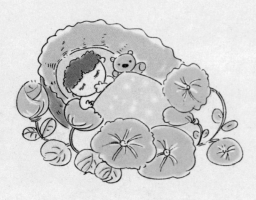

胎宝宝体重目前大约为1800克，从头部到臀部长约29厘米，对日渐增大的胎宝宝来说，子宫里的空间已经很小了。即便如此，胎宝宝还是会继续长大，尤其是身体和四肢，最终会长得与头部的比例更协调。从现在到出生前体重至少还要长1000克左右，此后一阶段，可以看做胎宝宝在

为出生做最后的冲刺。

现在胎宝宝的体位已经基本固定在头朝下了，已经为出生做好了准备；皮下脂肪继续储备，这是为了出生后的保暖而准备的；呼吸和消化功能渐趋完善，而且还会分泌消化液了。另外，胎毛开始脱落，不再毛茸茸的了，慢慢地只有背部和双肩还留有少许。

本周，胎宝宝的神经系统变化最大，脑细胞神经通路完全接通，并开始活动。神经纤维周围形成了脂质鞘，脂质鞘对神经纤维有保护作用，这使得神经冲动能够更快地传递。因此，胎宝宝逐渐有能力进行复杂的学习和运动，并且意识会越来越清楚，能够感觉外界刺激，能区分黑夜和白天。

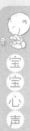

宝宝心声

现在，我对自己的外表越来越满意，皱纹消失了，皮肤不再透明，身材也变苗条了。像我这样的漂亮的小宝宝，到时候一定人见人爱。

什么？我听到有人在说我的坏话，说我是个懒蛋，因为我90%～95%的时间都在睡眠状态。可是，这不能怪我啊。子宫的空间现在对我来说实在是太小了，我真是懒得动弹了，还是睡觉对我来说比较舒服。

小贴士

孕晚期由于身体的原因，外出的机会变少了，如果你已经开始休产假，那就完全"赋闲"了。待在家里有时难免无聊，不如学做一些有趣的手工制作，让自己忙碌起来，恼人的产前抑郁症就没有机会来骚扰你了。

反营养物质添加在食物中，会让食物颜色更漂亮、口感更诱人，但这些物质本身对人体健康没有益处，长期积累，或者经常大量食用，还可能对健康造成影响。

反营养物质广泛存在于各类售卖的食品中，虽然并不会对人体造成明显危害，但仍然要有理性的意识，至少要清楚哪些食物是反营养物质的代表，提醒自己应当有所节制。

常见的反营养物质及其代表食物参见下表：

反营养物质	代表性食物	主要用途	长期大量摄入对人体的影响
反式脂肪酸	焙烤食品、油炸食品和甜点、冷饮、奶茶等	延长食品保质期；让口感更酥脆或更柔软	干扰体内正常的脂肪酸平衡，增加肥胖、心脏病、糖尿病、老年痴呆和儿童神经系统发育障碍的危险
磷酸盐	可乐、甜饮料、加工肉制品、淀粉制品等	改善食品口感，增强食品的保水性	干扰钙、镁、铁、锌等矿物质的吸收，增大骨质疏松和贫血的危险
铝	煎炸食品，膨化食品，泡打粉，水发海蜇和粉丝、粉条等	让膨化、煎炸食品松脆或疏松，让淀粉食品口感更筋道	过多的铝妨碍多种矿物质的吸收，抑制免疫系统，导致神经系统功能紊乱和大脑组织的损伤，抑制骨骼的发育
合成色素	各种颜色美丽的零食、甜点、饮料	使食物的颜色更诱人	部分合成色素能与多种矿物质如锌、铬等形成人体难以吸收的物质，从而使微量元素更加缺乏
亚硝酸盐	各种粉红色的肉制品、餐馆肉菜、肉类熟食等	让肉颜色粉红诱人，增加口味，让食品不易腐败	会与血红素铁结合，妨碍人体的血红蛋白转运氧气，甚至形成致癌物亚硝胺

不必过分追求食物的感官刺激

餐厅里的食物大多鲜美嫩滑，之所以在家做饭做不出这样的观感和口感，就是因为餐厅使用了人工调料，建议不要过分追求特别酥、特别脆、特别膨松、特别漂亮等感官刺激。最好能更多地保持食物的原汁原味，这样也能很有效地避免反营养物质的摄入。

小贴士

生活中一些无法鉴别的重金属污染物质，可通过多吃蔬菜、水果、薯类、粗粮、豆类，增加膳食纤维摄入量的方法来尽量消除，膳食纤维可促进铅、镉、汞等有害重金属离子排出体外。平时要加强锻炼，提高自身的免疫力，以尽量消除不利物质对身体的影响。

孕日月 从容不迫的幸福感

第220天
皮肤瘙痒是病吗

除了蚊虫叮咬、皮炎、湿疹、各种癣病、过敏等外在因素引起的发痒，大部分孕期皮肤瘙痒跟激素水平的变化和皮肤膨胀有关，对胎宝宝没有任何不利。这种发痒只能暂时缓解，难以彻底消除，在分娩后可自行消失，不必治疗。

☑ 瘙痒尽量不要抓

瘙痒出现时，准妈妈尽量不要抓挠，可能越抓越痒，一旦抓破，发生感染会更麻烦。如果实在无法忍受，可咨询医生。

☑ 怎样缓解瘙痒

减轻皮肤瘙痒症状，最关键是在日常生活中多加注意，比如：

1.洗澡时不要用热水，也不要用肥皂使劲擦洗。

2.少吃刺激性食物，如辣椒、韭菜、大蒜、海鲜等，多吃新鲜蔬菜、水果，多喝水。

3.保持心情舒畅和排泄通畅。

皮肤瘙痒时不可擅自用药，谨防药物影响胎儿的生长和发育，避免引起准妈妈过敏及药物性皮炎；症状严重者应在医生的指导下使用考来烯胺、地塞米松等药物。

☑ 警惕妊娠瘙痒症

妊娠瘙痒症又叫"妊娠期内胆汁淤积症""妊娠特发性黄疸"，多发生于孕中、晚期。是由于体内雌激素水平升高，使肝细胞内酶出现异常，导致胆盐代谢能力的改变，造成胆汁淤积而引起的。

发生此病时，淤积的胆汁刺激神经末梢，引起皮肤瘙痒，并发黄疸的出现，严重时出现红色丘疹、风团块、红斑和水泡等，少数患者会有乏力、腹泻、腹胀等症状。

妊娠瘙痒症不仅引起皮肤发痒，它对胎宝宝有严重的潜在危险。胆汁淤积在胎盘，使胎盘的绒毛间隙变窄，胎盘血流量减少，准妈妈与胎宝宝之间的物质交换和氧的供应受到影响，引发早产，胎宝宝宫内发育迟缓、宫内窘迫甚至死亡，要引起注意。

妊娠瘙痒症具有家族遗传的特点，虽不能严格控制它的发生，但可以采取一些措施来积极预防。

1.注意卫生、保持皮肤清洁、不要穿着不透气的化纤内衣、避免进入湿热的环境。

2.皮肤出现瘙痒时可用毛巾热敷后涂抹一些炉甘石洗剂，并认真记录胎动，密切监测胎宝宝的情况。一旦出现异常，要及时采取相应的救治措施。

小贴士

妊娠纹出现前或者出现后都会引起腹部皮肤瘙痒，如果感觉肚子瘙痒难耐，准妈妈要看看是否出现了妊娠纹。坚持涂抹橄榄油可以预防以及减缓妊娠纹的出现。

早产的预防与应对

怀孕满21周但不足37周的分娩叫早产。早产儿的存活率低，即使成活，也容易发生各种疾病，其后天的体质、智力等一般情况下都比不上足月儿。

☑ 宫缩频率是确定早产征兆的重要方法

如果准妈妈出现子宫规律性收缩时，需要检查宫缩，可以将手指放在腹部，如果感觉到子宫有阵阵的放松和收紧，就可以记录一下宫缩的频率。如果宫缩是每隔10分钟左右一次，而且即使改变姿势也是如此，就可以确定是早产征兆了。

☑ 预防早产的好习惯

1.按时产检，如果准妈妈患有心脏病、肾病、糖尿病、高血压等疾病，应积极配合医生治疗；有妊娠高血压疾病、双胞胎或多胎妊娠、前置胎盘、羊水过多症等情况的准妈妈，一定要遵医嘱，积极做好自己孕期的保健工作，及时发现异常，并尽早就医。

2.孕32周以后要避免性生活，以防子宫受到刺激而产生宫缩。休息时，取左侧卧位，以增加胎盘血流量，减少宫缩。

3.多吃含膳食纤维丰富的蔬菜、水果等，防止便秘，避免因排便过于用力而诱发早产。少吃生冷食物、隔夜饭或外出就餐，以免肠道感染；保持阴部清洁，避免生殖系统感染。

4.孕晚期最好不长途旅行，避免路途颠簸劳累；不要到人多拥挤的地方去，以免碰到腹部；走路，特别是上、下台阶时，一定要注意一步一步地走稳；不要长时间持续站立或下蹲。避免剧烈活动。

☑ 出现早产征兆怎么办

1.首先要稳定情绪，家人应该保持镇定，给准妈妈一个安定的环境，情绪不太稳定时，可以在医生指导下服用适量的镇静剂和安定等。

2.阵痛时的子宫收缩对胃有一定的压迫作用，可以通过吃一些高能量的食物，比如巧克力来缓解胃部的压力，减轻阵痛。

3.如果确实有早产情况的话，医生可能会使用药物停止分娩，让胎宝宝在子宫内有更长的时间发育，这段时间可以用来促进未出生宝宝肺部的发育成熟。如果胎宝宝已经开始分娩而且不能停止的话，医生就会马上准备好让准妈妈顺利进行分娩。

小贴士

准妈妈心理压力越大，早产发生率越高，特别是紧张、焦虑和抑郁与早产关系密切，因此孕期要随时进行心理调节，避免紧张、焦虑、抑郁等不良的情绪。

孕月 日 从容不迫的幸福感

第222天
靠垫是孕产期好帮手

孕晚期，不仅是站着时容易失衡，坐卧时同样可能因为大肚子而造成一些不适，为了缓解因形体而带来的不便，准妈妈可以多多使用靠垫这个好帮手，同时，靠垫还是哺乳期用得着的好东西，可以帮助调整身体重心。

靠垫能让准妈妈睡得更舒适

肚子渐大常常会令准妈妈辗转难眠，一般来说准妈妈采取侧卧的睡姿是最好的，而侧卧会因肚子下面没有支撑而悬空，让准妈妈感到非常不舒服。这时，小小的靠垫就派上用场了。别小瞧它，它可是让准妈妈睡得安稳的"秘密武器"呢！

侧卧时，将靠垫放置于肚子下，长度最好是能够包覆整个腹部，这样就可以分散腹部重量，以减轻背部的负担。同时，可以在背后也放置一个靠垫，用来调整侧卧时不安定的睡姿。

靠垫能让准妈妈坐得更舒适

准妈妈在孕中、晚期腿部容易水肿，腰背易酸痛，坐在哪里都可能感觉不舒服，不妨在办公椅、沙发和其他你经常坐的地方放几个靠垫，坐下时准妈妈可以在背后靠一个靠垫，这样可以缓解腰部紧张感。如果可以的话，可以用靠垫将腿脚垫高，令腿脚放松，减轻水肿；还可以放一个靠垫在腿上，抱于胸前，这样能令准妈妈既温暖又舒适。

哺乳期时，靠垫可以支撑后背，让准妈妈躺得更舒适，喂奶时可以用靠垫来承托宝宝，轻松喂奶。

怎样选择合适的靠垫

靠垫要选择质地柔软且弹性好的，不要选择硬质海绵靠垫，因为它的变形度小，和准妈妈身体及腹部曲线的贴合度比较差，用起来不舒服。

靠垫也可自制

准妈妈可以自己动手制作一款适合自己身体尺寸的靠垫，还可以选择自己喜欢的花色和面料，让孕期生活变得更加有趣味。

靠垫要保持卫生

和枕头一样，靠垫用久了会脏，里面的芯也会潮湿，所以每周都需要晒一晒，并且定时清洗靠垫套。建议多准备几个靠垫，以备天气不好时或者换洗后轮着用。

> **小贴士**
>
> 准妈妈睡眠不好还可能和枕头有关，快看看自己的枕头是否已失去弹性，并有凹凸不平、结块及异味。如果是，就务必换枕头了。

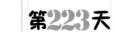
冥想是一种在宁静状态下增强良好状态的温和运动。冥想的时候，准妈妈的心情会格外平静，这个时候想象最容易在脑海中飞翔。冥想还可以促进血液循环，有利于顺利分娩。胎宝宝在母腹时能收到良性的信息刺激，对大脑和性格形成有益。

冥想随时随地可以进行，不需要特别的工具或者场所。刚开始练习冥想的时候，总觉得思绪万千，各种念头纷至沓来，难以进入状态。这时准妈妈可以先闭上眼睛，将注意力集中于自己的呼吸，深吸一口气，呼气时先发出"O"的声音，然后合上嘴唇，发出"M"的声音，直到这口气彻底呼出，然后再吸气重复，反复进行。注意力集中在语音上，体会它在大脑中的回音，慢慢进入状态。

在冥想中体会孕育

用舒适的方式坐或站着，闭上眼睛，感受一下身体中的小生命。细细体会，从得知怀孕到现在，那些令你激动和难忘的瞬间，一定让你感动了吧。

最初，多少次你难以置信地看着两道红杠杠，不可思议地自问："我真的要做妈妈了吗？"还是那样小的胎宝宝用他的方式回应了你："妈妈，我在这里，你感觉到了吗？"

你们有缘，你做了他的母亲，而他成为了你的孩子。虽然他还没有出生，但是你已经开始关心他的长相了，不是吗？你是否希望他有妈妈的肤质、有爸爸的眉毛、遗传妈妈的长腿、继承爸爸的大眼睛，最好还能有洗发水模特那样的发质。

你的肚子稍微隆起了一点，腹中那个小生命越发的真实，你似乎已经习惯了当母亲，但当你和准爸爸第一次产检时，听到那"咚咚"的胎心音你还是忍不住眼泪盈眶，以后的日子里，一下、两下、三下地数着胎宝宝的心跳声，你却怎么也不感觉腻烦，反而一天天更加期盼。那种幸福感，即便多年以后，你也许仍然会记忆犹新。

要不了多久，小家伙就要降临人世了，这想想都觉得恍如梦里。不管怎样，这都是你日夜期盼着的事情，那就坦然地、快乐地、耐心地等待他的到来吧。

小贴士

准妈妈看书或者看电影等情况下，可以有意识地在心中默默识记书或电影中的一些话、场景等，这能锻炼想象力和记忆力，教会胎宝宝随时在脑中想象，促进记忆力发展。

孕8月 从容不迫的幸福感

第224天
音乐胎教：民族乐器曲五首

中国民族音乐是祖祖辈辈生活、繁衍在中国这片土地上的各民族，从古到今在悠久历史文化传统上创造的，体现了民族文化和民族精神，欣赏民族乐曲能有非常美妙的感受。

葫芦丝曲：《月光下的凤尾竹》

《月光下的凤尾竹》是一首著名的傣族乐曲，用傣族传统乐器葫芦丝来演奏。当乐曲清幽飘起的时候，仿佛已经置身于翠绿欲滴的凤尾竹林。那里有美丽的姑娘在漫步起舞，竹林中传来了阵阵葫芦丝声，淡淡悠扬。一曲听完，仿佛和胎宝宝一起见证了一段浓情蜜意的恋爱。

笛子曲：《喜相逢》

《喜相逢》的乐曲音乐形象生动，具有深厚的乡土气息。它通过极其传统的、较夸张的演奏技法，表现了亲朋久别重逢、全家团聚时的欢乐情景。

笛子既能奏出欢快华丽的舞曲和婉转优美的小调，又能表现辽阔、宽广的情调，同时也可以演奏悠长、高亢的旋律，演奏技巧十分丰富，不妨多听一听。

洞箫曲：《清明上河图》

在悠扬、舒缓、恬静的洞箫乐曲声中，一幅《清明上河图》的宏大画卷缓缓展现在听者脑海中，用旋律描绘画面，十分精彩。准妈妈可以体会到浓浓的古典氛围，令情绪恬淡祥和。

琵琶曲：《平湖秋月》

平湖秋月是西湖十景之一。秋天月夜的西湖，恍若一幅素雅的水墨江南图卷，在其中眺望秋月，可以在恬静中感受西湖的浩渺，趋走心中的烦闷。

这首琵琶曲篇幅不长，旋律舒展，一气呵成。它以清新明快、悠扬华美的旋律来描绘平湖秋月的胜景。在听的过程中，仿佛将一幅画卷摊开在你和胎宝宝的面前，充分体现了中国传统的美学意境。

古筝曲：《渔舟唱晚》

《渔舟唱晚》是经典的古筝独奏曲，充满了诗情画意。整首乐曲具有鲜明的中国山水画风格。一曲过后，宛如一张美丽的泼墨山水图从音乐声中绘出；含蓄、轻柔的结尾，把人们带到深远的意境中。

小贴士

准妈妈和胎宝宝共享着同一个血液系统，对于旋律优美、节奏舒缓、曲调欢快的音乐会有共同的好感，而节奏强烈、音色单调的音乐则会受到排斥。因此，准妈妈可以随着自己的感觉来播放乐曲。

最新怀孕分娩一日一课

孕 **9** 月
期待抱你入怀

　　一天天，一天天，现在每天都似乎变得更长了一些。越是临近预产期，你的心情越是复杂，有越来越浓的幸福感，越来越心急，每天都期待着宝宝的来临，但也有越来越多的担忧，正所谓"近乡情更怯"，大概现在的你就是这种感觉吧。多了解一些分娩与育儿知识，用充实、自信的好状态来迎接你的小天使吧。

你的身体发生了什么奇妙的变化：

第33周

准妈妈的体重增加了10千克～12.7千克，手、脚、腿等可能都会出现水肿。

如果准妈妈是第一次生产，那么从这周开始，胎儿的头部可能会逐渐下降，进入骨盆。这会逐渐减轻此前因为子宫压迫到横隔膜、胃部而导致的不适感觉。如果准妈妈此前有过生育史，那么胎儿入盆的时间就会晚一些。

第34周

准妈妈的身体仍然在为分娩做准备，骨盆和耻骨联合处的肌肉与韧带还在继续变松弛。

由于胎宝宝的继续长大，这会让准妈妈的肚脐向外突出。准妈妈可以用绷带或纱布盖住向外突出的肚脐，以免敏感的肚脐处受到刺激或感染。

第35周

由于胎儿增大，并且逐渐下降，准妈妈可能会觉得腹坠腰酸，骨盆后部附近的肌肉和韧带变得麻木，甚至有一种牵拉式的疼痛，使行动变得更为艰难。不过值得高兴的是，由于胎儿在腹内的位置在逐渐下降，之前由于子宫压迫导致的呼吸困难和胃部不适等症状开始逐渐缓解。

准妈妈的子宫壁和腹壁已经变得很薄，胎儿活动时，可以看到胎宝宝手、脚、肘部在腹部凸显的样子。

第36周

准妈妈的体重增长达到高峰，大约已比孕前增重11千克。宫缩的次数会增加，准妈妈偶尔会有胎宝宝快要出来了的感觉。

准妈妈会感到下腹部坠胀。

小贴士

高高隆起的腹部甚至使你都看不到自己的脚尖了，你会觉得自己很笨拙，但奇妙的是，许多准爸爸会觉得此时的准妈妈特别迷人。多邀请他参与到胎教中来，这是增进情感的好机会。

本周变化：骨骼在慢慢变硬

这段时间，胎宝宝的皮下脂肪较前段时间大为增加，身体真正变得圆润。有的胎宝宝现在头发已经非常浓密，也有的胎宝宝比较稀少，不过这跟日后的发质没有必然联系，不必太在意。另外，胎宝宝的手指甲和脚趾甲长得盖住了手指头和脚趾头，其尖端通常还没有超过手指头和脚趾头。

胎宝宝的生殖器发育也赶了上来，男胎的睾丸从腹腔降入了阴囊，当然也有的宝宝会在出生当天或者更晚一些时候才让睾丸进入阴囊；女胎的外阴唇已经明显隆起，左右紧贴，可以说胎宝宝的生殖器发育已接近成熟。

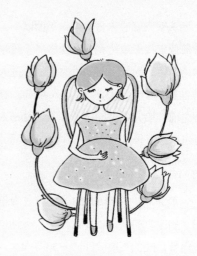

在本周，性急的胎宝宝头部开始降入骨盆，不过大多数都要在34周以后才会有这样的举动，还需要耐心等待。

宝宝心声

对妈妈来说，分娩过程中最精彩的部分应该是我的小脑袋慢慢地露出来吧。为了配合妈妈顺利分娩，我不得不将自己在子宫里转成头朝下屁屁朝上的姿势。说实话，这个姿势挺老土的，但能如此广为流传也是有理由的。相比之下，剖宫产似乎有很多不如顺产的地方，而且还会在妈妈的肚皮上留下长长的疤痕。

为了出生更容易，我的头骨不会完全固化，不像妈妈和爸爸的脑袋，头骨硬硬的一整块，而是分成一小块一小块的，而正囟门那还是软软的呢。只有这样，我的脑袋才能很好地通过产道呀。如果妈妈看到我刚出生时脑袋形状怪怪的，不要紧张，过一段时间能恢复成漂亮的圆脑瓜了。

小贴士

从孕9月开始，是胎宝宝骨骼发育的重要时期，胎宝宝的体重在这个时期增加很多。因此你需要加强营养，多吃动物性蛋白食品，尤其要补充足够的钙、磷、铁。

第226天
入盆是什么感觉

胎头双顶径进入骨盆入口平面以下，颅骨最低点接近或达到坐骨棘水平，医学上称为衔接，因为胎头与骨盆相称，进入到骨盆腔内，也称为"胎儿入盆"。在分娩之前，胎儿要做的第一件事，就是入盆。可以说，入盆是分娩的前奏。

入盆的时间

一般来说，在孕9月的第一周或者第二周，胎宝宝的头部就能入盆了。不过也因人而异，晚的可能会在37~38周入盆，还有的可能直到开始生产前都不会入盆。

胎儿入盆后并不意味着马上就要分娩，但胎头入盆后由于对宫颈压迫，有可能诱发宫缩，所以在未足月之前如果发生胎儿入盆，准妈妈需要适当控制活动时间，多注意休息。

入盆的感觉

胎头入盆并没有十分特殊的感觉，有些准妈妈感觉到胎宝宝在下降，但也有一些准妈妈没有任何感觉。一般来说，胎头入盆会带来的变化主要有这样几个方面。

1.胎头衔接后使得子宫底降低，准妈妈会感到上腹部压迫感明显减轻、进食量增加、呼吸轻快。

2.胎头下降压迫膀胱或直肠，导致尿频、便秘等症状加重。

3.胎头压迫到骨盆周围肌肉，引起骨盆和耻骨联合处酸疼不适。

4.当胎儿入盆后，不少准妈妈常会感到腹部阵阵发紧和有坠痛感，这是不规则宫缩增加的表现，这并不是真正临产的征兆，其与临产的主要区别首先是宫缩的时间短，常常不足半分钟；其次是宫缩不规律，力量也比较弱，而且一般这种情况多出现在晚上，到第二天早上明显减轻。这种情况常被人们称为"假临产"。如果此时兴师动众地赶往医院，医生也会让准妈妈回家等待。但无论怎样，入盆意味着分娩临近，可以根据这个信号做好各方面的准备。

如何确定胎头入盆

胎儿是否已经入盆，要经过专业的医生进行产前检查才能确定。产检时医生双手食指和拇指打开，在耻骨联合上缘，按住胎头，入盆了胎头是摇不动，是固定的；而没有入盆，胎头是可以晃动的，而且胎头与耻骨之间有距离。

> **小贴士**
>
> 长时间穿着高跟鞋可能会影响胎儿入盆。当人直立时，骨盆入口平面是一个前低后高的斜面，穿上高跟鞋使得这个角度增大，进而影响胎儿与准妈妈骨盆的衔接。

怀孕8个月后，准妈妈的腹部明显增大，大大的子宫还会压迫位于脊柱两旁的大静脉和大动脉，阻碍血液回流入心脏，引起头晕、胸闷、心慌等症状。孕晚期睡觉几乎成了每一位准妈妈都感觉很累的话题，如何才能美美地睡上一觉呢？

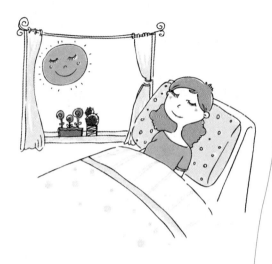

睡前深呼吸、镇静情绪

无法安然入睡时，先深呼吸，调整好自己的情绪，闭上眼睛，想象一下睡眠中的胎宝宝，在安静、平和的心态下，这样会更容易进入睡眠。

爱人的关怀在各种时刻都很奏效。当准妈妈睡不着时，不妨将这个困扰说给准爸爸听，他可以帮你按摩、给你讲故事、拥抱你入睡。

试试垫高后背

孕晚期的腹部已经很大，使得准妈妈无法舒服地躺下，可以向左或右侧卧，并将枕头垫在背后或者垫一个薄薄的枕头在肚子下面。如果这些都没有作用，可以找一张舒服的躺椅，同时用柔软的东西在背部支撑一下，这样也许能睡得好些。

不要熬夜

无论是工作还是娱乐，都不可挑灯夜战，尤其是到了孕晚期，一是影响睡眠；二是久坐会使腿脚肿胀，增加不舒适感。早睡早起不但能保证充足的睡眠，人的精神也更好些。

睡前不讨论忧心的话题

孕晚期的准妈妈会普遍出现畏惧分娩的心理，睡前若是讨论令人担忧或心烦的话题，准妈妈常常会因此失眠。夫妻之间的矛盾、与家中老人的不和等造成的心烦等类似话题都不宜在晚间讨论，即便不发生争吵也会影响睡眠质量。

小贴士

晚上总睡不着的准妈妈，有可能是白天活动不够，可以适当做点儿家务、做做操等，睡前洗个热水澡，都能帮助入睡。

孕9月
期待抱你入怀

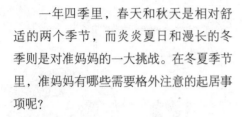

第228天
冬夏季节起居注意事项

一年四季里，春天和秋天是相对舒适的两个季节，而炎炎夏日和漫长的冬季则是对准妈妈的一大挑战。在冬夏季节里，准妈妈有哪些需要格外注意的起居事项呢？

冬季准妈妈起居注意事项

1.准妈妈在冬季要注意穿着保暖，在特别寒冷的时候要减少外出，外出时要加衣服，进入温暖的房间里，要适当减少衣服，避免冷热交替引起感冒。

2.为了避免室内过于寒冷，建议在天暖的中午或早晨多开窗子，换入新鲜空气，以防室内空气污浊，氧气不足。

3.使用电暖气，要定期用干布擦拭网面和加热棒，去掉上面的灰尘和脏东西，以免造成室内微尘浓度上升。另外，电暖气不要靠人太近，长时间局部加热，会降低人体免疫能力，影响呼吸系统。

4.自供暖的家庭，建议不要在出门时将暖气关掉，可将温度调低，避免房间基础温度太低，要重新升高整体温度，人体消耗的能量将大大增加。

5.天气好时到室外做适宜的运动，并接受阳光照射，可使肌肉筋骨活动，血液流通畅快，而且可以吸收新鲜空气。

6.雪天或有冰冻时，准妈妈外出要特别注意，防止摔跤。上下班最好有人相陪，穿鞋也要格外注意，要穿防滑鞋，以防摔跤。

夏季准妈妈起居注意事项

1.多洗澡。最好每天用温水淋浴。冲洗或擦洗全身，保持身体的清洁卫生，还可以去热防暑。

2.勤换衣。特别是内衣要常换常洗，保持身体清爽，以免受汗水浸渍。

3.卧室通风要好。要多开窗户，保持室内空气新鲜。有空调的房间，要防止室温过低，与室外温度差距太大，容易发生感冒。

4.要多吃些蔬菜和水果。夏天人们的食欲减退，所以饮食宜清淡、可口，并注意少吃多餐。适当饮用水和清凉饮料。防止食用变质食物和剩饭菜，以防痢疾发生。

5.夏季准妈妈要减少外出，避免阳光直射。必须出门时应用遮阳伞或戴遮阳帽。

6.准妈妈在夏季应保证午睡时间，因为天热休息可防暑。但要注意午睡时间不能太长，以1～2个小时为宜。

小贴士

肚子渐大、身体不适是正常的。如果准妈妈觉得眩晕，不妨慢慢坐下来并低头，或者躺下来把腿抬高，眩晕的感觉会渐渐消失，然后可以再慢慢站起来。

为何会感到手掌、手指麻木

孕晚期,一些准妈妈会感到手掌、手指麻木,有针刺感、灼痛感,疼痛可向上放射到上臂或肩部,夜间症状加重,会影响睡眠。

孕晚期手部麻木主要因水肿而起

孕晚期,准妈妈体内有水钠潴留,引起局部组织水肿,使腕管内的空间变得狭窄,压迫手部神经,进而出现手麻的表现,这种原因导致的手麻多出现在夜间熟睡后,并且伴有水肿表现。

一般情况下,由水肿导致的手部麻木感,在分娩后随着体内多余水分的排出和组织水肿的消失,症状会减轻。

以往有腕部慢性劳损、腱鞘囊肿或孕晚期水肿明显的准妈妈,比较容易出现这种问题,症状严重时应到医院就诊。

缺钙也可能导致手指发麻

随着胎宝宝的发育,孕妈妈所需要的钙也越来越多,当准妈妈自身的钙不足时,就会出现手脚发麻、腰酸背痛的状况。

也许是睡觉压到了双臂

孕晚期身躯变大,熟睡时可能会压到双臂,当醒来时就感觉手指麻木不已,甩一甩,等一下就会好,不用太担心。

通过按摩缓解手指发麻症状

按摩选穴:

1.指麻穴:位于手部,半握拳时在第5掌骨中点处。

2.曲池穴:位于肘部,寻找穴位时屈肘,横纹尽处,即肱骨外上髁内缘凹陷处。

3.手三里穴:位于前臂背面桡侧,在阳溪穴与曲池穴连线上,肘横纹下2寸处。

按摩上述3个穴位不仅可以缓解手指的麻木疼痛,还可以有效地预防和治疗妊娠期间的感冒和上肢疼痛。

按摩方法:

1.先将双手用热水浸泡10分钟,之后擦干,在胸前上下摆动十指。接着,准妈妈右手半握拳,用左手拇指指腹轻轻揉捏指麻穴2分钟。之后用同样的方法按摩左手的相同穴位。每日3次。

2.准妈妈左臂弯曲,用右手拇指指腹适当用力按压左臂的曲池穴150次,用同样方法按压右臂的相同穴位。最后,准妈妈用左手拇指指腹按压右臂的手三里穴150次,用同样方法按压左臂的相同穴位。

小贴士

准妈妈平时可以多使用手指进行精细活动,锻炼手指灵活性,比如拼装小型塑料模型、摆弄小玩具、用小刀削铅笔等,还可以用反手翻翻书页、画画图等。

孕9月 期待抱你入怀

第230天
化解尴尬的漏尿烦恼

进入孕后期，很多准妈妈除了被尿频困扰外，还会尴尬地发现，自己常常会尿失禁，也就是漏尿。

孕期漏尿是怎么回事

怀孕期间，准妈妈在咳嗽、大笑或跑步时会发生漏尿现象，这叫作压力性尿失禁，是一种很常见的现象，约有40%的准妈妈会有这样的烦恼。

怀孕后，体内分泌的各种激素会使你的骨盆底的组织和肌肉拉伸，从而导致控制膀胱排尿的括约肌变得薄弱。当准妈妈大笑、咳嗽、打喷嚏或跑步时，腹腔内和膀胱周围的压力增大，而这种压力又会挤压你的膀胱。通常情况下，准妈妈的骨盆底肌肉会帮助膀胱底闭合，以阻止尿液外流。但如果这部分肌肉很疲软，就很有可能会控制不住而漏尿了。

漏尿时只有少量的尿液漏出来，不是像平时小便一样，所有的尿液都会流出来，这一点准妈妈可以放心。产后也会发生漏尿，那是由于产后骨盆肌肉韧带松弛或产伤修复不好，导致盆底肌肉筋膜缺陷而产生的。

怎样避免尴尬

在有漏尿情况的这段时间，准妈妈要勤上厕所，注意保持阴部的干燥和清洁，可以使用护垫、成人尿布等。尤其是在夏季，衣着单薄，使用护垫来避免漏尿就更有必要了。

护垫和成人尿布要选购质量有保证的正规产品，关键是透气性要好。并且在用的时候勤更换，一张最多能用1～2个小时。如果用成人尿布或护垫而长时间不更换，阴部太潮湿，容易发生细菌感染。

护垫只在外出或者容易出现漏尿的情况下使用，如果预计自己不会发生漏尿，或者已经漏尿了，可以考虑不要用了。

其实，与卫生护垫或成人尿布等相比，最适合准妈妈用的还是干净的卫生纸，几层叠起来垫着，透气性、吸湿性都比较好。

锻炼肌肉力量

锻炼肌肉力量是改善漏尿的最根本的解决办法。准妈妈经常做类似憋尿的动作，也可多做做收缩肛门的动作，锻炼肛提肌、骨盆底肌。在宝宝出生后，松弛激素分泌量减少，肌肉力量恢复，漏尿情况就会改善直至消失了。

小贴士

准妈妈千万不要为了避免漏尿而减少喝水。水非常重要，少喝水会导致更大的麻烦——便秘，而且也并不能阻止漏尿发生。避免漏尿的关键还在于加强锻炼骨盆底肌肉。

美育胎教：品味唐诗宋词的意境

唐诗宋词是我国文学史上的两颗明珠，唐代被称为诗的时代，宋代被称为词的时代，佳作迭出，影响久远，值得品读。

唐诗欣赏：《江畔独步寻花》

江畔独步寻花（七绝句）

江上被花恼不彻，无处告诉只颠狂。
走觅南邻爱酒伴，经旬出饮独空床。

稠花乱蕊畏江滨，行步欹危实怕春。
诗酒尚堪驱使在，未须料理白头人。

江深竹静两三家，多事红花映白花。
报答春光知有处，应须美酒送生涯。

东望少城花满烟，百花高楼更可怜。
谁能载酒开金盏，唤取佳人舞绣筵。

黄师塔前江水东，春光懒困倚微风。
桃花一簇开无主，可爱深红爱浅红。

黄四娘家花满蹊，千朵万朵压枝低。
留连戏蝶时时舞，自在娇莺恰恰啼。

不是爱花即肯死，只恐花尽老相催。
繁枝容易纷纷落，嫩叶商量细细开。

——作者：杜甫

诗词大意：

江边花香阵阵，吸引人情不自禁走去，真想找人分享这样的美景，无奈邻居找人喝酒去啦。层层叠叠的花儿争奇斗艳，可是我老了，对着眼前这大好的春光，真有点儿怕呢，不过找还能赋诗饮酒，我可不服老。春光呀，你莫要欺侮我这个白头人哦。在这静僻优美之地，应该喝酒来助兴啊。要是换作在闹市，这般景致可是绝对没有的了。

黄师塔前的江水向东流去，江边一簇簇桃花盛开着，我被春风熏得懒洋洋的。眼前的深红、浅红哪一种更好看呢？黄四娘家百花盛开，把枝子都压弯了腰，还盖住了小路，引得蝴蝶们翩翩起舞，这里是黄莺歌唱的好地方啊。突然有点儿感慨，到了秋天，越是盛大的景色，越是流失得快，反而是不起眼的嫩枝细叶能长长久久。

宋词欣赏：《点绛唇》

点绛唇

蹴罢秋千，起来慵整纤纤手。露浓花瘦，薄汗轻衣透。

见有人来，袜刬金钗溜，和羞走。倚门回首，却把青梅嗅。

——作者：李清照

诗词大意：

少女刚刚荡完秋千，两只手懒懒地垂着。在她身旁，瘦瘦的花枝上挂着晶莹的露珠，在她身上，涔涔香汗渗透着薄薄的罗衣。

蓦然间，一位客人来访，她猝不及防，抽身便走，连金钗也滑落下来。走到门口，又回眸偷觑那位客人。为了掩饰自己的失态，她嗅着青梅，边嗅边看，娇羞怯怯……

小贴士

风景秀丽的地方往往令人心情舒畅，春暖花开时节，繁华盛开，大自然可以带给人莫大的安慰与灵感，建议准妈妈多看看大自然风光。

第34周

第232天
本周变化：胎位基本已经固定

现在小胎宝宝已经不再是个干瘪"小老头"，他已经变得圆润漂亮了。他的体重在快速增加（从33周到40周胎宝宝的体重增长几乎是出生时体重的一半）。

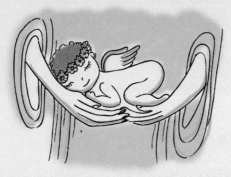

现在，胎宝宝身体骨骼已经变得结实起来，但是头骨现在还是比较柔软的，而且每块头骨之间还留有空间，这是为了在分娩时，头部可以顺利通过狭窄的产道而专门设计的。胎宝宝的生命力在此时已经非常顽强，如果现在早产也能很好地存活下来，并且基本上不会有与早产相关的严重问题。

胎宝宝已经准备好了出生的姿势，头朝下的体位固定下来。大部分胎宝宝的头部已经下降入骨盆，紧压在子宫颈口，也有的胎宝宝会到分娩的时候才入盆。但也有少数胎宝宝仍然保持着臀位姿势，准妈妈不用过于担忧，医生会帮你想办法的。

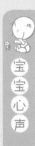

宝宝心声

有时候妈妈去做产检时，医生的表现会比较冷淡，对妈妈提出的问题没有做很详细、热心的回答或根本就没有回答。这时妈妈有可能会胡乱猜疑：医生为什么要瞒着我？是不是宝宝有什么问题？

现在我可以自信地告诉妈妈，要相信我没那么脆弱。因为医生的工作量非常大，每天要接诊几十个甚至上百个病人。医生也是人，也会烦、会累，对妈妈不太热情也是正常的。再说了，如果我真的有问题，医生会不告诉妈妈吗？

小贴士

是否有脐带绕颈、绕颈周数及松紧度如何，都是可以通过超声波检查出来的，做B超检查时你可以观察一下，胎宝宝颈部后方有"V"形压迹，表示脐带绕颈1周；"W"形压迹表示脐带绕颈2周。

最新怀孕分娩一日一课

250

第233天

护好腰部，缓解腰背痛

孕期腰背痛比较多见，一般发生在晚期，这是因为在孕晚期随着妊娠月份的增加，准妈妈的肚子逐渐突出，身体的重心向前移，准妈妈的背部及腰部的肌肉常处在紧张的状态。

此外，增大的子宫对腰部神经的压迫，也是造成腰背疼痛的原因，因此怀双胞胎或胎儿发育较大、妊娠期体重增加过多准妈妈更容易感到腰背痛。

怎样保护腰部、预防与缓解腰背痛

1.坚持散步等适当运动，以加强腰背部的柔韧度。

2.注意保暖，避免背部受凉。

3.不要睡过软的床垫（棕榈床垫比较合适）；穿轻便的低跟软鞋行走，鞋跟不应超过3厘米。

4.避免提重物，需要弯腰取物时，保持背部挺直，弯曲下肢，抓起东西然后伸直双腿再拿起来，避免腰部弯曲用力。

5.适当控制体重的增长，避免胎儿过大或准妈妈过于肥胖，以减少脊柱及腰背部肌肉的负荷。

6.有意识地改善生活细节，比如使用长柄的拖把或扫帚等，预防腰背痛。

7.一旦发生腰背痛应注意休息，避免长时间地站立和步行。腰痛严重的，可用腹带托起增大的子宫，减少腰肌张力。

缓解腰部酸痛的小动作

1.站在椅背后，双手扶椅背，双脚分开与肩同宽，慢慢吸气，踮起脚尖，将身体重量集中在手臂上，腰部挺直，下腹部紧靠椅背，慢慢呼气，放下脚跟，恢复原状。每天早晚各做5～6次。做这个运动时，注意椅子要放稳当。

2.背部平倚墙壁，脚离开墙面约一尺，站稳，背部缓慢下滑，直到膝部弯曲达约90°停止，再缓缓向上移。膝部变直后，再向下移，每天早晚各做5～6次。做这项运动时，需要有人在旁边守护。另外，鞋底的防滑功能要好。

3.平躺下，双腿弯曲，双足平放，足部与肩部用力，轻轻抬高臀部与背部，然后放低。一上一下反复运动5次为1组，每天5～6次。

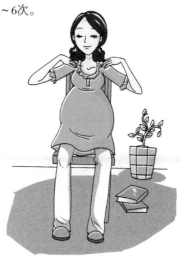

孕
9
月

期待抱你入怀

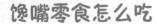

第234天
馋嘴零食怎么吃

准妈妈可以选择一些营养丰富、低糖、低热量、高膳食纤维的食物来充当零食。准妈妈吃零食最好在两餐之间，离正餐远一点儿；每次吃零食的量不要太多，这样就不会影响正餐的进食量。

☑ 适合准妈妈吃的零食

红枣	红枣具有补血安神、补中益气、养胃健脾等功效，还能防治妊娠期高血压
板栗	经常适量吃板栗既可以健身壮骨，利于胎宝宝的健康发育，又可以消除自身的疲劳
花生	花生的内衣(即红色薄皮)中含有止血成分，可防治再生障碍性贫血。但花生脂肪含量较多，食用要适量，不可过多
葡萄干	葡萄干能补气血，利水消肿，可以预防预期贫血和水肿
海苔	海苔营养丰富，且热量很低，纤维含量也很高，是不错的零食
无花果	无花果能健胃润肠、促进排便
酸奶	酸奶里含益生菌，可以帮准妈妈调理肠胃
苹果	苹果有润肠通便的功效，可以每天吃一个
全麦面包	全麦面包能够增加体内的膳食纤维，还能补充更全面的营养，特别适合作为孕期零食

☑ 科学安排吃零食的时间

下面的安排可以供准妈妈参考：

8：30～9：00：麦片、奶茶，在选择麦片方面，要选择低糖的，并且在冲泡时适量加入牛奶，保证营养的同时还改善了味道。

9：30～10：30：苏打饼干、燕麦饼干，饼干分为酥性饼干、苏打饼干。苏打饼干含有的油脂相对少一些，食用起来更健康；而燕麦饼干含丰富的食物纤维，有利于准妈妈顺肠排毒。

12：30～13：00：酸梅汤、豆浆、牛奶、鲜榨果汁等。餐后半小时喝一些健康的饮品，可以避免引起胃酸。

14：00～14：30：新鲜水果。水果要洗干净，要吃时令水果，草莓、圣女果等水果尤其要吃当季的。

15：00～16：00：蔬果干或坚果，菠萝干、葡萄干等果干不但低热量，而且对身体健康非常有益。现在的果干也分油炸型和脱水型。购买时一定要仔细辨认，只选脱水型的蔬果干。而核桃、板栗、花生等坚果，营养与保健效果各有千秋，准妈妈可以随自己喜好适量选择。

★ 小贴士

建议准妈妈如果不是特别饿，睡前的两个小时内不要再吃零食，以免增加肠胃负担，或引发危及胎宝宝的疾病。

最新怀孕分娩一日一课

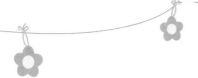

了解会阴侧切术

会阴指的是阴道到肛门之间的部位，生产时在会阴部剪一刀，做一斜形切口，叫作会阴侧切。会阴侧切可以让产道出口增大，能让胎宝宝更顺利地通过产道。

什么情况下需要做会阴侧切术

1.会阴部弹性较差、阴道狭小或会阴部有炎症、水肿等情况的准妈妈在自然分娩时，阴道弹性不足，容易导致难产或会阴撕裂，需要做侧切。

2.胎宝宝头较大，胎头位置不正或者准妈妈产力不足，生产时胎头在会阴处受阻，容易导致胎宝宝出现缺氧、颅内出血等情况，需要做侧切。

3.在准妈妈的子宫颈口开全，胎头位置也较低时，胎宝宝却出现了异常变化，如胎心过快、过慢、羊水浑浊等，说明胎宝宝有明显的缺氧症状，要做侧切。

具体在执行的时候，医生会根据当时情况来决定，当会阴有撕裂可能或胎宝宝有窒息可能，就会当机立断进行侧切。如果该做侧切而没做，引起会阴撕裂，伤口较侧切难愈合，严重时甚至会导致肛瘘。

侧切会很疼或者会影响性生活吗

对会阴侧切，准妈妈不要太介意。侧切是在阵痛当中进行的，准妈妈不会感到额外的疼痛。另外，有的准妈妈担心会阴侧切会使阴道内神经受损或把缝合线留在阴道内，阴道肌肉因此变得松弛等，其实会阴侧切后的伤口很小，只是1个1厘米长的切口，缝合用的是羊肠线，可以被人体吸收。5～6天后伤口基本就会长好，对以后的性生活也不会有严重影响。

按摩会阴可以减少侧切几率

产前1个月开始坚持按摩会阴，可使生产更轻松，减少会阴侧切的概率，产后发生会阴疼痛的可能性也会降低。按摩方法是：

1.将干净的拇指插入阴道，大拇指稍微向下向外用力，边用力边向外拖动，将会阴肌肉尽量伸展，有轻微的烧灼和刺痛感后，保持不动，当刺痛感觉平息下来后，松开拇指。

2.拇指放入阴道，前后运动，向前时将拇指勾起，并向前拉伸肌肉组织，向后时放平拇指，按摩阴道下方，做3～4分钟。

3.拇指在内、食指在外，两个手指夹着会阴肌肉按摩大约1分钟。

小贴士

做会阴按摩不要时间太长，以免刺激子宫，发生早产，阴道有水肿、炎症、疱疹和早产症状的准妈妈不适宜做按摩，不要勉强。

孕9月 期待抱你入怀

第236天
胎梦是准妈妈的牵挂

准妈妈一定或多或少地对胎梦产生过疑问，也许以前做过的梦都记不大清楚，但怀孕后做的梦却记得格外清晰，很多长辈们直到现在都还清楚地记得当年怀孕时做的梦。这是为什么呢？

胎梦是准妈妈的心理释放

其实，胎梦也是准妈妈自然而然做出来的梦，只是正处于怀孕之时，准妈妈的注意力大多容易集中在胎宝宝身上，所以对梦境格外敏感，也记得更清楚，再加上孕期身体和心理上的变化，做梦可能较常人要频繁。

胎梦就是准妈妈的心理释放之地，胎梦中之事，大多反映了一些准妈妈需要考虑或关注的事情，比如：梦见自己不能喂宝宝，很可能反映了准妈妈担心自己不知道怎样照顾刚出生的孩子。

与自己的梦做沟通

准妈妈可以根据梦中的意象，结合平时的生活，检视自己的所思所想，主动而客观地去与自己的梦沟通：

1.将孕期所做的胎梦用文字记录下来。

2.同时记下梦里的感觉或情绪。

3.凭自己的感受展开自由联想。

4.回想并写下做梦之前发生的相关生活细节。

5.将梦、感觉、梦境隐喻、自由联想的结果与生活脉络相对应。

不妨把梦当作解读自己内心世界的一个机会，一旦认识到自己的担心，通常就能坦然地去面对它们了。

向别人说出你的梦

如果相较于自省，你更喜欢与人分享和交流，不妨将你的梦讲给家人或好朋友听，将自己的担忧说出来，还可以请医生分析一下梦境。朋友或专家的意见可能会让你别有洞天、豁然开朗，以后那些不好的梦会减少甚至消失。

准妈妈常做噩梦要重视

假如夜间常做噩梦，易醒，次日醒来呈现倦怠、犯困、头晕等，这些情况一周出现2~4次，那么，准妈妈一定不要掉以轻心。

好梦才能好"孕"，出现梦多、做噩梦，白天精神不佳，并且因为梦境而产生心理负担时，说明准妈妈的身心不够放松。准妈妈应充实一下自己，找医生做一下分析，尽快放下心中的疑虑。

小贴士

孕晚期准妈妈腹部已经变得很大了，起床时不能从仰卧的姿势直接坐起，正确的姿势是：先在床上转动身体变为侧身，肩部前倾，屈膝，然后用肘关节、手臂支撑起身体，腿部从床边移开并坐起来。

小小待产包有大用处

待产包是在生产时带到医院的包裹，提前将必要的东西收纳到待产包里，这样就有备无患，可以安心待产，迎接宝宝到来了。

☑ 要准备好的妈妈用品

洗漱用品：牙具、梳子、小镜子、护肤霜、洗浴用品以及毛巾。毛巾可多备几条，分别用于擦身、清洁乳房等。

哺乳内衣：可准备2～3件，便于换洗，也可以临产时买。

内裤：备4～5条，产后恶露多，需要随时更换，最好多带几条。

宽松的外衣裤以及睡衣：可准备2～3套，产妇容易出汗，建议穿吸水性好的纯棉质衣服，并勤换洗。

拖鞋、袜子：冬天应准备包脚后跟的棉拖，以免受凉。袜子可多带几双。

卫生巾、卫生纸：可自带，也可在医院购买。卫生巾一般需要准备2～4包。最好准备夜用加长型的，或者产妇专用型卫生巾。卫生纸建议准备长卷的。

食物与餐具：可带红糖、巧克力等食品。另准备好饭盒、筷子等餐具。最好备一个有盖和吸管的水杯，准妈妈可以直接躺着喝水、喝汤。

☑ 婴儿用品

奶粉1小桶：如果妈妈没有奶，或者不适宜喂奶，可能需要喂奶粉。

奶瓶2个：一个用来喂奶，一个用来喂水。

奶瓶刷、消毒锅：用来清洗奶瓶或消毒。如果没有准备，可用开水给奶瓶消毒。

尿不湿1包：宝宝出生后使用，也可自行准备尿布。

小毛巾至少2条：宝宝吃奶、吐奶时可使用。

包被2条：出院时使用。

婴儿衣服2套：根据出生季节准备。

湿纸巾或卫生纸：给宝宝擦屁股用。

☑ 证件及其他

办住院手续要用到的东西包括母子健康档案（或围产保健手册）、医保卡、准生证、夫妻双方身份证和户口本，大约5000元的备用现金。

可以准备一个MP3或MP4，预先存好准妈妈喜欢的音乐，或者可以舒缓情绪的音乐，给准妈妈听。

带好手机和充电器，以便有事联系或在第一时间将宝宝出生的喜讯告知亲朋好友。如果想用镜头记录刚出生的宝宝的珍贵画面，请携带好录像机、摄影机等。

孕9月 期待抱你入怀

小贴士

陪产的人最好也将日常需要用到的物品带齐，在准妈妈阵痛开始后，不一定有时间再回家取。

第238天
情绪胎教：看看小笑话

笑一笑可以释放身体里许多消极因子，孕期最后阶段是既紧张又兴奋的一段历程，准妈妈记得多笑一笑，让自己开心，也让胎宝宝放松放松。紧张不仅无益于分娩，还会影响到胎宝宝的情绪，所以，多看看小笑话吧，最后的关头一定要加倍快乐。

没见过

妈妈："瞧你这手，多脏呀！你什么时候看到过我的手像你这样脏？"

女儿："没有，妈妈。我从来没有看到过你像我这么大的时候。"

不要留到明天

母亲说："今天能完成的事，不要留到明天。"

儿子道："好吧，把刚才的蛋糕给我，我今天都吃光了吧。"

省钱了

"爸爸，你可以省钱了！"

"省什么钱？孩子。"

"今年你不用再花钱给我买课本了，我已经留级了。"

足球热

父亲："咦，叫你买只热水袋，怎么买了只足球？"

儿子："足球比热水袋好，省得灌水麻烦。"

父亲："可足球不能取暖。"

儿子："怎么不能？你不见报纸上讲，今年全世界将出现'足球热'吗？"

猪的儿子

父亲："你这么笨，真是个小猪猡！你知道小猪猡是什么吗？"

儿子："知道，它是猪的儿子。"

适得其反

"这次算术考试得了多少分？""三分。"

话音刚落，"啪！啪！啪！"小明的屁股上挨了爸爸的三鞋底子。

"下次再考，得多少分？"

"下次我一分也不要了。"

诚实的孩子

一个来做客的夫人看到她的小侄子非常规矩，觉得很奇怪。

"你真乖。"她说："你为什么这么听话呢？"

小侄子答道："因为妈妈答应给我买个玩具熊猫，如果我不嘲笑你那蒜头鼻子和煽风耳的话。"

我从哪里来

儿子："妈妈，我是从哪儿来的啊？"

妈妈："你是妈妈的脚趾头变的。"

儿子："那你的脚趾头怎么没少啊？"

胎宝宝变得越来越大了，他现在重约2500克，从头部到臀部长约33厘米。体内的脂肪在继续增加，身体圆滚滚的。

胎宝宝已经完成了大部分的身体发育。两个肾脏已经发育完全，肝脏也能够代谢一些废物了。神经系统和免疫系统仍然在发育——除了不会哭，现在的胎宝宝从外形到各种能力基本和新生儿一样了。

准妈妈现在可能会感觉他的活动量小了，那是因为胎宝宝变得越来越大，准妈妈子宫空间越来越小，所以他已经不是在漂浮着了，也不太可能再拳打脚踢了。不过，准妈妈还是要继续坚持计数胎动，每12小时在30次左右为正常，如果胎动变少应引起警觉，少于20次可能缺氧，少于10次则应及时就诊。

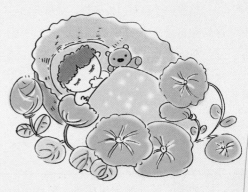

宝宝心声

　　昨天，妈妈从电视上看到唐氏儿出生率很高，即使夫妻双方都健康，也有可能生出唐氏儿，就开始流眼泪，还哭了好长时间。我真想用我的小手帮妈妈擦去眼泪。妈妈现在神经很脆弱，心思也很敏感，很容易将一些不好的想法往自己身上扯。爸爸，你要多安抚一下妈妈，努力让她放宽心，保持好心情。

　　我已经健健康康在妈妈的肚子里待了9个月啦，不但健康，而且有力量。虽然空间太小，活动比较困难，我还是努力踢一下妈妈的肚皮报一下平安吧。

小贴士

　　如果产前检查发现胎宝宝还没有发生胎头下降，也别太担心，一般产前2～4周胎头下降也是正常的，要知道，还有的准妈妈在待产室里才入盆呢。

孕9月 期待抱你入怀

第240天
预防胎膜早破

在以后的日子里，准妈妈需要注意的是避免胎膜早破，即通常所说的早破水。它是指还未真正开始分娩，胎膜就破了。

胎膜早破的不良后果

胎膜在子宫颈口处破裂，羊水流出，这是胎宝宝即将分娩的前兆之一，一般发生在临产后，大多在子宫口扩张到6厘米~7厘米时出现。

阵痛开始后，准妈妈的子宫不断收缩、宫颈不断扩张，包裹在胎儿和羊水外面的胎膜在不断增大的压力下破裂，羊水流出，胎宝宝也随之降生。

如果胎膜在胎宝宝成熟之前发生破裂，就会危及母子，一旦流出羊水，就有可能发生逆行感染。胎膜早破后，子宫内部与外界相通，阴道中的细菌就容易侵入子宫，造成子宫、盆腔感染或准妈妈全身感染，导致早产、胎儿宫内窘迫、胎儿死亡，产妇产褥感染等严重不良后果。

胎膜早破后不久就应该有规律性宫缩，准妈妈一旦怀疑自己是破水，应马上住院待产。

胎膜早破的常见原因

腹部外伤、宫颈内口松弛、孕晚期粗暴性交、胎膜感染、胎膜发育不良，都有可能出现胎膜早破。

生殖系统上行性感染、头盆不称、胎儿异常、宫内压力过大、多次阴道检查、多次羊膜穿刺以及缺乏微量元素锌、铜等都是造成胎膜早破的原因。

怎么预防胎膜早破

预防早期破水的发生非常必要，准妈妈应当做好以下几点。

1.定期到医院接受产前检查。

2.注意孕期卫生，做好外阴清洁，避免发生真菌性阴道炎和其他妇科炎症。

3.注意保持膳食的平衡，保证充足的维生素C和维生素D的摄入，以保持胎膜的韧度。

4.怀孕期间如果分泌物比较多，有感染的现象，应该及时到医院就诊，接受治疗。

5.怀孕后期（最后一个月）一定要禁止性生活，避免对子宫的任何压力。

6.如果是多胞胎，要多卧床休息。

7.避免过度劳累和对腹部的冲撞。

8.尽量避免用力咳嗽、用力排便，以免增强腹压。

小·贴士

当腹壁很硬的时候，说明子宫在收缩，处于敏感状态，此时不宜做抚摸动作，更不能揉肚子，以免导致早破水，引发感染。

最新怀孕分娩一日一课

盼了10个月的宝宝就要来到这个世界啦，应该为宝宝布置好房间了。布置婴儿房的首要准则就是安全，除此之外就可以按照准父母的喜好来安排了。

婴儿房的环境

应该给宝宝选择向阳、通风、清洁、安静的房间，因为婴儿体温变化易受外界环境的影响，故房间的选择很重要。

房子里的灯光要尽量柔和，以保护孩子的眼睛，除一般的日光灯外，再安排一些五颜六色的低强度彩灯，每天在婴儿情绪较好的时候打开彩灯，让婴儿感受一下光和色彩的变化。

床和床上用品

婴儿床：婴儿的小床应该有护栏，护栏的高度要高于婴儿身长的2/3。护栏尽量选择圆柱形的，两个栅栏之间的距离不要超过6厘米，防止宝宝把头从中间伸出来。

床垫：床垫最好买较硬的，因为在儿童的发育过程中，过早地使用太软的弹簧床垫，会造成脊椎变形。材料以传统的棉制被褥或以棕为填充物的床垫为佳。

被褥：宝宝的被子最好根据他的身长而特制，尺寸大了盖起来沉重，妈妈抱起时，也会很不方便。在婴儿会翻身后，被子太长，还容易裹住婴儿使他窒息。被子比宝宝的身长长20厘米～30厘米是比较恰当的。

使用鲜艳的色调

婴儿房或者婴儿玩具的色彩要鲜亮活泼，鲜艳的色彩有助于孩子视觉的发育，还可以激发孩子丰富的想象力，让孩子感到温馨、快乐。

控制一下温度和湿度

夏季，婴儿房要凉爽通风，也要避免风扇及窗口直吹，必要时可用空调降温。冬季可以借助空调、取暖器等设备来维持相对舒适的温度。

同时注意保持室内一定湿度，冬季时可以使用加湿器，或者在暖气片上放些干净的湿布、毛巾；夏季时可往地面上洒些清水。

选择可信赖的环保产品

布置房间不可避免地要使用家具，准爸爸准妈妈最好选用可信赖的环保产品。婴儿的抵抗力弱，家具的油漆散发的甲醛等气体特别容易致病，这一点一定要倍加关注。

小贴士

婴儿的居室最好不要铺地毯，因地毯不易清洗，容易藏污纳垢。它不仅是致病原，还可能是过敏原，而且也不利于婴儿日后的行走练习。

259

第242天
纾解产前焦虑、抑郁

孕晚期，准妈妈发生抑郁的原因主要在于过于焦虑，比如担心生产过程的痛楚、会否诞下畸形胎宝宝、害怕自己的职业受到影响、家庭经济压力加大等。

焦虑、抑郁虽然是精神、心理问题，但是会严重影响身体健康，产前焦虑过度甚至会导致早产、流产等严重问题。另外焦虑，抑郁可扰乱激素分泌，使得胎儿宫内缺氧或出现产力不足等现象发生。

及早发现产前焦虑、抑郁

有些准妈妈出现了产前抑郁的症状，但容易忽略，家人也只当是脾气变坏了，从而忽略了及时调整，让抑郁越来越严重，一直延续到了产后，引发更严重的精神疾病。

抑郁一定要早发现，当准妈妈有了以下的现象，可能就是产前抑郁了，要提高警惕：

1.觉得所有的事情都没有意思、没有乐趣，所以整天感到沮丧、伤心、空虚。

2.难以集中精力，心情烦躁，特别容易发怒或者哭泣。

3.特别敏感，一方面很在意别人说的话，随便一句都会让准妈妈产生负面情绪，觉得委屈；另一方面自己也常常有不应该有的内疚感，觉得自己没用、没希望。

4.常常感觉疲劳、精神不佳、入睡困难或睡眠过度。

5.总是想吃东西或者根本不想吃东西。

如何纾解产前抑郁

缓解抑郁情绪需要准妈妈自己有积极主动的态度，需要自己控制，否则外在的力量很难改变。准妈妈不妨经常告诫自己为了腹中的胎宝宝，要控制和改善自己的情绪。

压力太大时不要在心里憋着，可以跟丈夫、要好的同事、信赖的朋友或已经有过生育经验的长辈讲讲，尽管有时候得不到有价值的帮助，但倾诉本身也能让自己轻松不少。如果不愿意跟别人倾诉，可以以日记的形式将自己的情绪写下来，用文字表达，既可以发泄情绪，同时也可对问题进行梳理，方便自己解决问题。

平时，准妈妈可以积极找些事情来做，尽快让自己忙碌起来，如果没什么事可做，就看看书、听听音乐。如看书或听音乐，要选择轻松的和能抚慰情绪的种类，避开基调悲伤的。

小贴士

当准妈妈情绪不高，或者焦虑、抑郁时，往往食欲不是很好，这时家人应当从准妈妈最爱的食物着手，多做她爱吃的食物，也有助于改善情绪。

吃点儿令人感到快乐的食物

随着孕产期的逐渐临近，出于对分娩和产后诸事的种种担心，准妈妈很容易变得焦虑起来，有些食物在调节准妈妈的心情上有很好的作用。准妈妈在学会自我放松的同时，不妨多吃些这类令人感到快乐的食物，赶走坏心情。

香蕉

香蕉可向大脑提供重要的物质酪氨酸，使人精力充沛、注意力集中，并能提高人的创造能力。此外，香蕉中还含有可使神经"坚强"的色氨酸，还能形成一种叫作"满足激素"的血清素，它能使人感受到幸福、开朗，预防抑郁症的发生。

葡萄柚

葡萄柚口感好，水分足的葡萄柚带有淡淡的苦味和独特的香味，无论是吃起来还是闻起来都非常好，可以振奋精神。葡萄柚里高量的维生素C还可以增强身体的抵抗力，也是为我们的身体制造多巴胺、去甲肾上腺素这些愉悦因子的重要成分。

全麦面包

全麦面包因为含有大量复合性的碳水化合物，能够抗忧郁，也合乎健康原则。

菠菜

菠菜除含有大量铁质外，还含有绿色蔬菜中含量最多的叶酸，能抑制精神疾病，包括抑郁症和焦虑等。

南瓜

南瓜富含维生素B_6和铁，这两种营养素都能帮助身体所储存的血糖转变成葡萄糖，而葡萄糖正是脑部唯一的燃料，脑部运转顺利，心情自然也就好了。

牛奶

温热的牛奶有镇静、缓和情绪的作用，可以减少紧张、暴躁和焦虑的情绪。

豆制品

豆类中富含人脑所需的优质蛋白和8种必需氨基酸，这些物质都有助于增强脑血管的机能，身体运行通畅了，准妈妈心情自然就舒畅了。

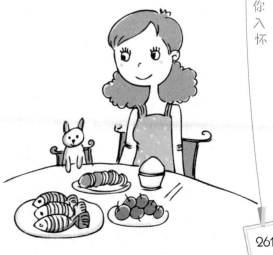

孕9月 期待抱你入怀

261

第244天
怎样应对孕期眩晕感

在孕期，由于准妈妈体内黄体酮荷尔蒙的变化，使得血管扩张，从而导致血压下降，使准妈妈常有眩晕的感觉。

有时准妈妈站立得时间较久时，也会感到眩晕，眼冒金星、天旋地转，甚至发生晕厥。出现这种现象，多是由于准妈妈站立过久，使血液大部分淤积在骨盆和下肢，导致回流心脏的血液减少，影响脑部的血液供应，由此发生眩晕。

此外，有时眩晕是由于血容量增加，血液红细胞被稀释而导致的生理性贫血所引起。

☑ 眩晕感出现时怎么做

觉得要晕倒时，准妈妈要赶快坐下或躺下，可以的话，试试把头埋到两膝之间。如果在躺着时感到头晕，尽量换成左侧躺的姿势。然后深呼吸几次来调整自己的呼吸，同时把过紧的衣服解开，并让家人把窗户和门打开。在额头上用湿毛巾敷也会有帮助。

☑ 避免长时间站或坐

为了减少眩晕，准妈妈在躺、坐、站、蹲时改变姿势一定要轻柔、缓慢。尤其是上厕所时，蹲（坐）下和站起来时动作一定不要太猛，以免眩晕和跌倒。

避免用一个姿势长时间坐着或站着，或猛然变换姿势。如果准妈妈的工作性质是长时间站着，要把重心放在两只脚上或轮换着放在一只脚上，并尽可能多坐下休息，还可以多走动以刺激血液循环。不要在坐着的时候跷二郎腿。

☑ 吃饭要规律

吃饭要规律并少食多餐，让血糖水平保持平稳。容易感到眩晕的准妈妈，不妨随身携带备一些饼干。多喝水，每天至少喝8杯水，而且要避免喝会导致尿频的饮品（如含咖啡因的茶、咖啡、可乐和酒类）。

☑ 不要让自己太热

尽量不要使自己过热，天气变化多端时，可以多穿几件宽松、舒适的衣服，以便在需要时一件件脱下来。

如果天很热，要多喝水，可以吹电扇、用冷水洗脸和手，还可以考虑把装有清水的喷雾器放在冰箱里，需要时拿出来喷喷。

无论什么季节，都不要在过热的水里洗澡，出浴盆的时候要格外小心，以防跨出时头昏和眩晕。建议最好不要在浴盆里洗澡，淋浴比较安全和方便。

小贴士

如果经过各种努力都无法缓解眩晕感，或者头晕伴有严重的头痛、视力模糊、语言不清、心跳不规则，感到麻木等，需要到医院检查，排除更严重的问题。

最新怀孕分娩一日一课

准爸爸胎教："定格"最后的孕期时光

孕期最后这段时光是值得纪念的，此时准妈妈的肚形接近巅峰状态，而且对胎宝宝的到来充满了期待，如果此时没有抽空留下一些照片的话，那么等快要临产时就没有机会了。准爸爸不妨用照片记录一下此时最真实、奇妙的一刻，留下珍贵的纪念。

拍摄孕期照时用得上的经验

1.头天晚上7点后不要喝水，以免第二天眼睛水肿。

2.要准备一双舒服的鞋子，不然摆造型时会很累。

3.去孕妇专卖店淘一件隐形内衣。

4.拍照前一天可以用黄瓜捣碎加少许蜂蜜敷脸，可以让脸更光洁，而且不会过敏。

5.头一天晚上不要洗头发，不然第二天头发蓬松不容易弄造型，应提前一天洗。

6.拍照当天要吃饱，但不能吃撑。

7.服装和道具要提前准备一下，一般，准妈妈穿鲜亮的或者素雅颜色的衣服拍照都很好看，凭自己的喜好选择即可。

8.拍摄中要放松心情，如果不喜欢某个造型或者姿势，要和家人或者准爸爸沟通，否则会影响拍照情绪，拍出的效果也会受到影响。

9.每个人的脸都有一个最佳拍摄角度，准爸爸可以多给准妈妈拍不同角度的照片，找出这个角度，让照片更漂亮。

10.很多准妈妈为追求效果，会在肚皮上彩绘，但一定要注意涂料的质量问题，建议准妈妈最好不做彩绘，安全第一。

11.别忘了多拍几张侧身照，因为即便肚子再大，正面照也难以体现腹部轮廓，姿势可站可坐，以舒适为准。

拍照场景的选择建议

有时候，尽管做好了一切准备，但照出的效果却不尽如人意，这往往与背景过于杂乱有关。怎样选择拍摄场景效果能更好呢？

在室内拍时，先看看身后有什么，要避免站在杂乱的卧室前，或一片狼藉的餐桌前。比较不容易出错的是站在采光良好、墙壁洁净的一面，在这种干净的背景下，更能映衬出画面的主角——准妈妈。

在室外拍时，尽量到附近环境优美且僻静的地方，花草树木、河流小溪等是非常好的背景。只是要避免太复杂的环境，这样会抢了主角的风头。同时还要留意电线杆、旗杆、人群等杂乱背景的干扰。

小贴士

准爸爸还可以陪准妈妈去影楼或者摄影工作室拍摄，这些地方的拍摄比较专业，也省心省力，但是需要等待时机，提前做好准备。

孕9月 期待抱你入怀

263

第36周

第246天

本周变化：胎脂开始脱落

随着脂肪和肌肉的逐渐增加，胎宝宝的体重已经增长到大约2700克，从头部到臀部长也增长到了大约34厘米。现在，通过B超或触诊可以估计出胎宝宝的体重，但在最后4周内他的体重可能还会增加不少。

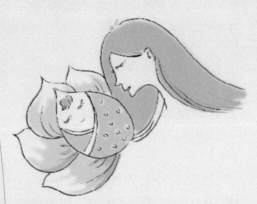

覆盖胎宝宝全身的绒毛和在羊水中保护胎宝宝皮肤的胎脂正在开始脱落，皮肤变得细腻柔软，变得越来越漂亮了。而且，他现在已经像新生儿一样，能够自由地活动，手碰到嘴唇时，会吸吮自己的小手，已经有了很好的吸吮能力，他还会自由地把眼睛睁开或闭上。

由于子宫的空间越来越小，胎宝宝的动作空间大大缩小，但动作却变得更有力、更明显，有时隔着准妈妈的肚皮都能看到胎宝宝的动作。

宝宝心声

最近医生会给我做一次B超，看看我究竟能不能自己出来。妈妈看B超图片了吗？我现在是不是很有型呢！股四头肌、肱二头肌……我现在可是要哪儿有哪儿的标准小美人了。现在，我正在给我的消化系统热身呢，因为在之后的大约一个世纪的时间里，它们都得充满活力才行。

还有这些体毛，实在是太碍眼了，我就着羊水慢慢咽下去吧，这可以形成我的第一次肠胃运动。妈妈别觉得奇怪哦，这在我们小孩子的圈子里，是再正常不过的一件事情了。等我出生之后，我吃进去的这些东西就会变成墨绿色的胎便排出啦。这种颜色的粑粑可真够恶心的，妈妈不要被吓到。

小贴士

到这个周，你就不适合经常外出了。如果想要到外边散散心，那就在家附近转转，或到公园里散散步，太远的地方就不要再去了。

最新怀孕分娩一日一课

当心·隐藏在厨房里的污染源

准妈妈的味觉比较敏感，厨房是油烟重地，不仅容易令准妈妈感到不适，而且由于厨房特有的功能，也隐藏着难以完全清除的污染。

粉尘油烟是最常见的污染

烹调食物会产生大量的油烟。另外，煤气或液化气燃烧后会产生二氧化碳、二氧化硫等多种有害物质，厨房就变成了污染重地。在粉尘和煤烟中，含有一种强烈的致癌物——苯并芘。这些有害物质进入准妈妈体内，可通过血液进入胎盘，会严重影响胎儿的发育。

孕期最好少进厨房，即便进厨房，待在里面的时间越短越好。做饭时要打开窗户，保持厨房内空气流通。多采用煮、炖、蒸来做饭，而少用煎炸、爆炒等产生油烟多的烹调方式。

抹布暗藏致病菌

一条全新的抹布使用1周后，细菌数量高达22亿，包括大肠杆菌、沙门氏菌、真菌等多种致病菌。而我们用于厨房的抹布常常是随手放在小池边，经常处在一种潮湿的环境下，更容易滋生细菌。

建议每隔3～5天将抹布洗干净后用沸水煮30～40分钟，或用消毒液浸泡30分钟。厨房里可以多备几块抹布，分别用来擦水池、台面、餐桌等，做到"专布专用"，这样可以避免交叉感染。

水龙头也不干净

厨房水龙头上的有害菌可能比厕所抽水马桶手柄上的还要多，因为厨房的水龙头长期接触油渍、污垢，而且总是处于潮湿状态，就会滋生包括大肠杆菌、金黄色葡萄球等致病菌。

因此，水龙头要每周用消毒液刷洗1次。如果安装有过滤装置，要将过滤网拧下，用漂白剂稀释溶液浸泡，再用清水冲洗干净。

厨房收纳不合理时

厨房放置的物品很多，也很杂，汤汤水水、油盐酱醋、干货湿货等，如果这些东西没有保持干净、通风，或者放置混杂，很容易滋生细菌。

所有东西要依类别放在该放的地方，灶台下的柜子是放各类炊具的合理场所，油盐酱醋等调味品应该有专门的置物架，用完之后随手归位。干货要有独立的空间存放，并且便于通风。

小贴士

以让厨房远离污染的第一步应当是改变清洗习惯，每天除了洗碗，还要对柜台、灶台、抽油烟机进行清洗，需要注意的是，擦灶台的抹布和洗碗的抹布必须分开。

第248天
各种米应换着吃

日常生活中，吃得最多的米恐怕就是大米，这容易造成营养单一。建议准妈妈各种米都要吃一吃，均衡营养。不同的食物有不一样的营养成分，各种不同的米类也有其特殊的营养价值。

☑ 粳米滋补

粳米就是普通大米，是人体能量的主要来源，含有人体所需要的蛋白质、脂肪、钙、铁等一系列营养，特别是含有人体必需的比较全面的氨基酸。所以粳米可以帮助准妈妈提高免疫功能，还能促进血液的循环，降低高血压的风险，而且还能降低胆固醇，减少心脏问题。

☑ 糙米助消化

糙米，就是将带壳的稻米在碾磨过程中去除粗糠外壳而保留胚芽和内皮的"浅黄米"。其蛋白质、脂肪、维生素含量都比精白米多。糙米的B族维生素和维生素E能够提高准妈妈的身体免疫功能、促进血液循环，而且还能缓解准妈妈烦躁的情绪。

☑ 黑米补肾

黑米是一种比较不常见的米类，很少有人会吃黑米，但是黑米中的锌、铜等无机盐的营养价值都比大米高，而且还有大米所没有的维生素C、叶绿素和胡萝卜素。

☑ 薏米最养颜

薏米又称薏仁米、苡米，被誉为"世界禾本植物之王"。薏仁米含有薏苡仁油、薏苡仁脂、固醇、氨基酸、精氨酸等多种氨基酸成分和维生素B_1、碳水化合物等营养成分，具有利水渗湿、健脾止泻、清热解毒的功效。

☑ 糯米排毒

糯米又叫江米，含有蛋白质、脂肪、糖类、钙、磷、铁、维生素B_2、淀粉等营养成分。糯米在煮粥趁热食用时，对脾胃虚寒所致的反胃、食欲减少，以及出虚汗、气短无力、妊娠腹坠胀等症都有缓解作用。

☑ 小米养胃

小米又称梁米、粟米、粟谷，其富含蛋白质、脂肪、糖类、维生素B_2、烟酸和钙、磷、铁等营养成分，非常易被人体消化吸收，被营养专家称为"保健米"。小米里的维生素B_1和B_{12}可以帮助准妈妈避免消化不良。

小贴士

黑米和薏米都比较难煮烂，做成干饭又特别硬，最好是提前浸泡后煮粥吃，既利于消化，又利于充分吸收它们的营养。

第249天
有趣的胎心·监护

胎心监护是胎心胎动宫缩图的简称，利用胎心率电子监护仪将胎心率曲线和宫缩率压力波形记录下来后供临床分析，是正确评估胎宝宝宫内情况的重要检测手段，可以了解胎动时、宫缩时胎心的反应，以推测胎宝宝宫内有无缺氧。

在孕35周后，每次去产检时，都要进行胎心监护。一旦发现异常，就能够采取有效的急救措施，让胎宝宝及时娩出，可避免发生终身性损伤。

胎心监护的方法

做胎心监护的时候，准妈妈身上会绑两个探头，一个测量有无宫缩及宫缩强度，一个测量胎心，准妈妈手里还要拿一个按钮，在胎动出现的时候就按一下。

医生找准胎心位置后，仪器会发出声音，通常可以听到哒哒哒类似马蹄声的心跳声，以及嗡嗡嗡类似大风起的宫内环境声。有的准妈妈这时可能是第一次真切地听到这样的声音。无论怎样，隔着一层肚皮的胎宝宝传来如此生动的声音都是令人激动的，胎心监护也因此变得格外有趣。

正常的胎心监护需要做20分钟，20分钟内胎动出现超过3次，每次胎动时胎心加速超过每分钟15次，并且没有频繁的宫缩出现，说明胎宝宝在子宫内的情况良好，报告显示NST（－）。如果报告显示

NST(+)，需要继续监测40分钟或1小时进一步确定。

胎心监护的注意事项

胎心监护需要在有胎动的时候做，所以准妈妈要提前了解胎动规律，在平时胎动最频繁的时段做胎心监护，效果更好，过程也更顺利。做的时候，选一个自己感觉舒适的姿势，坐、半卧、左侧卧都可以，累了还可以下地走动走动。另外，要做好打持久战的准备，因为胎宝宝很可能不配合，即使在胎动频繁的时段开始做监护，胎宝宝可能就是不动，达不到合格标准，就需要延长监护时间。所以准妈妈要备一些零食，饿了吃点儿。

如果胎动始终没有出现，可能是胎宝宝睡着了。准妈妈可以晃动一下腹部或轻拍腹壁，唤醒胎宝宝，将监护进行下去。

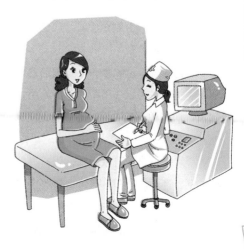

孕9月 期待抱你入怀

第250天
选择适合自己的分娩医院

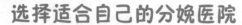

距离生产日期越来越近，准父母需要考虑一下分娩医院的事情了，确定好分娩医院及备选，以便安心待产。

首先考虑产前检查的医院

准妈妈最好从产前检查、分娩直到产后随诊都坚持定期去同一家医院。这样，医生会有准妈妈在整个孕期、临产前及分娩时各个方面的详细检查记录，对准妈妈的情况很熟悉。一旦在分娩时发生什么情况，能够很从容地作出处理。

如果需要考虑其他医院

尽管建议准妈妈在产前检查的医院分娩，但实际情况可能会比较复杂，比如产前检查医院在现在居住地附近，但分娩要到外地时；产前检查医院给准妈妈感觉不好，想要换一家医院；产前检查医院设备不足，考虑换医院等。

那么，在选择分娩医院时，应先从医院本身的条件来考察：

1.通过多种渠道收集一下相关信息，了解医生情况。可以先听听护士的介绍，向同事、朋友和亲戚中生过宝宝的人打听一下。

2.了解一下是否可以提前住院待产。需要的话，还可以了解一下准爸爸是否可以进产房陪产。

3.了解医院是否提供导乐式分娩（由助产士一对一陪伴产妇）、产后有无专人护理等。

4.医院的远近也要考虑，分娩时，车子是否能很方便地抵达医院、住院的相关事宜等，也是需要考虑的因素。

5.了解一下宝宝出生后，母子是否同室，是否有新生儿游泳和按摩、抚触等服务。此外，还应注意针对新生儿的检查制度是否完善。

准妈妈还要考虑到自身的特殊情况：

1.有基础疾病的需要选择综合医院。

2.有妊娠高血压疾病、妊娠糖尿病、胎膜早破等产科并发症，适宜在妇产专科医院分娩。

3.合并有如胰腺炎、心脏病等内外科疾病，适宜在综合医院的产科分娩，专科医院缺乏这样的医疗设备和技术力量，治疗这类疾病的药品也少。

4.有妊娠急性脂肪肝、急性重症肝炎等疾病，以及发现有各类肝炎、梅毒、艾滋病、澳抗阳性等传染病，应当前往消毒和隔离条件较好的传染病专科医院产科待产。

小贴士

在选择正规医院时，要考虑到目前普遍存在的挂号难的问题，一般那些大型或者知名的综合医院及妇产专科医院挂号比较困难，床位也比较紧张。

最新怀孕分娩一日一课

眼看着宝宝就要到来了，一些宝宝需要的用品也要准备好，准爸爸准妈妈可以商量一下需要购买的物品，然后列个清单。对照已经买过的新生儿用品看一看，是否有漏缺，如果有需要补充的东西，宝宝出生之前这段时间正好补足。

穿的物品

小宝宝皮肤嫩，衣服最好全部选用柔软的全棉制品。贴身衣服2～5套，和尚袍、连体服，最好不要腰上有松紧的；保暖衣服2～3套；外出服2～3件（冬天需棉服2套）；护脐带1～2条；手套脚套1～3套；帽子1～2顶；抱毯1～2件；袜子3～5双。需要提醒准爸爸准妈妈，很多医院会提供新生儿的衣服、被褥、小帽子等，购买前先问清楚，不要买重了。

吃的物品

带奶嘴的奶瓶2～5个，喂水、喂药、喂奶（母乳不足时）时用；奶瓶刷子1～3把；小勺子2～3个；喂奶巾2～3条，柔软的棉织物不易伤着小宝宝的脸蛋；小围嘴2～5条，以便吃奶喝水时不弄脏和弄湿衣服；奶粉1包，以备母乳不足时之需。

洗的物品

小脸盆2～3个，胎儿洗脸、洗屁股，甚至洗尿布，都应有个专用盆，不要混用；小毛巾2～5条，平时檫洗时用；浴盆1个；浴巾1～3条；浴架1个；按摩油1瓶；婴儿沐浴露1瓶；婴儿洗发水1瓶；婴儿护肤霜1瓶；医用消毒酒精1瓶，为肚脐消毒。

用的物品

纸尿裤1～2包；湿纸巾1包；爽身粉1盒；可换洗的尿布1包；大的隔尿垫2～4张；奶瓶消毒锅1个；指甲刀1把；体温计1个；室温计1个（妈妈和婴儿的房间最好保证温度在22℃～24℃；婴儿洗澡时的室温最好保证在26℃～28℃）。

睡的物品

童床1张，最好选用无毒无味的；睡袋1个；小棉被1套；蚕沙枕套1个。（有科学研究证明，让小宝宝单独睡的利大于弊，小宝宝不用从爸爸妈妈鼻子底下抢氧气；爸爸妈妈睡觉也不用担心压着小宝宝，可以从小培养孩子的独立性。）

小贴士

不要拒绝亲友赠送的旧衣服，旧衣服更柔软舒适，而且小孩子长得很快，新衣服一般只能穿几周的时间，容易浪费。如果新生儿期正逢夏季，则需要换洗的衣服会更多一些，旧衣服也可以节省一笔开支。

孕9月　期待抱你入怀

269

第252天
语言胎教：描绘眼前的世界

胎宝宝即将来到这个新世界，这里有爱他的人。经常说话给他听、抚摸肚皮陪他玩游戏，在这最后的一段好时光里，准妈妈跟他说说目前和将来的生活吧，对生活的认识和憧憬会令准妈妈更积极乐观，并准备好去迎接这一切。

欣赏美丽的晨景

太阳每天东升西落，人们生活在一个昼夜规律的世界中。晚上睡觉白天醒来，经过一夜的休养生息，整个世界都充满了朝气，所以，在早晨起来后，你和老公不妨先对胎宝宝说一声"早上好"，告诉他早晨已经到来了，然后跟胎宝宝描述一下早上的美丽景色，比如：太阳公公是什么样子的，花儿草儿现在看起来怎样，天空是什么感觉，有没有漂亮的云朵做伴，天气好不好……

聊聊日常生活内容

人们每天都要做一些事情，好让自己意气风发地过完一整天，就比如每天习以为常的一些行为，如洗脸、刷牙、洗手、梳头、穿衣等，当你做这些事的时候，不妨跟胎宝宝也说一说，解释一下这样做的原因，让胎宝宝有养成良好生活习惯的观念。其实，你现在生活中的一切都是胎宝宝以后即将要面对的世界。

说说所见所闻

路上的行人、公园里飞过的小鸟、街角的花店等，这些都是你和宝宝所生活世界的一部分，所以，也跟胎宝宝描述一下出现在你视野中的这部分内容吧，告诉胎宝宝它们是什么、在做什么等。不管是生机勃勃的大自然，还是人们快乐的话语，这些多姿多彩的片段都会在胎宝宝小小的大脑里留下些印痕，让他感受到世界的丰富和美丽，并充满期待。

每天和准爸爸做点儿沟通

准父母是与胎儿关系最为密切的人，同时夫妻和睦美满也是胎教的关键，因此准妈妈每天都要和准爸爸沟通，聊聊彼此一天的趣事互相开解烦恼，或者一起做做胎教、读读故事，向胎宝宝表示父母的爱。同时，沟通也能起到缓解不良情绪的作用，减少矛盾产生。

小贴士

跟胎宝宝说话的时候，尽量说好的、积极的话。这不是怕坏情况影响到他，而是从准妈妈的情绪考虑的。人往往是听到好的事情情绪会积极，坏的事情会令情绪低落，这两种情绪带给胎宝宝的感受是不同的。

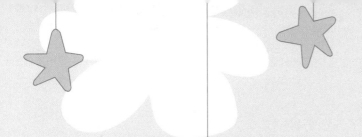

孕 10 月
第一眼就爱上你

　　预产期近在眼前，整个孕期进入倒计时，那个令你多少个日夜魂牵梦绕的小天使就要来到你的怀抱，多么令人激动啊！你的爱意有增无减，相信胎宝宝会感受到的。为了你们的美丽见面时刻顺利到来，你还需要坚持做产检，耐心地等待胎宝宝发动。

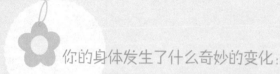

你的身体发生了什么奇妙的变化：

💙 第37周

准妈妈子宫内的羊水逐渐减少，从而腾出更大的空间给逐渐增大的胎宝宝。宫缩频率继续增加，为即将来临的分娩做着准备。准妈妈可能还会不断地想上厕所，便次增加，阴道分泌物也更多了。

准妈妈的下腹部依然会有坠胀的感觉，可能还会出现"现血"现象。所谓"现血"，是由于子宫颈变软及变薄后，黏液栓塞和血液混合流出阴道造成的。这是一种正常的现象，是子宫颈为分娩做准备而扩大，表示分娩临近，不需太过担心。

💙 第38周

准妈妈的体重可能会停止增加，甚至减少少许，这是因为胎儿的生长速度也在下降。但准妈妈的身体依然会越来越感到沉重。

准妈妈的膀胱依然会因为胎儿的挤压，而经常产生尿意。

💙 第39周

准妈妈的体重、宫高等已经基本稳定了。但是随着胎头的下降，准妈妈的尿频、便频症状可能又加剧了。同时，随着预产期的临近，准妈妈的宫缩可能变得更加明显，子宫和阴道也会变得更加柔软，阴道分泌物会增多。一般情况下，随着分泌物是白色的，一旦出现茶色或红色分泌物，就意味着要分娩了。

💙 第40周

准妈妈的子宫底又回到32周时的高度了，不过腹围会比32周时大。由于胎儿已经固定在骨盆，准妈妈的胃部压迫减轻，饭量会有所增加，并仍然会有尿频的现象存在。

一般情况下，准妈妈将会在本周分娩出胎宝宝。

小贴士

在怀孕最后的一个月里，你可能变得比以前更爱做梦，白天午睡也可能胎梦连连，做奇怪的梦也很正常。当和别人聊天时，这会是很有趣的谈资。

本周变化：做好了出生的准备

胎宝宝的体重虽然仍在继续增加，但现在已经发育完全，头部现在已经完全入盆，为出生做好了准备，随时等待着降临人世。

很多胎宝宝这时候的头发已经长得又长又密了，但是也有一些胎宝宝出生时几乎没有头发，或者只有淡淡的绒毛。准妈妈不必对他头发的颜色或疏密过多地担心，因为这个时候的头发情况并不决定出生后的情况，日后随着营养的补充，他的头发会自然变得浓密光亮。

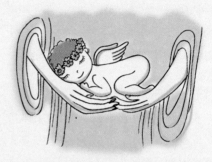

胎宝宝现在的姿势应该是头冲下的，这是顺产的最理想姿势。如果胎宝宝现在还没有把头转下来，那么此后转成头位的机会也不多了。

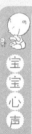

宝宝心声

好激动啊，过完这周，我就是个足月宝宝了！这种心情有点儿类似于妈妈当年高中毕业还没进入大学的时间吧。我也得好好准备一下我的毕业宣言了。嗯，那应该是出生时一声接一声的嘹亮啼哭，这是我健康的最好证明之一。

在最后的一个月里，我会经常练习用肺呼吸的哦，好让自己一出生就熟练地开启独立的肺循环。妈妈再坚强一些哦，我们一起努力加油，一定能顺利见面的！

听说出生后就可以吃到这个世界上最美味的食物——母乳了，对于我这个在子宫内泡了200多天羊水的小宝宝来说，这可真是天大的好消息啊。唔，我得赶紧练习一下怎么吸奶才行啊。

小贴士

许多准妈妈对分娩感到恐惧是因为分娩的过程中往往会发生一些令人尴尬的事情，比如在产床上放屁或大便。其实这是很正常的现象。如果你有大便意向的话，医生会很高兴，因为这预示着宝宝马上就要出生了，而且分娩过程进行得很顺利。如果你能从这个角度出发，你就不会再感到害怕，反而会很高兴了。

孕10月 第一眼就爱上你

273

第254天
学会区分真假阵痛

阵痛是重要的临产征兆之一，但是阵痛分为假的和真的，只有真的阵痛才表示分娩即将到来，需要准备去医院，要学会区别。

假性阵痛的特点

假性阵痛出现没有规律，频率和维持的时间都不规律，休息一会儿或改变姿势疼痛情况就会缓解，假性阵痛只出现在局部，不是整个子宫都疼痛。

假性阵痛常出现在孕37～38周，相对于真性阵痛没有实质性的意义，被人形象地称为"白痛了"。

引起假性疼痛的主要原因是催产素的分泌。孕晚期催产素分泌主要是诱发乳汁分泌，同时引起子宫收缩，这就引发了阵痛。

假性阵痛出现后，初产的准妈妈要经过2～3周才会迎来分娩，已经生产过的准妈妈最短经过2～3天，才可能转化为真性阵痛，需要入院待产。

所以，假性阵痛出现的时候，还不必去医院。有的准妈妈一出现阵痛就急急忙忙冲到医院，结果一检查，发现是假性阵痛，又赶回家待产，非常折腾。

怎样判断是否真性阵痛

真性阵痛和假性阵痛最大的差异在于疼痛的频率、部位以及持续的时间。真性阵痛很有规律，每5分钟会收缩一次，每次收缩超过50秒。疼痛感经过休息后也不会缓解，而是愈来愈痛，痛及整个子宫。

如果准妈妈感觉阵痛已经达到无法忍受的程度，而且休息也不能减轻丝毫疼痛，疼痛感一波一波袭来，那基本就是真性阵痛了。它往往提示子宫口正在打开，有的准妈妈12小时内就会分娩，需要拿好待产包，随时去医院。

第一次生产的准妈妈，总是担心假性阵痛转化成真性阵痛的时候，不能察觉而造成耽误。其实，真假差异往往非常明显，即使没有经验，有常识时也能立即分辨。

如果是假性阵痛，如何才能缓解

在临产前两三周，很多准妈妈会经历假性阵痛，可能令人坐卧不宁，这时要尽力平缓情绪，让自己舒适起来，可以多采取坐姿休息，不要勉强走路、爬楼梯。白天出现假性阵痛时尽量减少躺着休息，以免引起腰酸。

如果假性阵痛已经引起腰酸，在酸痛的部位，可以让准爸爸进行按压式的按摩，减轻不适感。

小贴士

假性阵痛发生后，也可能出现部分血性分泌物，通常为暗红色的黏稠液体，流在护垫上的血量约为一个大拇指大小。

最后一个月可以多走动

怀孕到了最后一个月,一切正常的准妈妈仍然可以适量运动。此时推荐的运动是走动,走动不限于散步,哪怕就是在室内的走走也是可以的,不要总坐着或者躺着。

多走动有助于顺产

别小看这一步步的走动,这样小幅度的运动能帮助准妈妈顺产。此时胎宝宝的头部已经入盆,是一个向下的状态,准妈妈多走动可以帮助胎宝宝持续这样的状态,也有助于锻炼自己的体力,为分娩时积蓄产力,有助于生产的顺利进行。

还可以坚持散步

不必卧床休息的准妈妈,临近分娩也都可以到户外散散步,只是注意不要太累,可以比以前减少散步次数、时间,同时多做深呼吸。

最后阶段不宜爬楼梯

临近分娩,准妈妈的行动越来越不便,虽然推荐多走动,但是不推荐准妈妈爬楼梯。

准妈妈会出现不同程度的骨质疏松。另外,爬楼梯时膝关节要负担体重的3~4倍,身体越重,对膝关节的压力越大。由于爬楼梯时膝关节弯曲度增加,髌骨与股骨之间的压力也相应增加,会加重膝关节疼痛。

准妈妈爬楼梯锻炼要结合自己的实际情况,如果一直爬楼梯,身体状况好,偶尔爬几次楼梯也可以,但一定要掌握好速度与持续时间的关系。开始时,应采取慢速,坚持一段时间,可以逐步加快速度或延长时间,但是不能过于剧烈,否则会增加心肺负担。在爬楼梯的过程中发现不适,应立即停止锻炼。

如果准妈妈住在没有电梯的楼房,每天必须爬楼梯的话,一定要注意脚下要踩稳当,不要着急,上下楼梯都要慢一点儿。上楼梯相对来说要吃力一些,可以手扶楼梯扶手,将向身体的一部分重量转嫁给扶手,每上一步都要走踏实了再移动另外一条腿。下楼梯时,为了防止膝关节承受压力增大,应前脚掌先着地,再过渡到全脚掌着地,以缓冲膝关节的压力。爬楼梯后可对膝关节进行局部按摩,防止其僵硬强直。

小贴士

临近预产期,准妈妈身体越来越沉重,行动也越来越不方便了,此时非常需要身边有人陪伴。一来防止因为身体不便出现的一些闪失,如摔跤、站立不稳,或者因孕期不适而造成的突发状况等;二来有人陪伴可以照顾到准妈妈的情绪,缓解产前的压力和不适。

孕10月 第一眼就爱上你

第256天
做足入院前的准备

此时，胎宝宝各方面功能都已具备，最重要的是能够建立自主呼吸，随时都有可能出生，准父母要随时待命，做足入院的准备。

入院前要特别注意的事情

1.再检查一遍待产包，看有没有遗漏什么。把去医院需要带的物品都集中放在一起，所有物品分类装入各个小包，然后一起装入待产包中。陪护的人要清楚都有什么物品和物品放置的地方。

2.在这个时候，准妈妈身边需要始终有人陪伴，无论什么时候都不要让准妈妈一个人待着，外出时尤其如此，以免分娩到来猝不及防。

3.孩子在夜里出生的可能性较大，在身边陪护的人作息要规律，尤其是准爸爸，要早些睡觉，保持旺盛精力，同时安排好每日工作上的事情，以便必要时可以随时离开，及时给予准妈妈支持与帮助。

4.通常，准妈妈在去医院前会痛快地洗一次澡，但若发生破水或出血等分娩征兆，就不能再行入浴，所以在此之前最好每天都能淋浴。

什么时候去医院待产合适

晚入院有危险，但也不能太早入院。如果住院时间太长，准妈妈心理压力大，容易精神紧张。医生建议出现临产征兆后，尤其是当阵痛很规律的时候再入院是比较稳妥的。但当预产期已过，而临产征兆却迟迟没有出现，也不能继续等待，以免发生过期妊娠。可以在预产期后2~3天做检查，根据医生建议决定入院与否。

有以下情况的准妈妈需要提前入院：

1.如果准妈妈患有心脏病、肺结核、高血压、重度贫血等，应提前住院，由医生周密监护。

2.骨盆及产道有明显异常，不能经阴道分娩的准妈妈或者胎位不正，如臀位、横位以及多胎妊娠，可选择一个适合的时机入院进行剖宫产。

3.有中、重度妊娠高血压综合征，或突然出现头痛、眼花、恶心呕吐、胸闷或抽搐，应立即住院，控制病情，病情稳定后适时分娩。

4.有急产史的准妈妈，应提前入院，以防再次出现急产。

小贴士

准妈妈可能会觉得这等待的日子格外漫长，准爸爸也会整天心神不宁，不知道妻子何时临产，一切处于"备战"状态，气氛显得有些紧张。不妨两个人在一起享受一下二人世界，在家里听听音乐、看看影碟，好好珍惜这难得的时光。

坐月子，如同一段专属于从女人转变成母亲的旅行，对于这段不长不短的旅行，准妈妈会遇到许多新问题，趁现在有时间和精力，不妨提前安排一下月子里的琐碎事情，减轻坐月子期间的压力和琐碎事情的烦恼。

准备腹带和卫生用品

生产以后为了防止内脏下垂进而导致妇科病，也为了防止小腹突出，并及早恢复产前的身材，准妈妈可以准备两三条腹带。这种腹带宽度30厘米~40厘米，长度可绕腹部12圈半，是产妇专用的，尤其剖宫产初期，腹带的作用会更加明显。

生产完后会有一段时间的恶露，有的准妈妈恶露长达1个月，需要准备至少10天的卫生用品，包括卫生巾（最好是产妇专用的）、卫生纸、内裤、产褥垫等。

准备坐月子的衣物

新妈妈坐月子多半时间在室内，要为自己准备几套棉质睡衣和软底鞋，方便在家穿着。为了防止寒从脚入，还要准备几双棉袜，做足保暖的工作。

当然还要为宝宝哺乳做准备。准妈妈这时要多备几只新胸罩，在产后四五天时，有的准妈妈会开始漏奶，还可以买一些防溢乳垫，避免漏奶尴尬。

提前定好在哪里坐月子

坐月子的地点要提前和家人商量好，是在婆婆或妈妈家，还是就在自己家。决定之后就提前收拾出一间干净、通风的房间，将月子里需要用到的物品都准备好，以免出院之后再临时布置，手忙脚乱。

确定照顾衣食起居的人

新妈妈体虚，在坐月子时一定要好好休息，也不能过于操心费神。这就需要早点儿确定能够照顾新妈妈的人，可以是自己的婆婆或妈妈，也可以请月嫂。

如果要请月嫂，除了看重月嫂的技术外，人品好、有爱心是最关键的，最好能提前和月嫂相处一段时间，让月嫂提前来家里熟悉一下环境，并讲明要求及要注意的事项。

储备月子里的营养品

新妈妈坐月子期间有一些必需的营养品，如红糖、红枣、小米、挂面、鸡蛋等，这些食物最好提前采购，这样一出院就可以马上做来吃，省得还要临时购买。

小贴士

建议提前给家人分好工，比如谁来照顾小宝宝、谁来洗衣做饭、谁来采购等，实行专人专项负责制。每个人都清楚自己的职责，到时候就不会出现混乱状态。

孕10月　第一眼就爱上你

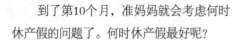

第258天
产假何时休最好

到了第10个月，准妈妈就会考虑何时休产假的问题了。何时休产假最好呢？

休产假需要考虑的几点问题

1.休产假是否会对家庭经济造成压力。

2.休产假这段时间会经历人生很多未知的事情，重返岗位时自己能不能适应这些变化。

3.家庭成员对于休产假的时间有何建议，是否有充足的人手帮助自己，还要考虑自己是否愿意花久一点儿时间带宝宝。

4.职场竞争压力是否很大，要考虑自己休假后是否能胜任工作，并且弥补与同事的差距。

一般情况下可以工作到临产

如果工作轻松，准妈妈的身体条件也很好，而准妈妈也想在产后能亲自多照顾宝宝一段时间，就没有必要太早请产假，可以一直工作，有很多准妈妈甚至工作到生产的前一天才休息。

其实，工作能给准妈妈带来较大的满足感，也是调节情绪的手段。坚持工作对准妈妈保持一个好情绪有积极的作用，而且工作时准妈妈的思维活跃，注意力比较集中，对胎宝宝有良好的胎教作用，所以坚持工作不是坏事。

不过，准妈妈非要工作到生产也没有必要，最好能给自己留下几天空闲时间，好好准备或休息一下，正常情况下，产前1~2周休假是比较好的。

什么时候需要提早休产假

一切正常的情况下，工作到产前1周左右是没有问题的，但如果出现一些特殊情况，准妈妈就需要考虑提早休产假了：

1.准妈妈身体沉重、行动不便，上班已经成了严重的负担。

2.准妈妈身体条件不好，有妊娠并发症，医生要求卧床休息。

3.准备异地分娩，需要早些动身，必须提前安排。

早休产假，产后休息的时间就少了，准妈妈可以跟公司商量，将其他假期合并休了，让产假可以长一些时间。

另外，早休产假对于习惯了工作的准妈妈来说，每天忙忙碌碌的生活在休假后突然闲下来，可能会有一些不适感。长时间待在家里会感觉无聊，在休假前要考虑到这个问题，规划好休假生活。

小贴士

无论早休假还是晚休假，都要注意一点，不要因为突然觉得自由了，就什么事都没有节制了，把生活都弄得不规律了，就得不偿失了。

美育胎教：欣赏名画《折荷图》

名称：折荷图

作者：丰子恺

这是现代画家丰子恺的漫画作品。漫画通过两个"折得荷花浑忘却，空将荷叶盖头归"的"小人儿"，将观者带入一个充满生活情趣、给人以无限遐想的绝妙美境。再配以简洁明了、充满生机的景物，整个画境童意盎然，宛如初春的小雨，在一阵阵荡漾着乡间泥土芬芳的新春气息中，淅淅沥沥沁人心脾……

丰子恺对子女的爱不亚于艺术，他写过不少脍炙人口的散文，其中就有关于孩子们的。下面这段生活小短文虽然质朴，但是童趣与亲子之情却引人入胜。

有一个炎夏的下午，我回到家中了。第二天的傍晚，我领了四个孩子——九岁的阿宝、七岁的软软、五岁的瞻瞻、三岁的阿韦——到小院中的槐荫下，坐在地上吃西瓜。夕暮的紫色中，炎阳的红味渐渐消减，凉夜的青味渐渐加浓起来。微风吹动孩子们的细丝一般的头发，身体上汗气已经全消，百感畅快的时候，孩子们似乎已经充溢着生的欢喜，非发泄不可了。最初是三岁的孩子的音乐的表现，他满足之余，笑嘻嘻摇摆着身子，口中一面嚼西瓜，一面发出一种像花猫偷食时候的"ngam ngam"声音来。这音乐的表现立刻唤起了五岁的瞻瞻的共鸣，他接着发表他的诗："瞻瞻吃西瓜，宝姊姊吃西瓜，

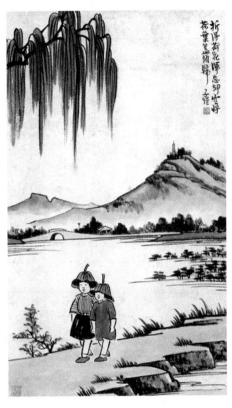

软软吃西瓜，阿韦吃西瓜。"这诗的表现又立刻引起了七岁与九岁的孩子的散文的、数学的兴味：他们立刻把瞻瞻的诗句的意义归纳起来，报告其结果："四个人吃四块西瓜。"

——选自《儿女》

孕10月 第一眼就爱上你

279

第38周

第260天
本周变化：头部完全入盆

胎宝宝已经胖起来了。他现在可能重约3100克，从头部到臀部长约35厘米，与上周相比，身长基本没有变化。

现在胎宝宝的各个器官发育完全并已各就各位，脑部开始了工作，肺部表面活化剂的产量开始增加，使肺泡张开，脑部和肺部会在出生后继续发育成熟。

胎宝宝本身的免疫系统已经建立，不过还不十分成熟，为了补偿这种不足，宝宝可以通过胎盘和哺乳接受来自母亲的抗体，从而抵御一些像流行性感冒等感染。

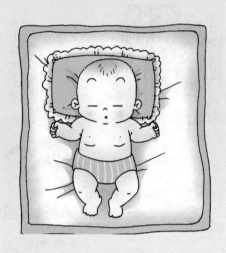

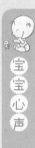
宝宝心声

我的房间对我来说已经太拥挤了，不得不蜷曲着身体睡觉，不过我现在很习惯这样的姿势哦，所以在出生后的几周内，我还会保持这种姿势的。

产检的时候，大夫和护士肯定已经一遍遍地提醒过妈妈，我应该在哪一天出生了吧？不过，我很可能提前出生，因为我已经等不及了，要跟妈妈和爸爸见面了。还想好好看看妈妈一遍遍给我仔细描述的这个新世界。不过，也许我也可能比预定时间稍晚几天再出生，这可不是因为我懒，而是时机未到，妈妈不要着急。医生说，只有迟到2周还不出生时，才需要他帮忙呢。

小贴士

由于分娩临近，你的羊膜囊可能会破裂，羊水一般是细细流出而不是大量涌出。它独特的味道容易与小便区分，羊水流出时应尽快联系医生。外出时可以用纱布垫在内裤中。

减轻阵痛的有效方法

临产阵痛开始后，准妈妈会感觉异常难受，而且往往不知道应该怎么做来让自己更好受一些。今天不妨来学习一下这些技巧，这样就不必躺在床上痛苦地忍耐了。

散步

身体直立的情况下，能使更充足的血液流向胎盘，为胎宝宝提供更多的氧气，降低他在分娩过程中发生窒息的危险，有助于产程顺利。散步时要有家人陪护，不要离病房太远。

分开脚站立

在子宫收缩时将自己的身体背靠在准爸爸或陪护者的怀里，头部靠在其肩上，双手托住下腹部；陪护者的双手环绕住准妈妈的腹部，不断地与其身体一起晃动。

深蹲

两脚分开，用手扶着床或者椅子做支撑，屈膝下蹲，半蹲、深蹲都可以。这样做可以转移压力，减轻疼痛。提醒一点，下蹲时不要盲目用力，因为宫口还没有开，用力反而会增加痛苦。

跪趴

在床上放一个枕头，床边地上放一个垫子，跪在垫子上，头部随意趴靠在枕头上，宫缩开始后摇晃臀部。这样做可以有效利用重力作用，加速产程。

伸懒腰

跪在地板上或者床上，双手和膝盖撑地，腰部反复拱起再放平，宫缩时摇晃臀部。这个动作能让胎宝宝十分舒服，因为此时他的压力最小。

晃动臀部

趴伏在床上，双手放于床上的一个垫子上，使自己的臀部低于肩膀，并且将双腿分开一些，左右晃动臀部，有助于减轻腰背部疼痛。

宫缩间隙的放松

在子宫收缩间歇可以采取直坐的姿势坐在床上，后背贴在有靠垫或枕头的床背上，双腿屈起，双手放松地放在膝盖上。这个姿势可使腹部及腰部得到放松，还可以将胎儿的头向子宫颈推进，让宫缩更为有效。

孕10月 第一眼就爱上你

小贴士

当阵痛袭来的时候，尽量不要紧闭眼睛，静静感受疼痛，这时候准爸爸的陪伴会起到很好的作用。准爸爸应尽量帮忙转移注意力，可以按摩、讲话等，即便只是握着准妈妈的手，或者让她看着自己的脸，都会有一定效果。

第262天
每天吃1个鸡蛋

鸡蛋营养价值很高，含有丰富的蛋白质、脂肪、维生素及微量元素，特别是蛋黄中含有胆固醇和卵磷脂，能够促进人体生长和神经发育，而且还含有造血必需的磷盐、铁盐以及有助于骨骼发育的脂溶性维生素等，是准妈妈不可缺少的高营养补品。

鸡蛋吃多了反而不利健康

有些人认为"生孩子时应多吃鸡蛋长劲儿"，于是便一顿猛吃好几个，甚至更多，这种做法是不科学的。

蛋黄中含较多的胆固醇和饱和脂肪酸，胆固醇和饱和脂肪酸对心脑血管系统的害处是众所周知的。为了防止膳食胆固醇过多引起的不良作用，《中国居民膳食指南2007》建议，每日膳食摄入的胆固醇不宜超过300毫克。这一数字与美国心脏病协会（AHA）和世界卫生组织（WHO）的建议完全相同。

那么，蛋类含多少胆固醇呢？鸡蛋黄每100克含1510毫克胆固醇，一个蛋黄（按18克估算）含272毫克胆固醇。这一数值已经很接近胆固醇摄入限量了。所以，除非是在肉类、鱼类和奶类缺乏的情况下，否则准妈妈不应盲目增加蛋类摄入量。在平衡膳食结构中，没有哪一种食物是多多益善的。

所以每天吃1个鸡蛋即可，最多2个，这已经足以满足准妈妈的需求。摄入太多一方面吸收不了会造成浪费；另一方面也会加重准妈妈的消化负担，可能引起消化不良、腹胀、呕吐等不良后果。

吃鸡蛋宜煮不宜煎

吃鸡蛋的方法有很多，煮鸡蛋、蒸蛋羹、炒鸡蛋、煎鸡蛋、荷包蛋、茶蛋等，鸡蛋还可以和面、做馅、做蛋花汤等。这些吃法中煎鸡蛋最不可取，破坏营养、增加脂肪。准妈妈更不能吃生鸡蛋，生鸡蛋进入消化道中会发酵产生一种抗生物素的物质，对身体有害，特别是对肾功能不好的准妈妈更不利。

鸡蛋以煮食为最佳，煮食的营养存留率最高，而且比蒸、煎、炸的要容易消化。但煮鸡蛋不宜过老或过嫩，太老不易消化，太嫩不熟，存留细菌，也很不卫生，最佳状态是蛋清已经凝固而蛋黄半凝固的状态，此时营养吸收最好。一般用专门的煮蛋器很容易做到这一点。

小贴士

鸡蛋的保鲜期并不长，常温下只能保鲜10天左右，如果放在冷藏室，也只有一个月保鲜期，所以鸡蛋买来后别忘了每天吃一个。鸡蛋摆放时尽量大头朝上、小头朝下直立着，这样可以堵住鸡蛋的气孔，增加新鲜度。

第263天
异地分娩涉及的问题

很多准妈妈选择回老家分娩，这就涉及异地生产的问题，准妈妈需要比在本地生产多留意一些事情。

要提早休假

常常出现孕妇在火车或者飞机上分娩的新闻，孕晚期已经不适宜长途旅行，如果需要到异地去分娩，则至少要提前1个月休假，这样不但避免途中可能生产的危险，还能为在异地分娩做好充分的准备。

选择合适的交通工具

由于肚子很大，在路上有诸多不安全因素，因此要根据路途远近选择合适的交通工具。选择交通工具的原则是：能乘坐火车最好不乘坐汽车和飞机；能乘坐飞机，最好不乘坐轮船；能乘坐江轮，最好不乘坐海轮。最好不选择夜车。

一般来说，短途且不需要转车时，选择汽车比较合适，中程距离选择火车，长途可考虑乘飞机。不过坐飞机往往有时间限制，多数航空公司规定怀孕35周（含）以上或者预产日期在4周（含）以内者不予承运，为多胎分娩或预计有分娩并发症者也不予承运，因此孕10月的准妈妈已经不能坐飞机。如果是孕9月，可能还需要办理乘机医疗许可。

如果乘火车，乘坐时间稍长时，一定要携带好新生儿的包裹用品，以备急需。另外，最好有人陪同，并选择卧铺，上车后立即与乘务员联系，预防在列车运行途中分娩，可以得到及时照料。不要在车厢里来回走动，避免碰撞或者跌跤。

迅速寻找一家合适的医院

到了异地之后，准妈妈首先要做的就是要找一家合适的医院。

医院最好距离自己的住处近一些，然后将那些口碑好、技术好、可以做产检全部项目的专科医院作为首要考虑，妇幼保健院一般都比较适合。

选定了医院以后就要在这家医院里做第一次产检了，产检时带上母婴健康手册，让产检医生能对自己的孕情有个全面了解，然后根据医生指示做相关的检查就可以了。

注意，当地的医院有些做法可能跟自己之前的那家医院不一致，有疑问可以问，就事论事，不要以其他医院的做法来质疑这家医院，这会引起医生的反感，让医患关系变得紧张，对自己不利。

小贴士

异地分娩还涉及生育保险报销的问题，不同地方有一些特别的规定，要在入保的社保局问清楚相关规定，避免将来补材料麻烦。

孕10月 第一眼就爱上你

283

越接近生产，准妈妈对生产的恐惧越强烈，而恐惧越深越不利于顺利生产，因此要想些办法把这种恐惧化解。

弄明白恐惧的原因

对生产的恐惧多来源于各种影视剧对生产的渲染，也有些是听说了生产的意外事故而心生恐惧。其实，影视剧出于艺术效果的考虑都有所夸大，而现代因为生产而发生严重事故的比例很小，整个生产过程都有医生控制，生产的危险性在现代已经降到了很低。大多数母婴都是安全的，完全不用为此担心。

对生产的恐惧最根本的原因还是对孕产的无知导致的，一般有过生产经历的准妈妈恐惧感就比初次生产的准妈妈小。化解由此带来的恐惧，最好的办法是多学习孕产知识，当"知识完全的时候，所有恐惧将统统消失"。可以看一些孕产书、电视节目等，当充分了解了生产是怎么一回事，恐惧感就会小很多了。

分娩到底有多痛呢

让妈妈们描述分娩的感觉，往往大不相同，有的描述像痛经，有的描述只是想排便，还有的则不是痛，感觉更多的是酸，总结起来，产痛其实是一种巨大的不适感，与利器划破皮肤的疼痛感是完全不同的。约15%的准妈妈只感觉到轻微的疼痛，35%有中等程度的疼痛，50%的产妇则会感觉到疼痛到无法忍受的程度。

分娩的确会引起疼痛，这是因为临孕末期，体内雌激素水平增高，雌激素提高了子宫肌肉对刺激子宫收缩物质的敏感性，只要子宫内有局部压力出现或增加，引起子宫收缩，子宫及其周围组织被牵拉，准妈妈就会感觉到巨大的不适感。

恐惧心理和疼痛阈值低是造成产痛的最大诱导因素，这就是有的妈妈感觉疼痛让自己撕心裂肺，而有的妈妈则感觉不是很痛，有的妈妈大呼小叫，有的妈妈则能默默忍耐的原因。

准妈妈如果能对分娩过程充分进行了解，理性看待，认真练习产前呼吸法，将疼痛感转移出去，就不会那么恐惧了。

要想从别人的嘴里了解到自然分娩到底有多痛，得到的答案往往不大可靠，徒增自己的恐惧感，还是要自己去感受了才知道。

小贴士

不管如何恐惧，最终都必须面对，不妨抱着"船到桥头自然直"的想法，转移注意力，生产会水到渠成地结束。

需要暂别同事，交接好工作

预产期就要到了，如果是从事办公室工作，可能还能够继续工作一段时间，但如果是需要出差或者常常不能坐立的工作，那么现在就该考虑休假了，准备跟同事们暂别，同时需要处理好手头的工作，和接替者及其他同事交接好工作上的事情。

进行工作交接

在离开工作岗位、准备休产假前，要在主管领导的认可下与工作代理人交接工作，这是一个很重要的环节。准妈妈要做的就是列出工作明细表，告知代理人工作中的重点及可能遇到的问题，并亲自做示范，让代理人了解你的工作脉络与流程，提前进入工作状态，这样也为自己提供了方便，万一出现早产症状，就可轻松离开。

告知同事

在休产假前，让代理人同与工作有密切联系的同事熟悉，并告知同事，代理人将在产假期间接替你的工作。这样既方便了工作的开展，也让代理人觉得很温馨。

举行暂别仪式

这个仪式也是职场准妈妈与职场的暂别，接下来的一段不短的时间里，和同事暂时也不会见面，准妈妈恋恋不舍地跟同事正式告别吧。

最好在已经请好假，准备离开工作岗位的时候再举行这样的一个仪式，如果明天还要来上班，今天就最好不要举行，防止产生尴尬。

暂别仪式可以在下班后的办公室以茶话会的形式举行，也可以到饭店举行。不过，准妈妈需要注意的是，无论在哪里，都不要太累了。尤其是饭店，喧闹的环境、油腻的饮食，对此时的准妈妈都不太好。所以，如果去饭店，最好选择环境安静一些、菜品风味清淡一些的。

在仪式上，感谢领导和同事们在过去的几个月中对自己的关心和照顾，也接受同事们的祝福。

接近预产期了，职场准妈妈要开始准备交接工作了，那么什么时候停止工作最好呢？太早停止工作，对自己的前途可能产生影响；要是停止得太晚，又可能会影响胎儿和自己的健康。其实，准妈妈所从事的工作类型决定她们在40周的孕期中工作时间的长短。

小贴士

虽然在休产假，但准妈妈也不要断了与单位领导和同事的联系，可以偶尔跟他们通个电话，了解单位的新动态，以便再回来上班时能尽快融入。

孕10月 第一眼就爱上你

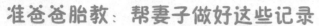

第266天
准爸爸胎教：帮妻子做好这些记录

为了预防意外以及给妻子怀孕分娩提供更有用的帮助，准爸爸除了及时清点住院期间要用的东西外，还要注意防患于未然，把出现紧急情况时需要的资料记录下来，保存在能迅速拿到的地方，比如墙上显眼处，床头柜等。

记录应急资料

产检医院是＿＿＿＿＿＿＿＿＿＿

电话＿＿＿＿＿＿＿＿＿＿＿＿＿

夜间门诊情况＿＿＿＿＿＿＿＿＿

产检医生是＿＿＿＿＿＿＿＿＿＿

上班时间（周几、几点）＿＿＿＿

医院地址＿＿＿＿＿＿＿＿＿＿＿

线路情况（步行、转车、红绿灯等）

＿＿＿＿＿＿＿＿＿＿＿＿＿＿＿

离家最近的医院是＿＿＿＿＿＿＿

电话＿＿＿＿＿＿＿＿＿＿＿＿＿

医院妇科门诊休假情况＿＿＿＿＿

夜间门诊情况＿＿＿＿＿＿＿＿＿

医院地址＿＿＿＿＿＿＿＿＿＿＿

线路情况（步行、转车、红绿灯等情况）＿＿＿＿＿＿＿＿＿＿＿＿＿＿＿

其他可供紧急情况下选择的医院及联系电话＿＿＿＿＿＿＿＿＿＿＿＿

丈夫联络多的朋友电话＿＿＿＿＿

妻子联络多的朋友电话＿＿＿＿＿

父母及岳父母的电话＿＿＿＿＿＿

兄弟姐妹的电话＿＿＿＿＿＿＿＿

出租车电话：

出租汽车公司1＿＿＿＿＿＿＿＿

出租汽车公司2＿＿＿＿＿＿＿＿

为了更有利于提供给产科医生一些妻子分娩的进度和身体状况，也为了留一点儿纪念，准爸爸应当将分娩开始后的情况进行一些必要的记录，事先可以准备这样一份记录表：

子宫收缩情况：

开始时间＿＿月＿＿日＿＿时＿＿分，宫缩间隔时间＿＿分＿＿秒，宫缩持续时间＿＿分＿＿秒。

见红时间：＿＿＿月＿＿＿日＿＿＿时＿＿分，量＿＿＿＿＿＿＿＿＿＿＿＿

有无破水：＿＿＿月＿＿＿日＿＿＿时＿＿分，羊水量＿＿＿＿＿＿＿＿＿＿

准妈妈的精神状态：＿＿＿＿＿＿＿

意外情况：＿＿＿＿＿＿＿＿＿＿

小贴士

为了避免重要资料丢失，建议准爸爸将资料做好以后拍照留存在手机或者发送给亲友保存。现在智能手机上有丰富的怀孕分娩的应用程序，不妨下载记录宫缩等情况的程序，使用起来会更方便。

最新怀孕分娩一日一课

第39周

第267天

本周变化：头部固定在骨盆中

胎宝宝的体重现在已经长到了3250克左右，一般情况下，男孩比女孩的平均体重要略重一些。他的脂肪的生长并没有停止，而是以每天14克的速度在继续增加。由于皮下脂肪的增厚，胎宝宝皮肤的颜色开始从粉红色变成白色或蓝红色。而且胎宝宝的皮肤越来越光滑了，胎毛正在消失，若胎毛保存到出生，多会出现在他的肩部、前额和颈部。

胎宝宝的头部已经固定在骨盆中。头颅骨还没有完全固化，这是为了在分娩时被挤压，以便更顺利地通过你的产道。胎宝宝的头在分娩过程中会变形或被拉长，不过不用担心，出生后的几天内就会恢复

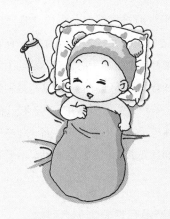

成正常的圆形。

接下来的一段时间里，胎宝宝将会继续从血液和羊水里吸取生存最重要的物质：抗体，它能够为胎宝宝提供免疫力来对抗许多疾病。

宝宝心声

在最后的几周里，妈妈的情绪对我以后的性格仍然会有重要影响哦，所以妈妈一定要快快乐乐的，让我成为一个开朗乐观的孩子。

出生的时刻随时会到来，我已经时刻准备着了。妈妈，听说我出生的时候你会很痛很痛，对不起哦，妈妈，我也很怕痛痛，关键时刻，我会和妈妈一起努力，尽快结束分娩过程。我相信妈妈一定可以顺顺利利地生下我的。

爸爸，因为我也不知道我什么时候会出生，所以请你一定要陪在妈妈身边，以免我发出信号的时候，没人给妈妈帮忙。如果爸爸工作忙，就请爷爷奶奶或者外公外婆陪着妈妈吧，有他们在，妈妈会更安心的。

小贴士

临近预产期的前几天，准妈妈需要留在家中休息，并每天清洁身体，安心等待临产征兆的出现。这个时候要保证家中始终有人陪伴在你身边。如果发生破水，不管在什么场合，你都要立刻平躺下来，然后立即打电话叫救护车。在去医院的途中，也必须保持平卧的姿势。

孕10月　第一眼就爱上你

287

第268天
难产的发生概率并不高

不少准妈妈都十分畏惧"难产"二字，这种畏惧大多是因为对难产有着误解。难产是个医学用语，有一定的医学指征，和普通人所理解的难产是有区别的。实际上难产发生的概率并不高，现代的医疗条件与技术又十分成熟，因"难产"而引起的意外事故也很少，准妈妈不要为此忧心。

难产没有想象中那么可怕

医学上认为的难产有的产前就可以预知，有的虽然出现在分娩时，但也是可控的。产前可预知的难产情形包括骨盆结构异常、胎位不正、多胎、连体胎儿、巨大儿等。存在这些难产因素，就可以直接选择剖宫产，发生危险的概率很小。

在产程中才发现的难产包括胎头旋转异常、宫缩乏力、宫缩过强、胎盘早剥等几种情形，都在医生的监控之中，一旦出现异常就会迅速采取措施，所以也不会出现意外。

如果胎头旋转异常，医生会协助胎儿改变位置；如果宫缩乏力，根据乏力出现的时间，医生会选择打催产素增加产力或者打镇静剂让准妈妈睡一觉恢复产力，如果实在不行也会进行剖宫；如果宫缩过强，医生会准备采取应对急产的措施，尽量让产伤少些；一旦胎心不良，马上就会

安排剖宫产。由此，你可以看见，无论何种情况，你和胎儿都在医生的监护之中，你和胎儿都是安全的，不会发生重大意外，没必要担心。

人为造成的难产才是最麻烦的

分娩的时候，阵痛是难免的。有些准妈妈的产程比较长，经历阵痛折磨时间也就比较长，而且有些人对疼痛的耐受力特别差，这时候准妈妈和家人就会错误地认为是难产了。准妈妈要求剖宫产，家人立刻响应，于是顺产转成了剖宫产。这时候，自己和家人就更加认定了就是难产，其实还远远没达到那个程度，而且没有任何难产的医学指征。

宫缩乏力和宫缩过强也有部分是人为导致的，准妈妈阵痛时哭喊、挣扎耗费了大量的体力就会造成宫缩乏力，宫缩过强则是因为准妈妈想人为地加快产程而要求大夫使用催产素而导致的，结果都有可能导致不能自然分娩。

小贴士

准妈妈要明白，生命的诞生是个自然的过程，不需要人为干预太多，而且现代产科医学已经很先进，准妈妈多配合医生，不会出现生产意外的。

必须立即去医院的情况

待产期间，如果准妈妈出现下面这三种情况，必须立即去医院，不要拖延：

腹部剧痛

孕晚期如果突然感到下腹持续剧痛是非常危险的信号，有可能是胎盘早剥，也有可能是早产或子宫破裂的先兆，一定要及时就医，切不可拖延时间。

正常情况下，胎盘应在胎儿娩出后才与子宫壁分离。如果胎盘位置异常，准妈妈又有妊娠高血压疾病、外伤或羊水突然大量流出，会使胎盘在胎儿娩出前与子宫部分剥离。

胎盘早剥的典型症状为不同程度的下腹部撕裂样疼痛，多伴有阴道流血，严重者腹痛难忍、腹部变硬、胎动消失，甚至休克。

阴道出血

孕晚期如果出现阴道出血，即使只有少量出血，也要引起高度重视，立即就医。此期的阴道出血一般都是胎盘异常所致，常见的是前置胎盘或胎盘早剥。

正常情况下，胎盘应位于子宫体的前壁、后壁或侧壁，如果胎盘附着的部位过低，部分或全部附着在子宫颈口上，便会形成前置胎盘。在妊娠晚期，子宫开始不规律收缩或临产后，子宫下段会扩张，可使覆盖于子宫颈口的胎盘与子宫分离，从而引起出血。

前置胎盘出血的特点是血色鲜红且不伴有腹痛，出血量的多少与胎盘覆盖子宫颈口的多少有关，覆盖得越多则出血越早，出血量也越大；反之，则出血晚些，出血量亦少些。

胎盘早剥出血血色暗红并伴有腹痛，严重时剥离面血液可渗入子宫肌层，使准妈妈腹部硬如木板。由于剥离的出血面与阴道不一定相通，常常阴道出血量与孕妇及胎儿面临的危重情况不相符合，常易掩盖真实、危急的病情。因此，一旦发生阴道出血并伴有腹痛，应引起高度重视，马上去医院检查，以免发生危险。

羊水流出

临近分娩，阴道分泌物会增多，但如果突然感到有大量液体从阴道流出，能湿透内、外衣裤，似尿液，持续不断，时多时少，无法止住，可能是发生了胎膜早破。最好马上平卧于床上，并将臀部抬高，以减少羊水流出；局部应使用消毒会阴垫；家人应该用担架或救护车立即将准妈妈送往医院。

小贴士

在怀孕最后几周不妨使用护垫，使准妈妈有安全感，但必须勤换，最好每次大小便后都予以更换。

孕10月 第一眼就爱上你

第270天
少吃速冻食品

速冻食品虽然方便快捷，但却存在不少卫生和安全方面的隐患，准妈妈最好少吃。

速冻饺子营养易流失

按照速冻食品包装上的说明，一般的饺子在零下18℃下可以保存3个月时间。其实这里面有两层含义：只要出厂后一直保存在零下18℃，那3个月之内就不会发生明显的质量问题；如果出厂后没有一直保存在零下18℃，那么不保证3个月之内发生品质下降。也就是说，速冻食品在零下18℃有3个月的保鲜期，绝不意味着它真能保质3个月。

在冷冻条件下，微生物基本上不会繁殖，但口感、鲜味却在慢慢变化，脂肪会缓慢氧化，维生素也在缓慢分解。食用这样的速冻食品并没有什么营养，如果过多地食用此类食品，会造成准妈妈和胎儿营养的缺乏。

速冻食品容易受污染

如果购买散装的速冻食品，在销售人员拆除大包装散卖和顾客挑选过程中，都不可避免人与食品的接触，造成细菌污染。

散装食品与空气接触面积大，还会造成水分蒸发、产品干裂与油脂的氧化、酸败等现象，空气中存在的微生物、病毒等很可能污染食物，导致食用不安全。

超市冰柜温度难保证，导致维生素损失

速冻食品一般要求在零下18℃保存，但是超市的冰柜是敞开的，人们翻来翻去，温度不可能一直保持零下18℃。买回家的路上，环境温度要比冰柜高，产品虽然没有完全融化，但温度也会随之升高，这就会导致维生素大量损失和微生物快速繁殖。

挑选速冻食品的小窍门

1.看袋子上打印的出厂日期，尽量选择最近出厂的产品。

2.注意看食品表面或包装袋内有无霜，有霜表示食品已经反复冻结过，其品质开始变化。

3.挑选时最好拿放在冷柜下部的产品，那里的温度比较稳定。

4.尽量少吃颜色特别鲜亮、好看的食品类型，比如鲜黄的小馒头之类的，避免食入过多的色素和添加剂。

小贴士

如果准妈妈在产前根本吃不下东西，一定要告知医生，医生会根据情况安排输注葡萄糖、生理盐水等，以补充营养，供应分娩所需的能源。

准妈妈在孕期容易鼻子出血，原因多种多样，如休息不好、营养不均衡、体内雌激素水平升高等，这些都容易导致准妈妈血管扩张充血，而鼻子内部的血管很丰富，血管壁也较薄，因此很容易出现鼻出血。此外，如果有鼻息肉、血液病、凝血功能障碍、急性呼吸道感染等疾病，鼻出血现象会经常出现。

鼻出血时的处理方法

当鼻子出血时，准妈妈不要太紧张，要稳定情绪，因为大部分情况下鼻出血都可以自行处理，及时止血。

对于鼻出血，最好的办法是压迫止血。因为鼻出血的部位大部分是在鼻中隔的前下方，用手指将鼻翼向中隔处挤压，可使出血部位受到压迫。如果一侧鼻孔出血，就用手指按压另一侧鼻孔的前部，也就是软鼻子处，按压5～10分钟之后再放手。若是两边都在出血，就用两个指头捏住两侧鼻翼，用嘴呼吸。也可以将鼻腔喷液喷到棉球上，将棉球塞入鼻孔帮助止血。

鼻出血时无须仰卧，因为仰卧时血会从咽后壁流入食道及胃，这样就掩盖了鼻出血的真相，误认为已不出血，实际上并未真正止血。

鼻出血止住以后，鼻孔里会有不少凝血块，不要急着把它们弄出去，过一会儿再弄。这时候也要尽可能避免用力打喷嚏以及用力揉鼻子，以免再出血。

若是经常流鼻血，或者流鼻血超过20分钟都止不住的话，就要去医院进行诊治了。

如何预防鼻出血

1.不要养成挖鼻孔的习惯，以免导致鼻黏膜血管受损而出血。

2.如果天气干燥，准妈妈应多吃苹果、梨、西瓜等滋阴的水果，少食辛辣食物，保持大便通畅。

3.可每天用热水泡脚、凉水洗脸，预防鼻出血。

4.对内热较大的鼻出血准妈妈，可在咨询中医师后，适当用些清热凉血的中草药栀子、金银花、菊花、黄芩，泡水喝或煎煮饮用。

5.当准妈妈经过一个晚上的睡眠，起床后，体位发生变化或擤鼻涕时，非常容易引起鼻出血，所以起床或者变化姿势时不要太猛，揩鼻涕时动作要轻柔。

小贴士

若准妈妈有严重的鼻腔感染，一定要在医生指导下用抗生素治疗，因为感染本身也会影响胎宝宝发育。

孕10月　第一眼就爱上你

291

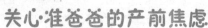

第272天
关心·准爸爸的产前焦虑

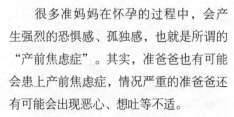

很多准妈妈在怀孕的过程中，会产生强烈的恐惧感、孤独感，也就是所谓的"产前焦虑症"。其实，准爸爸也有可能会患上产前焦虑症，情况严重的准爸爸还有可能会出现恶心、想吐等不适。

产前焦虑更多地出现在压力大的准爸爸身上。焦虑是负面的情绪，可能会影响到准妈妈的情绪，胎宝宝也会连带着受到影响。除了准爸爸要自己努力调整外，准妈妈和家人也要多包容，帮助准爸爸克服焦虑的情绪，让他自信地完成角色转变。

有助于缓解准爸爸焦虑情绪的小技巧

1.多看看孕产专业书籍，了解相关知识。

2.强壮体魄，有利于增强自信心，克服焦虑。不要熬夜，经常陪准妈妈散步和做运动，没多久，准爸爸就会发现自己的精力更加充沛了。

3.不要把胎宝宝的到来看成是一种责任和压力，应该是一种乐趣。用平和的心态去对待即将出生的宝宝，不要有太多高标准的期待，压力自然就会变小了。

4.准妈妈可以尝试与准爸爸交流一下，谈谈你的感觉。如果你能平静下来，准爸爸会更容易平复紧张情绪，做好你的依靠。

5.把去医院的路线事先走一遍，最好是写在纸上放在钱包里。那样在紧急情况下准爸爸就不会太过紧张，即使是一时忘记了路线，也能及时从钱包里找出。

6.控制情绪，这对于应对焦虑很重要。当感觉到担心焦虑正渐渐地袭来时，一定要想办法让自己更舒服些，比如适当的休息、充足的睡眠、适量的运动以及均衡的饮食等，不要让负面情绪不断加重。

7.学会倾诉，不要把自己的情绪隐藏起来。如果把自己的情绪隐藏起来，使它没有及时地宣泄出来，积累到一定程度以后，反而更不容易得到缓解。

8.建立适合自己的支持系统。每个人都需要帮助，准爸爸可以想想在宝宝到来的日子里到底需要什么帮助，需要什么人帮助。从现在开始建立一个支持系统，可以包括父母、兄弟姐妹、朋友、医生等。

小贴士

如果准爸爸是因为安全感焦虑，可以试试给全家人买一份保险，健康保险、养老金以及为宝宝计划的教育基金等，有了长远规划，就会发现压力不会太大，情绪也会轻松很多。有了保障之后就会让家有种安全感。

语言胎教：《论孩子》

孩子对你而言是怎样的一个存在呢？在纪伯伦眼里，父母是弓，孩子是箭，你们给孩子成长储备的能量越充足，孩子将在未来的社会上走得更远。今天来读一读纪伯伦的这首谈论孩子的诗吧。

论孩子

你的孩子，不仅是你的孩子，
他们是"生命"对自身的渴望。
他们借你而来，却非因你而来，
他们虽在你身旁，却不属于你。
你可以给他们爱，而不是你的思想。
因为他们有自己的思想。
你可以荫庇他们的身体，却不能荫庇他们的灵魂。
因为他们的灵魂住在"明日"的宅中，那是你在梦中也无法到达的。
你可以努力去模仿他们，却不能使他们变得像你。
因为生命既不会倒退，也不会停留在昨天。
你是弓，你的孩子是从弦上发出的生命的箭矢。
那弓箭手在无穷之间看定了目标，用神力将你引满，使他的箭矢迅速而遥远地射了出去。
让你在弓箭手手中的"弯曲"成为喜乐吧。
因为他爱那飞出的箭，也爱那静止的弓。

——卡里·纪伯伦《先知》第四章

Children

Your children are not your children.

They are the sons and daughters of Life's longing for itself.

They come through you but not from you,

And though they are with you, yet they belong not to you.

You may give them your love but not your thoughts.

For they have their own thoughts.

You may house their bodies but not their souls,

For their souls dwell in the house of tomorrow, which you cannot.

Visit, not even in your dreams.

You may strive to be like them, but seek not to make them like you.

For life goes not backward nor tarries with yesterday.

You are the bows from which your children as living arrows are sent forth.

The archer sees the mark upon the path of the infinite, and He bends.

You with His might that His arrows may go swift and far.

Let your bending in the archer's hand be for gladness;

For even as he loves the arrow that flies, so He loves also the bow

that is stable.

–Kahlil Gibran, The Prophet, Chapter 4

第40周

第274天
本周变化：随时可能出生

本周，胎宝宝身长37厘米~38厘米，体重3400克左右。

胎宝宝的腹部可能比头部稍微大些，脂肪的比例非常大，占全部体重的15%左右，身体内的所有器官和系统都已发育成熟，随时可以出生了。

现在，胎宝宝的重要生命线——胎盘正在老化，传输营养物质的效率在逐渐降低，到胎宝宝娩出它的使命就完成了。同时胎宝宝所处的羊水环境也有所变化，原来清澈透明的羊水变得浑浊，成了乳白色液体了。

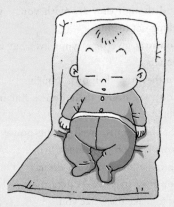

胎宝宝现在正等待着呼吸第一口空气，当他出生后第一次呼吸时，会激发心脏和动脉的结构迅速产生变化，从而使血液输送到肺部。他出生后第一声啼哭通常都是没有眼泪的，因为他的泪腺功能还没有被开发，这种情况会持续两三周。

宝宝心声

盼星星、盼月亮，我终于要出来啦！如果到时间我还迟迟不出去，爸爸妈妈可千万别以为是我不着急哦，那肯定是我还没做好准备呢，请爸爸妈妈再耐心地等待几天吧。不过，如果我迟到2周还不想出来，那就要请医生帮忙了，在妈妈肚子里待得太久也不好呢。

我刚出生的时候，样子可不太好看，爸爸妈妈千万不要嫌弃，过几天，等我适应了子宫外的新世界，我就会变得漂亮起来了。看看，我的鼻子、眼睛、眉毛、嘴巴……它们是不是遗传了爸爸妈妈的优势特征呢？那么疼爱我的爸爸、妈妈又是长什么样呢？真是令人期待的会面啊。

亲爱的爸爸、妈妈，今后还要麻烦你们照顾我成长，辛苦你们啦！

小贴士

临产时，你若发生恶心、呕吐、进食量少等情况，应及时告知医生，可根据具体情况注射葡萄糖等滋补药物。

最新怀孕分娩一日一课

排解分娩那些尴尬事

临近生产，准妈妈大多已经了解了不少分娩知识，这些知识告诉了准妈妈该如何迎接分娩的到来。你知道吗，分娩时除了努力配合医生外，还可能要应付一些不经意的尴尬事。这里说一说最常见的事情，希望能让准妈妈有一些思想准备，知道一切都很正常。

尴尬1：遭遇男医生

"遭遇"男接生医生不可避免，几乎大部分准妈妈都会觉得非常难为情，但在医生眼里，这些是工作，是一件严肃的事，也习以为常。他们只会以专业的角度看待准妈妈，所以准妈妈要尽快调整心态。

尴尬2：被要求脱光光

进入待产室前，护士会为准妈妈在肚子和大腿上部涂上肥皂液，然后剃除那些部位的体毛。为了方便，护士通常会要求准妈妈脱掉裤子，直至手术完成。

尴尬3：抑制不住地发抖

身体抑制不住地颤抖，牙齿发出咔哒咔哒的声音，这种现象通常发生在胎儿血型与自己不一致的准妈妈身上，并不是因为感到冷，而是分娩时胎儿血会有极少量融入准妈妈的血液中，令准妈妈出现颤抖、哆嗦的现象。

尴尬4：会制造一些尴尬的声音

胎儿降生过程中会促使一些气体和大便从肛门被迫排出。通俗地说就是，准妈妈可能会在产床上放屁或大便，尤其是进行麻醉后，由于括约肌丧失知觉，这种情况更有可能发生。

如果真发生了这样的事，准妈妈也不用感到难堪，这完全是正常的反应。

尴尬5：头脑一片空白

在分娩的紧要关头，准妈妈很容易就会忘掉分娩知识，这时你需要一个可以随时提醒你的人，告诉你怎样放松、怎样呼吸和用力。

尴尬6：宝宝第一眼并不可爱

这是必须给准妈妈打的预防针，现实生活中确实有准妈妈看到孩子第一眼产生厌恶情绪的，宝宝第一眼不可爱是生理因素决定的，长一些日子就会变漂亮。分娩后，妈妈可以先好好地休息一下，然后给孩子喂奶，相信那时候你看小宝贝会越看越着迷。

小贴士

当每次宫缩时想排便的感觉都非常强烈，这是宫口开得很大，甚至是开全的征兆。准妈妈应该感到欣慰，如此有助于消除内心的尴尬。

孕10月 第一眼就爱上你

第276天
临产征兆有哪些

进入预产期后，宝宝随时都可能出生，要注意临产征兆，它们会提示准妈妈何时需要去医院。

临产三大产兆

1.规律性宫缩：真正的宫缩开始后，收缩很有规律，强度逐渐加深，宫缩频率加快，每隔3～5分钟就收缩一次，每次宫缩持续时间较长，可以持续50～60秒。

2.破水：包裹胎宝宝的羊膜囊破裂，羊水从阴道流出就是破水了。准妈妈此时会感觉有液体自阴道不自主地流出，不能像控制尿液一样控制住。一旦发生破水，不管在什么地方都要马上平卧，并且垫些干净护垫，同时尽快去医院。

3.见红：胎头入盆后，胎膜和子宫壁逐渐分离，摩擦会引起血管破裂而出血，胎头压迫子宫颈使得封住子宫颈的黏液栓脱落，脱落时带着血液一起流出，就是见红了。血的颜色一般为茶褐色、粉红色或鲜红色，出血量比月经量少，混合黏液流出。见红后24小时，阵痛可能就会开始。也有部分准妈妈在生产前1周或更早见红。如果出血量较大，可能是胎盘剥离或血管破裂引起的，需要尽快去医院。

其他容易忽略的产兆

1.上腹部轻松感：胎头入盆后，肚子最高点下移，子宫底对上腹部的压力减小，准妈妈会感觉上腹部轻松、舒适了不少，呼吸轻快、胃烧灼感减少，食量也增大了。在上腹部轻松后1～2周，宝宝可能就要出生了。

2.小腹不适：胎头入盆后，准妈妈膀胱、直肠等受到的压力增大，小腹会感觉坠胀不适。

3.感觉胎宝宝要掉出：胎头入盆后，准妈妈有一种胎宝宝马上要掉下来的感觉，这种情况发生后，生产会在一周或数小时后开始。

4.便意感：胎头入盆后，子宫收缩时，直肠和膀胱受到的压力增大，准妈妈就会出现强烈的便意。在有便意感的时候要深呼吸、哈气，不要用力。

5.大腿根部疼痛：临产前，左右耻骨的连接部位会变得松弛，以便宝宝顺利通过产道，因此准妈妈会感觉大腿根部疼痛。

6.体重不再增加：当准妈妈体重不再增加的时候，说明胎宝宝已经完全成熟，很快就要出生了。

小贴士

出现了临产征兆时，不用慌张，准备住院即可。如果不能确定是否该入院，可以先打电话问一下医生。

最新怀孕分娩一日一课

近年来保存脐带血的方式越来越受欢迎，经济条件允许的话也可以考虑保存，这也相当于为宝宝买了一份保险。

如果想给宝宝保存脐带血，最好在孕28周左右与脐带血库进行联络，并签署一份《脐带血冻存保管协议》。

不过，脐带血保存过程中的安全性还是存在一些争议的，所以到底要不要保存，准父母需要好好商量。

脐带血的用途

脐带血是胎宝宝娩出、脐带结扎并离断后残留在胎盘和脐带中的血液，通常是废弃不用的。但近些年的研究发现，脐带血中含有可以重建人体造血和免疫系统的造血干细胞，可用于造血干细胞移植，治疗多种疾病，如血液系恶性肿瘤（如白血病、多发性骨髓瘤、淋巴瘤等）、血红蛋白病（如海洋性贫血）、骨髓造血功能衰竭。

脐带血存储人可享受哪些待遇

1.存储人在保存期间对自体保存的脐血有完全支配、处置权。

2.脐带血库负责保证脐带血自体保存期间的质量。在存储人患病需进行脐带血移植时，如因脐带血库过错造成脐带血的损坏而不能使用，脐带血库将返还储户所支付全部费用的两倍，同时负责提供一份配型基本相合的脐带血。

3.存储人在18岁前因意外伤害或疾病住院治疗的，保险公司对于在保险公司指定的医疗机构所支出的、符合当地社会医疗保险主管部门规定报销的医疗费用，超过人民币200元以上部分，按70%～90%给付住院医疗保险金，最高限额为10万元。

脐带血存储流程

1.和脐带血库签署一份保管协议，交纳脐带血采集费、检验费、冷冻费和保管费，不同地区保存费用并不一样，具体要咨询各地脐带血库。

2.准妈妈在住院后第一时间通知脐带血库，并告知所在医院、预产期及床位号，留下联系电话。

3.采集脐带血后36小时内，脐带血入库。脐带血在入库前会进行乙型肝炎、丙型肝炎、巨细胞病毒、梅毒螺旋体、艾滋病病毒以及细菌、真菌的检验。如果存在以上问题，一般情况下将不予保存，并退还所有已交费用。

小贴士

建议有遗传病家族史或者患过白血病的家庭，为孩子储存脐带血，因为在这种情况下，除了孩子自己外，亲属也有用到脐带血的可能。

孕10月 第一眼就爱上你

297

第278天
为生产蓄积一些能量

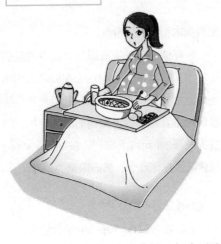

分娩需要消耗巨大的能量，相当于跑完1万米所需要的能量，这些能量必须在生产前得到足量补充，这样才能保持体力分娩。

吃高蛋白、半流质、新鲜而且味美的食品

临产前，准妈妈一般心情比较紧张，不想吃东西，或吃得不多，所以，要求食品的营养价值高和热量高，如鸡蛋、牛奶、瘦肉、鱼虾和大豆制品等。同时，要求食物应少而精，防止胃肠道充盈过度或胀气，以便顺利分娩。分娩过程中消耗水分较多，因此，临产前应吃含水分较多的半流质软食，如豆浆、牛奶、面条排骨汤、大米粥等。

吃一些含糖水果

待产时由于阵痛频发，准妈妈出汗多、体力消耗大，如果不好好进食，容易引起脱水。这时准妈妈可以吃一些水分多的含糖水果，如西瓜、葡萄等，一方面解渴，另一方面其中的糖分可直接供应能量。

适当吃些纯巧克力

在所有高能量的食物中，营养学家首推巧克力作为"助产力士"。每100克巧克力中含有碳水化合物50多克、蛋白质15克，可以释放出大量的能量，而且其中的碳水化合物吸收利用速度特别快，是鸡蛋的5倍。

另外，巧克力中的微量元素、维生素、铁、钙等营养素含量也较丰富，对于准妈妈产后产道修复以及泌乳和增加乳汁营养也都很有益处。

所以，准妈妈在待产时可以适当吃些巧克力，越纯的巧克力越有效。

宜少吃多餐

由于阵阵发作的宫缩痛，常影响准妈妈的胃口，准妈妈应学会宫缩间歇期进食的"灵活战术"。可每日进食4～5次，少吃多餐。

注意补充水分

产前还需要补充足够的水分，避免引起脱水，直接喝水，喝牛奶、果汁或吃水分比较多的水果都可以。

如果超过预产期仍然没有分娩

在自然临产的准妈妈中，仅5%左右正巧在预产期分娩，85%左右在预产期前后两周内分娩，这都属于正常范围。约10%的准妈妈在妊娠大于或等于42孕周时分娩，这被称为过期妊娠。

过期妊娠可能造成的危害

1.影响胎儿发育。过期妊娠时，胎盘老化，容易造成胎盘血流量减少，影响胎儿生存以及智力发育，严重的会导致胎儿发生宫内窘迫，甚至胎死腹中。

2.娩出"过熟儿"。过期宝宝出生后大多身体瘦小，皮下脂肪缺乏，皮肤干燥多皱褶，犹如一个小老头，医学上称为"过熟儿"。过熟儿不仅发育差，而且还易发生新生儿脱水、低血容量、低血糖及代谢性酸中毒等并发症。

3.羊水减少，影响分娩。妊娠时间超过42周后，羊水量会减少，容易导致宫口扩张缓慢，产道润滑不够，延长产程。

超过预产期时该怎么做

假如已经过了预产期，但仍然没有分娩，准妈妈先不要着急，定时做产检，如果胎心监护正常，胎盘功能尚佳，羊水也清澈，就不必担心了，也不必住院，可以耐心等待产兆出现。

接下来可以适量增加运动量，促进宫缩。假如准妈妈身体状况良好，可以少量做上下楼梯的动作，对刺激子宫和骨盆较有效。另外，按摩，刺激乳房、乳头可以引起子宫收缩，可以每天用软布热敷乳房3次，热敷完后交替刺激乳房和乳头，每侧数分钟，也有一定效果。

确定过期妊娠时需催产

如果确诊为过期妊娠或者超过预产期2周了，还没有临产征兆，但是宫颈条件已经成熟，12小时内胎动累计数小于10次或胎心监护不良、羊水过少、并发中度或重度妊娠高血压疾病、胎宝宝体重大约4000克，无论如何都需要尽快采取催产手段结束孕育，可在阴道给药或者静脉注射催产素。

一般情况下给药几小时后，就会发生宫缩反应。当宫颈口开到2厘米时，就进入正常的待产程序了。如果催产失败或者胎盘功能不良，胎宝宝出现了宫内窘迫的征象，不论宫颈成熟与否，都必须直接进行剖宫产。

小贴士

为安全起见，在超过1周的时候，准妈妈应该到医院做检查，通过重新核算预产期、B超、胎心监护等手段确定胎盘的功能、胎宝宝的成熟度、羊水多少来确定妊娠是否过期。

孕10月 第一眼就爱上你

第280天
准爸爸胎教：贴心·陪产计划

如果准爸爸决定陪产，那么在陪产期间需要做哪些事情呢？

开口期	家中和待产室中度过，可能长达10~20个小时	1.准备一些营养可口的食物以储存体力，帮助准妈妈调整到最舒服的姿势，或者带妻子就近散散步
		2.用笑话来缓解准妈妈对产痛的恐惧
在待产室	阵痛感受尚未达到高峰	1.准备些准妈妈喜爱的食物，如鸡汤面、花色粥、乌鱼面等，补充体力
		2.准备一个本子，记录每小时中出现的阵痛次数和胎心音监测结果，提供给助产士做参考
		3.在待产过程中，随时可能会出现下体出血或大量流水的状况，准爸爸要随时观察产垫的状况。一方面是提醒护理人员来更换，一方面也是监控产妇是否"破水"
		4.可以依次按摩准妈妈的脊椎、尾骨、大腿内侧、腹部、臀部、颈部、上臂以及双脚
"娩出期"	此期从子宫颈口开全到胎宝宝娩出为止，一般平均所需的时间，初产妇约为2小时，经产妇约需1小时	1.在这一阶段，按摩准妈妈的手和脚，哪怕是单侧按摩，都对准妈妈的情绪起到很好的安抚作用
		2.到这一阶段多半在"精疲力竭"地冲刺，因此准爸爸鼓励性的话语必不可少："我看到宝宝的头了，他想出来！""还差一点点！咱们就要成功了。"
		3.在娩出过程中，产妇大汗淋漓，准爸爸不妨用棉花棒蘸上开水，擦拭在产妇的双唇上，以补充水分
"后产期"	后产期是指胎盘娩出的时期，这一时期阵痛已弱，母子平安，准爸爸也可以舒一口气了	1.拍摄整个迎接新生命的过程。包括剪断并结扎脐带、过磅、护士向产妇展示新生儿性别、护士填写出生卡片，给孩子脚上套辨别卡片，准妈妈欣慰的笑容等，作为日后珍藏的记忆
		2.六成以上的产后大出血会发生在产后1小时内。因此，准爸爸继续跟到观察室休息并观察约30分钟，预防意外发生，这十分重要
		3.自然分娩的妈妈在产后半小时就会开始照料宝宝。此时她已耗尽体力，爸爸可以协助妈妈哺喂母乳

小贴士

准爸爸首先要照料好自己，这样才能照顾好妻子，别忘了带上自己的衣服、吃饱饭、带上一两本漫画书或笑话书。

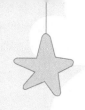

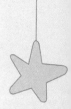

分娩与坐月子，
完美转接育儿生活

终于迎来分娩时刻，这是妈妈最期待，同时又是最害怕面对的，加油吧，伴随着短暂疼痛而来的，将是你和亲爱的孩子更加亲密的关系，以及未来长长久久的幸福。

当满心欢喜地将期待巳久的宝宝抱入怀里后，坐月子问题也随之而来了。俗话说"坐个好月子，健康一辈子"，科学合理地坐月子，然后完美地开始育儿生活吧。

❤ 主动向护士讨教抱宝宝、带宝宝的技巧，并勇敢实践；

❤ 及早把宝宝抱给妻子，让妻子尽早开奶；

❤ 宝宝啼哭，马上看一下是否尿了，并及时更换尿布；如果饿了，就及时抱给妻子哺乳；

❤ 产后头三天不要急着给宝宝冲奶粉，等待妻子下奶，可以给宝宝喂点儿温开水；

❤ 凌晨是最容易犯困的时候，这个时间要多担当，照顾宝宝，争取让妻子多休息一下，不妨在傍晚睡一会儿，以便在凌晨保持清醒；

❤ 了解出院前的准备，宝宝出院要获得医生的允许，如果医生认为还需再留院观察，不要强行出院；

❤ 出院前，要先确定这样几件事：

宝宝全身检查完成；

黄疸值在可以接受的范围；

卡介苗和B型肝炎第一针已经注射；

代谢异常筛查也已做完。

❤ 从医院回家的路上，做好防风、保暖的工作，同时不要把宝宝捂得太严实，随时看一下宝宝的情况，以免空气不流通，导致孩子窒息；

❤ 产后头几天不要给妻子吃下奶的汤水，这时乳腺管不通，奶水陡然增多容易引发乳腺炎，导致母乳喂养失败；

❤ 妻子在产后一周内随时可能来奶，不少新妈妈在夜间漏奶，提前准备一包防溢乳垫会非常贴心。

分 娩

第一产程指的是规则阵痛开始到子宫颈全开的这个过程，持续时间比较长，有的可持续48小时。

第一产程又分为潜伏期和活动期两个段落：潜伏期指的是规则阵痛开始到宫颈开到3厘米的一段时间，活动期指的是从宫颈开到3厘米到全开，也就是10厘米的这段时间。

潜伏期和活动期时间维持的长短跟准妈妈有无分娩经历有关系，初产妇两种情形维持时间都较长，活动期最长可达18小时；而经产妇潜伏期在4~6小时内结束，有的还更短，可能刚出现阵痛就进入了活动期。

准妈妈的身体、精神状况

在潜伏期，疼痛还不是很剧烈。医生将分娩的疼痛指数从低到高分为10分，此时的疼痛指数只有3分，在活动期，疼痛指数为4~6分，当宫颈开口到10厘米的时候，疼痛指数将达到最高分：10分。

第一产程最大的考验是一波一波好像没完没了的疼痛。刚开始的时候，疼痛不是很明显，准妈妈还是比较镇静的，但是随着时间延长，产程还没有进展，可能出现焦虑、担忧、沮丧、无安全感、恐惧等负面情绪，也可能有发抖、恶心、直肠不适等症状，精神状态比较不稳定，严重的会进入封闭状态。

对准妈妈的异常表现，陪产的家人要格外注意。

准妈妈需要做的事

第一产程只是分娩的开始，后面的事情还有很多，为了分娩更顺利，此时你要做好下面3件事：

1.保持体力。第一产程体力消耗太大，会影响第二产程的进展。因此这个阶段你不要大喊大叫，那会让体力大量消耗。另外，要适时进食，在疼痛的间隙少量多次吃易消化、能量高的食物，煮鸡蛋、面条、粥等都可以，在进产房之前30分钟还可以吃些巧克力。此外，活动量也不要太大，有可能就在床上半躺着。

2.设法缓解疼痛感。疼痛到来的时候，你可以到处走走，也可以洗个热水澡或者练习分娩呼吸法、上厕所等，以此转移注意力。

3.释放精神压力。紧张、恐惧等负面情绪对分娩都会形成障碍，你可以听听音乐、看看书、跟家人聊天，会让你舒服些，尽量不要闷着，独自忍受疼痛。

小贴士

第一产程准妈妈的疼痛感最严重，情绪也最不稳定，此时特别需要家人，尤其是准爸爸的支持，最好不要离开她。

1~2小时
分娩第二产程

第二产程是指从宫颈全开到胎儿娩出的过程。宫颈全开，医护人员就会让准妈妈进产房。第二产程持续30分钟～3小时，多数为1～2小时。

准妈妈的身体、精神状况

在第二产程中，胎儿会顺着一个方向慢慢旋转下降。医护人员的参与让有的准妈妈有了一定的安全感，感觉看到了希望，但对有些准妈妈则作用不大，有时候压力还会让她惊慌失措。

在这个过程中，疼痛感有所减轻，已经不再处在高峰，疼痛的部位逐渐向下移动。准妈妈有一种用力的冲动，像要解大便一样。有想尽快结束的心理，但是又担心胎儿掉出来，有些不敢用力。当胎儿露头的时候，会阴部位有严重的烧灼感和延展感。

准妈妈需要做的事

你可以先选择自己觉得舒适的姿势，蹲着、平躺着或者侧躺着都行。

在第二产程，要利用呼吸法转移疼痛感，并配合身体反应用力，如果准妈妈已经练习了拉梅兹呼吸法，此时正好派上用场：宫缩开始时，深吸一口气，憋住用力，将胎儿向下挤。一口气尽量维持最长时间，待宫缩结束，呼气并放松全身肌肉，休息一会儿，宫缩再次开始时再用力。

在此过程中，很重要的一点就是你要听医生的提示和指挥，不要任性用力。一般当胎儿露头的时候，医生会警告你不要用力，这是因为担心发生会阴撕裂，那你最好别用力，让胎儿慢慢转出来。

陪产人员可做的事

如果有丈夫陪着，准妈妈的压力会小很多。不过，准爸爸陪产，所起的作用最好也限制在减轻准妈妈压力、给准妈妈信心的程度即可。因为不管准爸爸之前学了多少分娩知识，在这个时候都可能惊慌失措，无法给准妈妈正确的指导和协助，反而妨碍医护人员的工作。准爸爸此时合适做的事是帮准妈妈按摩身体，给准妈妈打气、擦汗等。

还需要注意的一点是，有些陪产人员因为不忍心看到准妈妈受罪，有时候会丧失理智，开始指责医护人员，甚至对他们的工作指手画脚。其实医护人员不需要你告诉他怎么做，你这样做对分娩没有任何帮助，还是要尽量控制自己的情绪。

> **小贴士**
>
> 进了产房后，准妈妈最好能全心全意听从医生的指挥，这能帮助你尽快地完成分娩，并且得到最大可能的照顾。

3~30分钟
分娩第三产程

第三产程指的是从孩子出生到胎盘娩出的这个过程。这个过程非常短暂，只要3～30分钟就可以结束，可以看做是分娩的收尾工作。

妈妈的身体、精神状态

孩子冲出产道的那一刻，你会有一种突然解脱的感觉，紧接着巨大的喜悦感和自豪感会将你包围。到了胎盘娩出时也有些许疼痛感，但相对于第二产程来说，这点儿疼痛几乎可以忽略不计。很多准妈妈都是在不知不觉中就将胎盘娩了出来。当然大多数准妈妈还是需要稍稍用力，才能完成这个工作，医护人员会提醒你用力。

如果不幸孩子有些健康问题，准妈妈又会陷入深深的沮丧和担忧中，其实有些小小的健康问题，经过救护，大多数孩子都会康复，会很快再回到你怀里，所以你不需要太担心。好好休息一下，恢复体力才是最好的选择，这样你才有更好的精力照顾孩子。

妈妈需要做的事

孩子出生、剪完脐带后，妈妈会迫切地想把他抱在怀里，这是自然天性使然，而医护人员也会第一时间把孩子放在你臂弯里，你就安心抱着他就可以了。如果你和孩子都没有问题，完全可以让孩子在你怀里多待一会儿。

在这个时候你可以给孩子喂第一口奶，虽然正式奶水还没有下来，但是他还是能吮吸到一些初乳，为自己补充些体力，这还是其次的，这么做关键是让孩子熟悉妈妈，并锻炼吮吸能力和觅乳条件反射，为成功进行母乳喂养打下基础。

跟孩子接触的这段时间，也是医疗观察时间，如果你没有出现什么特殊情况，就会被送回病房，你就可以好好休息了。

家人可做的事

有的准妈妈刚下产床就饿得发疯，需要马上吃到东西，所以家人最好提前准备些吃的，以粥、汤、面条、鸡蛋为主，以备所需。有的准妈妈比较劳累，需要先休息一下，那就可以让她静静休息，等休息好了再吃。

另外，不要忘了，给准妈妈和宝宝创造一些独处的机会，让母子好好待在一起，对大人、宝宝都有益。

小贴士

第三产程基本上不需要费心思。此时疼痛感已经微不足道，准妈妈只需要休息。如果可以的话，在睡前和宝宝待上一会儿，肢体的接触，既能让宝宝感觉安全，也能刺激妈妈泌乳。

决定分娩方式的几个因素

能否自然分娩主要取决于准妈妈的自身身体条件和胎儿的情况，选择哪种分娩方式，应该是由客观因素决定的，不应该完全按照主观意愿来。

产道因素

产道最容易出问题的一段是骨盆，骨盆在怀孕后会持续变得松弛，以利于胎儿的娩出，不过不仅骨盆形态要正常，骨盆最小横径也能允许胎儿头部通过，才能顺产。如果在最后一次产检时，骨盆仍然达不到要求，就需要考虑放弃自然分娩。

一般来说，骨盆偏小的准妈妈自然分娩的可能性偏小，但是骨盆偏大也不太好，因为胎头在其中难以固定，分娩时方向会发生偏差，也容易有危险，需要看情况再定。另外，宫颈的扩张能力也有影响，如果宫颈弹性较差，可能在分娩时不能顺利扩张，也需要考虑剖宫产。

产力因素

分娩是很消耗体力的，需要精力足够、肌肉力量足够，如果准妈妈孕期营养缺乏、运动也较少，腹壁肌肉松弛无力，骨盆肌肉紧张，那么很可能无法顺产。

另外，有的准妈妈前一胎是剖宫产，而且子宫切口是纵向或者剖宫产后不足2年再次分娩，尽量不要选择自然分娩，以免旧的子宫切口崩开。

准妈妈要坚持锻炼，尤其是高龄准妈妈，注重腹肌、膈肌、肛提肌的训练，并保证摄入合理的营养，为生产提供足够的能量。如果没有充分的准备，很容易因为产力不济而不得已转为剖宫产。

胎儿的情况

胎儿自身的情况有时候也不适合自然分娩，比如臀位、严重的脐带绕颈、多胞胎、巨大儿等，自然分娩容易发生危险，医生就会建议考虑剖宫产。

准妈妈的心理素质

除了以上3个客观因素，还有一个看似不重要，其实却对分娩方式产生着极大影响的主观因素，那就是准妈妈的心理状况。

坚强、理智、自信的准妈妈在这方面做得比较好，比较娇气的、对疼痛耐受力差、容易紧张的准妈妈则较难完成这个任务。当你不能保证自己肯定能坚持到底的时候，最好直接放弃自然分娩，以免中途变卦，给自己、胎儿、医护人员都带来麻烦。

小贴士

准妈妈的健康情况也必须衡量，如果不清楚，可以事先检查一下。比如有心脏病的准妈妈无论如何都不适合顺产，不管顺产还是剖宫产，最终还是要让医生决定。

最新怀孕分娩一日一课

自然分娩对母婴均有好处

自然分娩是一件十分自然的事，身体健康的情况下，选择自然分娩对孩子、对自己都是负责任的做法。

 对孩子的好处

自然分娩的宝宝经由子宫、产道的挤压，会获得大量的触觉和本体感学习经验，皮肤和末梢神经敏感度增加，对以后的动作灵敏、协调、注意力集中、情绪稳定等都有好处。经过自然分娩的挤压、刺激，宝宝出生后能更迅速地建立自主呼吸。

顺产的宝宝在经历过多次子宫收缩后，肺部得到锻炼，肺部成熟得到了促进，出生后自主呼吸更容易建立。顺产出生的宝宝很少发生肺透明膜病。顺产的宝宝经过产道挤压，呼吸道中的羊水和黏液大多被排挤出来，很少发生湿肺和吸入性肺炎。

产道的挤压给了宝宝最密集的触觉刺激，使得宝宝触觉敏锐，安全感比较充足。方向感、平衡感也较好。顺产的宝宝感统失调的比例较剖宫产宝宝要少得多。

还有，自然分娩时，母体内泌乳素水平会产生同步协调变化，因此比剖宫产早泌乳大约10小时，宝宝可以更早吃上母乳。在顺产过程中，宝宝可以接收到由妈妈传过来的免疫球蛋白，抵抗力也更强。

 对妈妈的好处

1.产后子宫收缩有力，有利于产后恶露排出、子宫复原，并减少产后出血，而出现产后感染、大出血等并发症也较少。

2.失血量少，只有比剖宫产失血量少一半，甚至2/3。在产后体力恢复也比较好，还不容易发生并发症。

3.保持了子宫的完整性，在下次再孕时不会存在这方面的危险。

自然分娩不会影响性生活

自然分娩后经过一段时间，阴道弹性就可以恢复，不会影响性生活。而剖宫产的妈妈，其骨盆和阴道其实在术前就已经有一定程度的松弛，只不过不会被胎儿进一步挤压，所以没有自然分娩扩张程度大而已。从长远看，自然分娩后内分泌也比较平衡，到了绝经期后，自然分娩的女性阴道萎缩相对剖宫产的女性要轻一些。

小贴士

导致准妈妈体形改变的真正原因是怀孕，而不是自然分娩。怀孕后人体韧带、关节都变得松弛，无法让你维持孕前的体态，同时，怀孕后都有不同程度的变胖，以上两点是体形改变的最根本原因，而产后哺乳以及适量运动又可以促使体形恢复。

分娩与坐月子·完美转接育儿生活

不要因为惧怕产痛而选择剖宫产

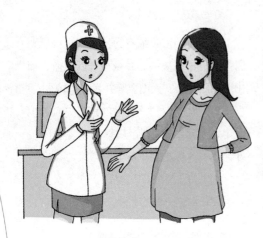

目前，剖宫产的技术已经十分成熟，在20~30分钟手术就可以完成，尽管有发生并发症的风险，但最终大都能复原完好。同时，剖宫产不会损伤产道。有很多准妈妈为了规避分娩疼痛而选择剖宫产。

要知道，剖宫产是自然分娩无法进行的情况下采取的手术分娩方式，以上这些都不足以成为准妈妈主动选择剖宫产的理由。

什么情况下必须进行剖宫产

1.产程无法进展。因此原因导致的剖宫产有30%，主要是子宫颈扩张程度不够或胎儿没有下降等，当无论如何努力也无法更进一步时，最好选择剖宫产。

2.胎儿窘迫。胎心监护显示胎儿心跳过速或过慢，说明有宫内窘迫的情形存在，需要尽快剖宫，以确保胎儿安全。

3.胎头骨盆不相称。胎儿的头太大而准妈妈的骨盆出口太小，即使用能将骨盆扩张到最大程度的蹲姿分娩也无法让胎儿顺利通过，就要进行剖宫。

4.产道有感染。如果产道有感染，比如生殖器疱疹没有在分娩前得到控制或痊愈，会在胎儿通过的时候传染给胎儿，那就最好剖宫产。

另外，多胞胎、胎位不正，包括臀位或其他部位先露、子宫或骨盆结构异常等，都可能需要剖宫产。如果准妈妈因为以上情况无法进行自然分娩，则应听从医生安排进行剖宫产。

剖宫产对宝宝的影响

剖宫产对孩子可能会产生一些危害，比如剖宫产孩子患湿肺和吸入性肺炎的比例较高，而且剖宫产的孩子没有经历过分娩运动，本体感和触觉体验较少，触觉和本体感发育可能较差，需要日后好好训练。

剖宫产也有产后痛

剖宫产的产妇不必经历产前阵痛，但是由于施行了腹部和子宫切开术，因此麻醉药效过后，产后疼痛反而超出自然分娩的产妇，而且产后恢复也没有自然分娩的产妇快，一般自然分娩4天后就可以出院，而剖宫产则要6~7天才能出院。

最新怀孕分娩一日一课

分娩时要正确地用力

学会在分娩中正确用力，可以促进分娩、缩短产程，并缓和子宫收缩所引起的强烈刺激，让准妈妈比较轻松地度过分娩的特殊时期。

分娩用力的方向性

分娩中的用力，有严格的方向性，用力形成的腹压必须顺着产道的方向才有用，否则毫无意义。用力方向是否正确，很好确定，将手掌放在肛门附近，然后用力，如果方向正确，手掌就会被向前推；如果方向错误，手掌就毫无感觉。另外，正确的用力方法，力量十分平均，如果只感觉手掌的前半部或后半部受推挤时，就表示方法错误，需要重新调整。

分娩用力的有效性

分娩时用力是随着宫缩走的，1次宫缩持续1分钟，在这1分钟里最少要用力3次，才能比较有效。产程越长，耗力越大，有效用力就显得意义非凡。用力的秘诀是吸足气后暂停几秒后再用力：先充分吸气，从鼻子吐气的同时停止呼吸，几秒后再慢慢像是要排便或打开肛门似的逐渐用力。此时要紧闭嘴唇，直到最后都不要让空气漏出来。从吸气、用力到吐气完毕，大约需要25秒。平时练习时，检查是否有以下缺点，如果有说明方法不正确，需要及时改进。

1.只有腹部或面颊鼓起。这是吸满气后，没有暂时停止呼吸就突然开始用力，或是把停止的气送进腹部或面部去了导致的。

2.身体向上或向下滑。分娩时双手需要抓住床头栏杆，如果双手抓握高度不对或用力过猛就会造成这种情形。这也很好调整，向上滑时，将双手稍微向下移，向下滑时向上移，反复调整，就可找到合适的高度，同时要减弱手腕的力量。

3.脊背挺起。下腹部用力过度，或吸气时动用整个胸部想吸足气所造成的。

4.臀部抬起。这说明重心过分放在双脚，需要平均分配。

5.用力无法持久。吸足气后没有暂时停止就马上用力，用力自然无法持久。

小贴士

一般来讲，只要宫口开全了，不管准妈妈有没有用力的冲动，医生或者护士都会让准妈妈在阵痛来临时用力，并指导你怎样用力，而在宫缩间隙则让你休息一下，在医生暂时没空照顾你时，你还可以试试使用以前练习过的呼吸法。

导乐是分娩时的好帮手

导乐是指能指导产妇分娩、帮助镇痛、鼓励产妇并给予一定的技术支持的女性，有导乐帮助的分娩叫作导乐分娩。如果所在医院或地区有导乐，可以考虑请一个。

☑ 导乐一般是什么人

在国外，有过生育经验和接生经验，也富有奉献精神的人就可以去做导乐。在我国，导乐更专业一些，一般是从有过生育经验的助产士、产科医生里选拔，并经过正规培训的。这些人一般具有以下特点：

1.具备一定的分娩知识，在分娩时一旦有突发事件能及时处理。

2.性格较好，与人交往时能做到轻声细语、动作轻柔、态度和谐，能让人产生亲切感和依赖感。

3.富有同情心、责任人和爱心，能充分体谅产妇和家人的心情，及时给予支持和安抚。

4.心理素质良好，能冷静面对产妇的各种情况，并有支持和帮助产妇渡过难关的能力。

当有这样一个人陪你分娩的时候，你的心里是不是更稳定、更安宁呢？

☑ 导乐会做些什么

目前，在我国的医院里，导乐是从临产开始到产后两小时这段时间服务，几乎是全程陪伴的，所起到的作用是实际而有效的。

1.缓解紧张情绪。绝大多数产妇精神都紧张，希望有人在身边陪伴，这时候导乐比家人更适合，她知道怎么让你放松下来，而陪产的家属可能比产妇还紧张，这时候导乐还会同时安抚家属，使家属的紧张情绪不会影响产妇。

2.专业指导。导乐拥有丰富的孕产知识和临床经验，能够在不同的阶段给你提供有效的方法和建议，使产程更顺利。这些指导对减少产时和产后出血以及术后并发症也都有效。

3.减少风险。导乐分娩不用药物、不用器械，本身就是最安全的方式，而且可以减少其他风险。据统计，有导乐助产的分娩可使顺产转为剖宫产的剖宫产率下降50%，使产程缩短25%，需要静脉滴注催产素的概率减少40%，需要镇痛药物概率减少30%，产钳使用率减少40%。

4.产后指导。产后，导乐会指导你护理伤口、母乳喂养和科学育儿，所传授的也都是你急需的知识。

> **小贴士**
>
> 如果准爸爸足够镇静、冷静，也可以让准爸爸学习一下导乐。准爸爸进到产房里，担当起导乐的责任，比任何人都更能减轻准妈妈痛苦的感觉。

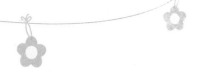

可以选择无痛分娩

这里所指的无痛分娩主要是麻药镇痛，也就是硬脊膜外麻醉无痛分娩法。

硬脊膜外麻醉止痛，是在宫口开到3厘米，疼痛逐渐加强的时候，由麻醉师在产妇的背后大约腰部的高度，插入一支注射针至一定的深度，再将一条精细柔软的导管穿过注射针植入硬膜外腔，然后通过这根导管将麻醉药源源不断地注入，麻醉腰部以下的痛觉神经，直到孩子出生。

☑ 无痛分娩的好处

产妇对分娩疼痛都有恐惧心理，很明显，这种技术可以让你不再恐惧，这是最大的好处。注射了麻醉药之后，准妈妈可以好好地休息，恢复体力，并且让分娩过程就好像只是做了一场梦一样，变得不那么恐怖。

☑ 无痛分娩的弊端

尽管无痛分娩让分娩不那么痛苦，但是准妈妈也必须了解到硬脊膜外麻醉这种技术会带来的一些麻烦。

首先，看看准妈妈主观感受上的不舒适：

1.你到底有多痛，需要多少麻醉药是无法精确估计的，所以有时候可能过量，让你身体麻醉的部分过多，有时候可能不够，让你仍然感觉疼痛难当。

2.注射了麻醉药之后，你的肚脐以下甚至胸部以下都可能失去知觉，你会感觉部分身体好像不属于自己了，从而觉到恐慌。而且这时候你下半身会没有活动能力，做什么都需要有人帮忙。

3.注射了麻醉药后，你就感觉不到膀胱胀满的感觉了，所以护士会给你插上导尿管，你也未必喜欢。

其次，还有些客观可能带来的后果：

1.无痛分娩有副作用，其中暂时性的发抖、低血压、呕吐等都常见，低血压可引起胎盘供血量不足。头痛、腰酸背痛、感染、抽筋、药物过敏也都可能发生。

2.如果你有阴道分娩禁忌证、麻醉禁忌证或者凝血功能异常，不能用这种方式；如果你腰椎受过伤或者妊娠并发心脏病、药物过敏等，需要谨慎使用。

☑ 最好的无痛分娩是既能止痛又不影响活动

可喜的是，现在的硬脊膜外麻醉技术可联合脊髓麻醉，能做到既不影响产妇运动神经，让你能清晰感觉宫缩，下肢也能活动，疼痛又不会那么剧烈。总的来说，这种无痛技术是最好的选择。

小贴士

建议准妈妈平时多了解一些分娩常识，看一下相关的分娩视频资料，相信会对分娩更有信心的。

发生急产时怎么处理

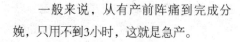

一般来说，从有产前阵痛到完成分娩，只用不到3小时，这就是急产。

急产可能造成的危险

发生急产时，子宫连续不断地强烈收缩，会使胎盘的血液循环受到极大阻力，胎盘的血液供应因此减少，胎儿在子宫内缺氧，很容易造成窘迫，甚至窒息死亡。胎儿的过快出生，还可导致孩子不能及时适应外界压力的突然变化，造成颅内血管破裂，出现颅内出血，影响孩子日后的智力发育。

对于产妇来说，急产时由于胎儿冲得太快，若是没有对会阴部做适当的保护，就容易造成严重的产道裂伤，而出现产后大出血及感染等状况。严重者还会因为阴道与直肠或尿道间出现撕裂现象而使得产妇日后产生大小便失禁的困扰。

急产发生的常见原因

临产了还乘坐车、船或大量运动，导致过度劳累的准妈妈容易发生急产；本身胎宝宝过小，胎位不正、双胎、胎盘异常等发生急产的概率也较高。另外，年轻的准妈妈容易发生急产，因为她的宫缩力较强。发生急产时，可能都来不及去医院。在来不及去医院的时候，准妈妈和准爸爸一定要镇静，正确处理就能让母子平安。

急产的急救措施

1.冷静，先打120急救电话，告知准妈妈情况及家庭住址。如果只有准妈妈一个人在家里，首要事情就是拨打120。此外，要将房间门锁打开，以防救护人员到了，自己却因为疼痛不能开门导致耽误。

2.安抚准妈妈，叮嘱她张口呼吸不要用力屏气。另外，马上因地制宜准备接生用具：干净的温水及毛巾、剪刀、卫生纸或绳子。

3.让准妈妈蹲坐或者半坐卧，用手掌轻轻压住阴道与肛门间，帮助胎头慢慢娩出。如果宝宝的头部已经露出，要用双手托住头部，千万不能硬拉或扭动；如果宝宝的肩部先露出，可以用两手托着宝宝的头和身体，慢慢地向外提出。

4.头娩出之后再用一点点力，宝宝就可以娩出了，用干净毛巾包裹好娩出的宝宝。

5.不要急着剪断脐带，先用干净、柔软的布擦净宝宝口鼻内的羊水，同时等待胎盘自然娩出。胎盘娩出后，将胎盘放在高于宝宝或与宝宝高度相同的地方，等待救护人员到来。

小贴士

在最后一个月坚持做产检，并认真了解临产征兆，是避免发生急产的有效方法。

坐月子

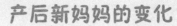

产后新妈妈的变化

生产后，由于宝宝的降临等因素，新妈妈的泌乳、恶露、宫缩、体重等都会出现新的变化。

分泌乳汁

无论是不是母乳喂养，新妈妈的乳房都会在分娩后开始分泌乳汁。产后1~2周内，由于宝宝的吮吸力比较弱，可能吃不完妈妈乳房中的奶水，因而导致新妈妈乳房胀痛。在这段时间里，新妈妈要坚持让宝宝吸吮乳头。如果疼痛难忍，可以用毛巾裹上冰袋冷敷乳房，缓解胀痛。

排"恶露"

分娩后6~8周的时间内，新妈妈会经历一个持续的阴道出血过程，即医学上所说的"排恶露"。"恶露"先呈鲜红色，主要成分是血液，与月经类似；2~4天后颜色逐渐变淡，依次呈粉红色、白色或黄白色，量也不断减少。如果超过3个月仍有"恶露"，或阴道大量出血、发出异味时，应及时到医院就诊，看是否有宫内残留物或感染。

子宫收缩及宫缩痛

产后4~6周内，新妈妈的子宫会经过不断收缩，从分娩时的状态变回怀孕前的状态，位置也会完全缩回骨盆中。在这个过程中，新妈妈会感到子宫收缩导致腹部绞痛。

大量出汗

产后2周内，新妈妈会经常大量出汗，有时会连被褥都给浸湿了。这是新妈妈排出体内多余水分的表现，是完全正常的。新妈妈在此期间要适当喝水，并保证在适宜温度的前提下经常洗澡。

掉头发

如果头发在怀孕期间变得更浓密，分娩后1~4个月新妈妈会出现大量掉头发的现象。产后一年内，新头发会长出来，脱发也会逐渐停止。

皮肤变化

孕期皮肤光滑的新妈妈可能长痘，孕期长痘的妈妈皮肤状况则可能出现好转，还有的妈妈整个月子期间皮肤越来越干，之后才渐渐好转。妊娠斑会逐渐变淡，妊娠纹的颜色也会逐渐变淡。

小贴士

激素水平的迅速降低和初为人母带来的各种变化，有可能使新妈妈在产后3~10天内出现暂时性的情绪低落（医学上称之为产后忧郁），但是通常很快就会好转。如果几周后情况没有好转甚至更糟，最好去看医生，因为新妈妈可能已经患上产后抑郁症了。

出生当天的新生儿

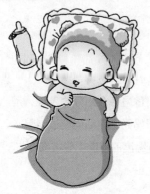

刚出生的宝宝的一举一动都牵绕着父母的心。出生当天的新生儿是怎样的呢？他的体重、排尿、排便、体温、呼吸频率、脉搏等怎样才算正常呢？

出生时体重

宝宝出生时体重如超过2500克，就可以认为度过了人生的第一关。体重低于2500克时，诊断为低体重婴儿或未成熟儿，若大于4000克则为超重，是巨大儿。

体格标准可参见下表：

项目	男宝宝	女宝宝
体重	正常范围：2.94千克～3.84千克	正常范围：2.93千克～3.63千克
身长	正常范围：48.8厘米～52.8厘米	正常范围：48.0厘米～51.6厘米
头围	正常范围：31.7厘米～37.3厘米	正常范围：32.0厘米～34.8厘米

当天会出现排尿、排便

妈妈常常担心宝宝什么时候开始排尿，正常应在24小时内排尿。健康的孩子也有在48小时后排尿的。尿液呈砖红色，这是由于尿中含有尿酸盐的缘故，不必担心。

24小时内出现第1次排便，大便呈墨绿色或黑色稠糊状，称其为胎便。胎便是由肠道分泌物经蛋白分解酶作用转化而成，因含有胆汁而呈绿色。

头皮肿胀别惊慌

刚出生的宝宝头大多呈椭圆形，通过产道时因受压可出现头皮肿胀，即产瘤，所以宝宝第一眼看上去并不可爱，但这并不需要纠正，只需要几天时间就能消失。

触摸头部时，在顶部发现柔软无骨区域，还在跳动，会感到很惊讶，其实这就是囟门。有利于胎头在通过产道时改变形状。

手脚末端发青

许多在寒冷季节出生的婴儿，出现手脚末端发青，但这与心脏功能无关。查看后背时，在腰部可看见青色的胎记，称母斑或蒙古斑，随着年龄的增长，会逐渐消失。

体温、呼吸频率、脉搏

宝宝出生时体温与产妇相同，以后可下降1℃～3℃，在8小时后体温为36.8℃～37.2℃；呼吸频率每分钟35～50；脉搏每分钟120～160次。

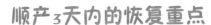

顺产3天内的恢复重点

顺产后的头3天是重要的恢复阶段，此时一般还在住院，恢复重点主要有三个：

产后2~4小时：尽快排尿

正常情况下，顺产后2~4小时新妈妈就会排尿，产后12~24小时排尿会大为增加。如果4小时后仍没有排尿，建议妈妈及时找医生就诊，以免发生尿液滞留。

尿液滞留会提高泌尿道感染的概率，且胀满的膀胱也可能使子宫移位，影响子宫收缩，甚至造成子宫出血。

为了避免尿液滞留，建议新妈妈这样做：

1.每15~20分钟收缩和放松骨盆肌肉5次，这样可以刺激排尿，避免使用导尿管。

2.适量喝水，吃蔬菜、水果以及含高纤维食物。

3.下床排尿前，要先吃儿点东西恢复体力，以免体力不支而昏倒。

4.上厕所的时间如果较长，站起来的时候动作要慢，不要突然站起来。

产后2~3天：及时排便

一般情况下，产后2~3天内新妈妈会排便，但是由于产后肠肌松弛、腹内压力减小、会阴疼痛、产褥期出汗多等原因，产后第一次排便的时间往往会延后。

为了促进产后排便，建议新妈妈这样做：

1.适量喝水，多吃新鲜水果，有条件的话，吃全麦或糙米食品。避免喝咖啡、茶、酒，以及吃辣椒等刺激性食物；避免吃油腻的食物。

2.常下床行走可帮助肠胃蠕动，促进排便。

3.避免忍便或延迟排便的时间，以免导致便秘。

4.如果有便秘情况，可按医生指示使用口服轻泻剂或软便剂。

促进子宫尽快恢复

子宫是怀孕期间体内变化最大的器官，从50克一直增长到妊娠足月时的1000克。分娩当天，子宫就开始恢复，但不能一下子就恢复到原来的状态。

通常，分娩后休息一会儿护士就会开始给新妈妈挂宫缩水，促进宫缩，同时建议新妈妈卧床时采用侧卧姿势，以防子宫后倾；要及时排便；产后6~8小时要尝试坐起来；尽量母乳喂养，宝宝的吮吸会引起子宫收缩，促进子宫复原。

小贴士

尽管产后非常疲乏，如果做了侧切，会阴部还会疼痛难忍，但还是要忍耐一下，定时清洗私处并做好消毒，否则生殖道感染会影响子宫恢复。

剖宫产后1周内的恢复重点

剖宫产后的护理比顺产妈妈要复杂，需要给予特别注意，不要忽视：

产后6小时内

1.产后卧床休息时头偏向一侧平卧，不要垫枕头，这样可以预防硬脊膜外腔麻醉方式带来的术后头痛，还可以预防呕吐物的误吸。

2.及早哺乳可以促进子宫收缩，减少子宫出血，使伤口尽快复原。

产后6～24小时

1.现在可以枕枕头了，应采用侧卧位。感觉累时，可以将被子或毯子垫在背后，减轻身体移动对伤口的震动和牵拉痛。

2.麻药劲过了以后，腹部伤口会疼痛，可以请医生开些处方药，或者可以使用阵痛泵缓解痛苦。

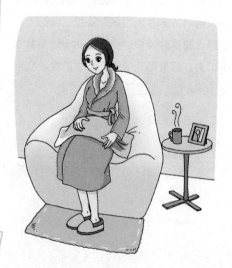

3.12小时后，在家人或护士的帮助下改变体位，多翻身、多动腿。术后知觉恢复后，就应该进行肢体活动，24小时后应该练习翻身、坐起，并下床慢慢活动，促进伤口愈合、增强胃肠蠕动、利于尽早排气。

4.剖宫产的妈妈需要在手术前插上导尿管，一般在产后24小时拔掉。拔掉导尿管后3～4小时，新妈妈要尽力解小便，以尽快恢复身体相关肌肉群功能。如果小便解不出要及时咨询医生。

5.注意卫生：勤换卫生巾，保持清洁。

产后2～7天

1.产后3～5天内，伤口仍然疼痛，还会有便秘和肿胀的感觉，这是麻醉引起的。大量饮水是非常必要的，最好喝温水。

2.剖宫产后，由于疼痛致使腹部不敢用力，大小便不能及时排泄，容易造成尿潴留和大便秘结。

3.一般剖宫产后5～7天，如果没有异常情况就可以出院了。

产后2～6周

1.出院后需要注意休息，不要提举任何比自己的宝宝更重的东西。新妈妈的体力会随着时间推移而逐渐恢复并增强。

2.适当锻炼，谨记，整个月子期间，新妈妈可千万不要因为怕刀口疼痛而躺在床上一动不动，那样很容易引起各种并发症。

侧切及剖宫产伤口的护理

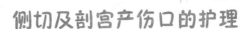

会阴侧切伤口和剖宫产伤口是分娩后需要着重护理的两大伤口类型，它们的护理重点分别是：

会阴侧切后伤口的护理

会阴侧切后，医生会对伤口进行缝合，一般情况下用可吸收线，肠线需慢慢吸收，约1个月左右恢复，同时需要注意对伤口进行护理。

1.保持正确的卧位：如为左侧切应采取右侧卧位或仰卧位，以免恶露污染伤口。

2.保持外阴清洁、干燥：及时更换卫生巾；24小时内做会阴冲洗2次；大小便后应使用温水冲洗会阴。

3.适当做缩肛运动，促进盆底组织、会阴组织及产道恢复。

4.排便时，最好采用坐式。有的新妈妈怕会阴侧切伤口裂开，不敢解大小便，其实这种情况很少出现，不必克制自己。

5.如果缝合部位出现严重疼痛，有红、肿、热的症状，或者肛门有坠胀感时，建议去医院就诊。

怎样护理剖宫产伤口

剖宫产后，妈妈的子宫和腹壁都留有伤口，无论在医院还是回家后，伤口都是需要重点护理的部位：

1.定时地更换刀口的纱布和药，更换时，要先用卫生棉球蘸取75%的酒精擦拭刀口周围，进行消毒。

2.刀口未愈合前不要沾到水，以免水污染伤口，引起感染发炎；注意不要盆浴，以免脏水污染到伤口，可以用湿毛巾擦拭身体缓解不适；恶露未排干净之前每天需冲洗外阴1~2次。

3.现在剖宫产的刀口一般都是横切，要特别注意动作不能剧烈，少做身体后仰等动作；咳嗽或大笑时要用手按住刀口两侧，以免拉扯到刀口。

4.产后注意观察刀口，如果刀口有较多渗液流出，要及时告知医护人员处理。如果已经出院，可以用高渗透性的盐水纱布引流，并用盐水冲洗，同时增加换药次数；渗液严重时，要去医院治疗。

5.刀口发痒是正常现象，不要用手去抓挠，可以用无菌棉签蘸75%的酒精擦洗刀口周围止痒。

6.刀口在麻醉药效过后开始疼痛，2~3天后疼痛缓解。如果疼痛持续且有异常情况，如刀口红肿发热时，很可能是发炎了，需要及时请医生处理。

小贴士

会阴伤口缝合用的是肠线，吸收到一定程度时，线就会松，新妈妈只要在清洗外阴时轻轻将线拉出就可以了。

产后前3天怎么吃

产后头3天，新妈妈的体力尚未恢复，消化功能不佳，尤其是剖宫产的妈妈，情况更为复杂，在饮食上更需留意。

☑ 顺产后头3天怎么吃

产后第1天： 在分娩后数小时至1日内，妈妈最好吃流质或者半流质食品，如牛奶、蛋花汤、红糖水、小米粥等。因为在分娩的过程中妈妈的体力消耗大、出汗多，体液不足，胃液分泌减少使消化功能下降，所以，此时身体最需要的是水分及容易消化的清淡食品。

产后第2天、第3天： 接下来的两天，妈妈的体力尚未恢复，食物仍然要以清淡、不油腻、易消化、易吸收、营养丰富为佳，形式为流质或半流质。可食用牛奶、豆浆、藕粉、糖水煮鸡蛋、蒸鸡蛋羹、馄饨、小米粥等。即使再馋，这段时间也不能吃辛辣刺激性的食物。

☑ 剖宫产后头3天怎么吃

产后6小时内禁食： 剖宫产后6小时内妈妈应当禁食任何食物，因为此时肠腔内有大量气体，吃东西容易加重腹胀；嘴唇干裂也不要喝水，可以用棉签蘸水滋润一下嘴唇。

6小时后吃排气流食： 剖宫产后，肠道蠕动变慢，与剖宫产时进入腹腔的空气共同作用，使妈妈感到腹胀。在产后6小时，妈妈可以饮用萝卜汤，帮助排出气体，减轻腹胀现象。也可以喝一些开水，帮助肠蠕动。

第2～3天可以改用半流质、软质食物： 剖宫产手术后约24小时，胃肠功能才可恢复，产后第2天，新妈妈可以食用半流质食物，排气（放屁）之后可以进食稀饭、面条等半流质食物，然后再吃软质食物、固体食物。

剖宫产妈妈还需要注意的细节：

1.多吃含铁食物：剖宫产的妈妈失血较多，容易患上产后贫血，因此需要多进食含铁量丰富的食物，如猪血、菠菜、鸡蛋等。

2.忌食寒凉、辛辣食物：寒凉、辛辣的食物刺激性大，容易使妈妈腹痛、便秘、上火等，也不利于子宫的收缩、恢复和刀口的愈合。

3.禁吃产气、发酵食物：产后1周内都要避免食用产气及发酵、难消化的食物，如牛奶、蛋类、黄豆及豆制品等，否则易加重腹胀或肠胃不适。

小贴士

无论是顺产还是剖宫产，新妈妈都不要急着吃催奶食物、大补食物，如鲫鱼汤、鸡汤、人参等，避免引发乳腺炎。

最新怀孕分娩一日一课

月子里适合做和不适合做的事情

坐月子也就是传统上说的"产褥期"，此时妈妈身体虚弱，要养好精神和身体，适合做的与不适合做的事情都要多加注意。

适合月子里做的事情

适当活动： 产后两天内宜卧床休息，可在床上翻身、屈伸四肢；可以下床后从下床小坐开始，慢慢增加活动量，直至可以进行简单的散步和产后恢复锻炼。早下床活动可以促进身体机能恢复、加快排尿功能恢复、减少便秘、预防产后肥胖。

早晚刷牙： 保证口腔卫生，预防牙病。

勤洗澡： 秋冬季可用热毛巾擦洗身体，春夏季节可淋浴。做会阴侧切、剖宫产的新妈妈需待创口愈合后再淋浴。洗澡时需保证室内温度适宜。

保持外阴清洁： 每天用温开水清洗外阴1～2次；勤换卫生巾，每次大便后都要更换卫生巾。

经常开窗通风： 保证室内空气新鲜，预防感冒。

穿宽松的衣服： 舒适，通风，有利于预防感染和乳房疾病。

穿柔软、带后跟的平底鞋： 避免脚部受凉引起脚后跟痛或腹部不适。

每天换洗胸罩、内裤： 保持皮肤和外阴清洁，降低感染概率。

及时吹干头发： 避免受风着凉，预防

头痛、感冒等疾病。

不适合月子里做的事情

久卧不动： 不利于血液循环和身体机能的恢复，容易导致褥疮和肥胖。

不刷牙： 容易造成口腔疾病。

不洗澡： 容易造成感染，容易引起皮肤病。

盆浴： 容易引起阴道感染。

门窗紧闭： 呼吸不新鲜的空气容易情绪不佳，也容易感冒。

室内光线过暗： 影响新妈妈心情，不利于及时发现宝宝黄疸或其他不良症状，也不利于宝宝的视觉发育。

穿太紧的衣服： 影响乳房血液循环和乳管通畅，容易引起乳腺炎。

过早穿吊带、短裙： 容易受凉，引起腰痛、关节痛、腹痛等"月子病"。

头发不干就睡觉： 容易感冒。

经常沾凉水： 使身体受寒，容易引起关节痛、痛经等"月子病"。

小贴士

生产完会有许多人来探望，但建议产后一周内，除了家人和护理人员，应予以婉拒。过早、过多接受亲友探视，不仅容易引起感染，也会打扰到母子休息。

学会观察恶露的变化

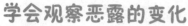

怀孕之后母体的子宫内膜称为"蜕膜"，分娩以后宫腔内的蜕膜组织会逐步从子宫壁脱落，排出体外。同时，以前胎盘附着部位的血管虽然会随着子宫的收缩而逐渐闭合，但完全闭合需要一定的时间，所以在分娩后宫腔内会有少量出血。

坏死的子宫蜕膜夹杂着血液经阴道排出体外，称为"恶露"。正常恶露有血腥味，但无臭味，一般可持续4~6周。在此期间新妈妈要注意观察恶露是否正常，并注意做好个人卫生，可适当按摩子宫。

恶露排出的三个阶段

正常的恶露排出大致分为以下三个阶段：

阶段	恶露	排出时间	症状
一	血性恶露	产后1~3天	量多、色鲜红，含有大量血液、黏液及坏死的内膜组织，有血腥味
二	浆性恶露	产后4~10天	随着子宫内膜的修复，出血量逐渐减少，颜色转为暗红色与棕红色之间；子宫颈黏液增多，且含坏死蜕膜组织及阴道分泌物，无味
三	白恶露	产后1~2星期	恶露转变为白色或淡黄色，量更少

注意：如果发生血性恶露持续2周以上、量多或脓性、有臭味；恶露量太多（半个小时浸湿2片卫生垫）、血块太大或血流不止等情况时，要及时就诊，以免发生危险。

恶露期间的个人卫生

大小便后用温水冲洗会阴，擦拭时务必由前往后擦拭或直接按压拭干，勿来回擦拭。冲洗时水流不可太强或过于用力冲洗，否则会造成保护膜破裂。

建议新妈妈采用卫生垫，不宜用棉球，刚开始约1小时更换一次，之后2~3小时更换即可。

适当按摩子宫

按摩子宫可以帮助子宫的复原及恶露的排出，亦可预防因收缩不良而引起产后出血，按摩方法是：

1.找出子宫的位置，即肚脐下触摸到的一个硬块。

2.用手掌稍施力量于子宫位置进行环行按摩。

注意：当子宫收缩疼痛厉害时，应停止按摩；俯卧姿势可减轻疼痛；疼痛影响到休息时要及时咨询医护人员。

小贴士

坐月子头几天，新父母和长辈在养育宝宝的问题上就会暴露出矛盾，出现分歧，这是常有的事，关键是彼此多沟通、协调，多包容。

最新怀孕分娩一日一课

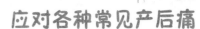

应对各种常见产后痛

 头痛

原因：

产后身体条件急剧变化引起的失眠，营养大量流失引起的营养不良，产后血压升高等原因都会引起头痛。其中，产后高血压引起的头痛情况比较严重，除头痛外多半还伴有头晕、身体水肿等症状，此时应及时到医院检查。

应对办法：

1.多休息。调整自己的作息规律，和宝宝同步，宝宝睡觉时妈妈也抓紧时间休息。另外，可适当听一些轻松、柔和的音乐，或阅读短小幽默的文章，尽量放松身心，提高睡眠质量。

2.调整饮食。适当增加营养，少吃盐，预防高血压。

3.注意保暖，谨防受风。

脖子痛

原因：

长时间低头照料宝宝所致。

应对办法：

1.点揉风池穴。用双手中指点揉头部脑后两侧发际凹陷处的风池穴，以感觉酸胀为度，每次点揉3~5次。

2.按揉风府穴。用中指或手掌按揉两风池穴连线中点处的风府穴，每次按揉3~5分钟。

3.活动颈部。有空闲时可站立或坐稳，保持上半身不动，将头转向右肩，然后还原，左肩，还原，然后低头——还原——仰头——还原，按此顺序轻柔、缓慢地活动颈部。

4.避免颈部吹风、受凉。

肩膀痛

原因：

抱孩子过度劳累或喂奶时受凉所致。

应对办法：

1.热敷。用热毛巾或毛巾包热水袋进行局部热敷。

2.按摩疼痛部位。用指腹点压痛点，或用手掌外侧揉压疼痛区域，以局部酸胀或温热为度。

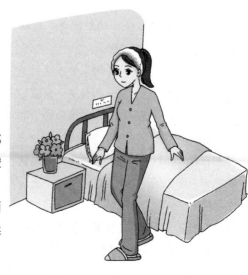

3.肩部锻炼。取站位或坐位，先向上耸肩，耸肩时要使肩部尽量贴近耳朵，然后慢慢还原，以5次为一轮；然后转肩，先向上、向前转动双肩5次，再向后、向下转动双肩5次；展开双臂，用力向后扩胸5次。

 手腕痛

原因：

抱孩子过久使腕部负重过大造成腕关节劳损、产后体虚，或使用冷水，都容易发生腕关节疼痛。

应对办法：

1.注意保暖。洗手、洗脚、洗脸注意使用热水，不过早使用凉水做家务。

2.不过于劳累。手腕和手指感到疼痛时一定要休息，照料宝宝的事最好请他人代劳。

3.热敷。用湿毛巾热敷腕部，每次20～30分钟，每天2～3次。

4.按摩。先用一只手轻柔地按摩另一侧腕关节痛点2～3分钟，再换另一侧重复同样的过程；被按摩一侧腕关节旋转活动1～2分钟；双手五指交叉做摇腕动作2分钟左右；用一只手拇指轻轻按压（以不感到疼痛为度）另一侧腕关节四周2～3次，然后换另一侧腕关节重复。

5.腕部放松运动。抖腕、屈伸腕部等动作可以使腕关节得到放松，减轻疼痛。

 腰痛

原因：

产后新妈妈重心后移，关节、韧带却仍处于松弛状态，如果哺乳姿势不正确，或者长时间抱宝宝，就会使腰部肌肉产生劳损，使新妈妈感到腰痛，或者加重孕期已存在的腰痛。

应对办法：

1.用正确的姿势哺乳。最好坐在矮凳上哺乳，同时尽量使宝宝靠近妈妈的胸部，不要把宝宝抱得很低，以及弯下腰去俯就宝宝。如果坐的位置较高，可把脚放在小凳子上，或把哺乳一侧的腿抬高。

2.避免劳损。避免常弯腰或久站、久蹲，抱宝宝的时间不要太长。避免提过重的东西，或向高处举东西。不要过早跑步、走远路。

3.让自己舒服地休息。坐椅子要坐有靠背的，同时可在腰部垫一个软枕头，减轻腰部承受的力量。睡觉时应随时变换姿势，不要总保持一个姿势。

4.准备一张高度适宜的桌子放在宝宝的小床边，将护理宝宝常用的尿布、纸尿裤、爽身粉、护臀膏等物品放在上面，这样可以很方便地把宝宝抱到桌子上换尿布、洗屁股，既免去了来回奔走取东西的劳累，又减轻了新妈妈腰部的负担。

最新怀孕分娩一日一课

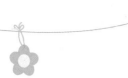

 会阴痛

原因:

分娩会对新妈妈的盆底肌肉造成一定的拉伤，严重时还会造成会阴撕裂。为避免严重的会阴撕裂，很多医院会为新妈妈做会阴侧切。不论是自然拉伤还是会阴侧切，都会使新妈妈的会阴部位感到疼痛。如果做了会阴缝合，缝合伤口的缝线干燥后会牵拉伤口，造成会阴疼痛。

应对办法:

1.正确护理伤口。每天用清洁的温水（或医院提供的洗液）清洗缝合处2~3次，然后药棉轻轻擦干阴部。每次大小便后用清洁的温水清洗外阴并用药棉擦干，随时保持伤口的清洁、干燥。

2.避免压迫伤口。如果伤口在左侧，睡觉时应朝向右侧，反之亦然。

3.进行肌肉锻炼。如果身体条件允许，可以进行盆底肌肉练习，促进阴部的血液循环，从而促进伤口愈合。

4.洗热水澡，小便时往会阴处泼一点儿干净的温开水，都可以使新妈妈感觉舒服些。

5.请医生处理。如果产后24小时内伤口剧烈疼痛，同时伴有肛门坠胀感，应立即到医院检查，看看伤口周围是否出现血肿。

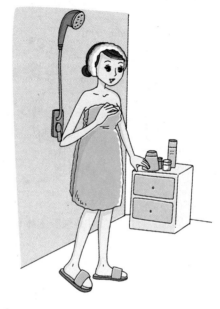

 骨盆痛

原因:

分娩时，为了使胎儿顺利通过产道，新妈妈往往用力撑开骨盆，这就使骨盆前侧连接在一起的耻骨联合被分开，造成骨盆损伤。产后，分离的耻骨联合和松弛的韧带会使新妈妈产生强烈的骨盆疼痛。

应对办法:

1.避免耻骨损伤。多休息；少上下楼梯，少走斜坡路；走路时放慢速度，步子不要迈太大。

2.饮食调整。多吃虾、豆腐等富含钙的食物。

3.锻炼身体。身体条件允许时进行盆底肌肉锻炼。

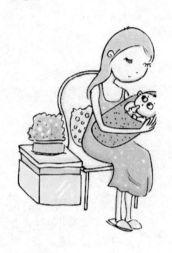

热敷痛处。冷再加热，每次热敷10～15分钟，药袋变冷后可加热再敷。

3.按摩。将双手搓热，用手掌掌心从胸口向下轻按至肚脐，以肚脐为中心做圆周式按摩10～15遍，再向下轻按至耻骨联合（阴毛处之横骨）上方，做圆周式按摩10～15遍；将热手置于痛处片刻，再重复上述动作。

4.食疗。在医生指导下服用生姜红糖汤、醪糟蛋、益母草膏、益母草煮鸡蛋、当归生姜羊肉汤、羊肉桂心汤等。忌食生冷瓜果、冷饮。

4.固定。疼痛严重时必须卧床休息，并采用骨盆恢复带固定骨盆，帮助耻骨恢复。

5.就医。产后6～8周疼痛不见减轻，应尽早治疗。

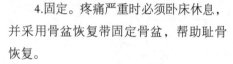 肚子痛

原因：

产后体虚，吃生冷食物过多，腹部受风，沾凉水造成身体受寒，过度劳累或长久保持一个姿势造成血液循环不畅，产后过悲、过忧、过怒使肝气不舒、气血淤阻，都会造成腹痛。

应对办法：

1.热敷。用热毛巾热敷痛处或脐下5厘米处的中极穴。

2.热熨。取肉桂10克，小茴香、吴茱萸各10克，干姜12克，艾叶、陈皮各20克，木香15克，以水浸润炒热装袋，趁

大腿根痛

原因：

盆腔感染，产后下肢静脉血栓均可造成大腿根痛；剖宫产时的硬膜外麻醉穿刺如果损伤神经根，也会在产后出现大腿根痛（常伴有麻木感）。

应对办法：

1.就医。尽快去医院骨科检查，确认是否骨科疾病所致。如果不是，宜到神经科等部门求诊，及早找出疼痛原因，采取相应办法治疗。

2.预防、治疗感染。平时做好清洁卫生工作，积极治疗原发感染。

3.应对血栓。要进行抗凝和抗感染治疗。

最新怀孕分娩一日一课